中國 硬氣功

最強의 氣功
중국 경기공

기공의 개념 / 건강과 기공 / 경기공과 연기공 / 기공의 위력 /
효과적인 경기공 수련법 / 기공과 중국 의학

朴鍾寬 著

서림문화사

책머리에

나는 대를 이어온 종교 집안에서 태어났다. 건축과 미술을 공부하여 그 분야에서 근무한 경력이 있으나 무술과 동양 문화사 연구에 몰두하게 되었다. 그후 동남 아시아는 물론 중동에 걸친 많은 지역에서 수 백권의 참고 서적과 자료들을 수집하였으며, 이 자료들을 검토하여 체계를 세우고, 의문점과 잘못된 내용들을 구분하여 정리하게 되었다. 또한 자료에서 만족하지 못한 무술 애호가들에게는 직접 볼 수 있는 기회를 만들기 위해서 우리 나라 최초의 「동남아 무예 경연 대회」를 개최하기도 하였는데, 7천 여 관중의 환호 속에서 성공적인 대회 성과를 거두었다.

그러나 한편으로는 외국 사람들이 우리를 이해하지 못하듯 우리 역시도 외국의 문화 유산을 이해하기가 쉽지 않다는 사실을 새삼 느끼게 되었고, 동남아 여러 나라를 찾아다니며 수십 차례의 시범과 강연을 계속했다. 그 결과 그들 중에서 전통 무예인을 만날 수 있었으며 현재까지 우의를 다지고 있다. 일부에서는 사대주의의 망상에 사로잡혀서 외래 문화만 칭송하는 사람이라는 질책이 계속되었다. 예를 들면 ≪무예도보통지≫에 기재된 내용에 대해서인데, 우리 고유의 무술이 아니라고 주장하고, 일부 무술의 거짓된 창시설에 강한 반론을 제기했기 때문인 것 같다. 그러나 외국 문화를 칭송하기 위해 노력한 것이 아니며, 그 문화의 특색을 연구하고 정확한 역사적 사실을 연구한 것이다. 그리고 그 한편으로는 우리 나라의 무예를 찾기 위한 노력도 게을리하지 않은 것이 사실이다.

　우리 나라 택견의 실체라 할 수 있는 임호(林虎) 선생의 제자였던 고 송덕기옹과 함께 택견을 정리, 보급하기는데 심혈을 기울인 적도 있었다. 택견에 어떤 변형이 생기거나, 다른 무술에 오염된 재창조의 택견이 나타날 것을 걱정하여 그 분과 함께 책을 출간하기도 했다. 그후 중요 무형문화재 76호로 지정되어 잠깐 동안 세상 사람들의 관심을 끌었으나, 마지막 택견 보유자 송덕기옹은 타계하고 말았다.

　현재도 우리나라 무술사에 대해서 깊은 관심을 갖고 자료들을 정리하고 있으며, 언젠가는 지금의 거짓된 탈을 완전히 벗고 가장 정직한 《한국 무술사》가 출간되기를 기원하고 있다.

　그리하여 미완성된 연구를 계속하기 위한 해외 생활이 잦았고, 과로까지 겹친 상태에서 태국의 챠이야 복싱 선수와 시합을 하다가 간장에 부상을 입는 불행을 맞기도 했다. 여기에 엎친 데 덮친 격으로 가정에까지 불행이 찾아들었으며, 그 불행을 틈타 추한 유혹까지 끊이지 않았다. 이 시기에는 정신적인 안정을 찾지 못하여 차라

리 연구를 중단해 버릴까 하는 자포자기 상태에 도달하게 되었으며, 먼지 덮힌 자료들을 들추면서 몇 번이나 태워 없애려는 강한 충동과 싸워야만 했다.

어디에서 무슨 말을 들었는지는 몰라도 간혹 찾아오는 무술 수련 지망생들은 나를 더욱 실망시켰다.

"얼마 내면 배울 수 있습니까?"

"며칠 동안에 배울 수 있습니까?"

"비법을 알려 주십시오."

"VIDEO로 만들어 혼자 수련하려 하니 촬영에 응해 주십시오."

거의 이런 식의 요구와 질문이 계속되었던 것이다. 스스로 좋은 제자가 되지 못하면 좋은 선생을 만날 수 없다는 사실을 몸으로 느껴온 나로서는, 아픈 마음을 견디지 못하고 마음을 굳게 닫아 버렸다. 어느 누가 거짓된 수련을 하든, 잘못된 자료를 인용하든 아무 관심이 없었으며 제대로 지도해 주려는 생각도 없었다.

그렇게 긴 세월 동안 이 길을 택하여 살아가고는 있으나 제자를 양성한 적이 없다. 그러나 나를 아끼고 밀어 주는 선배나 후배들의 충고 때문에 다시 이 글을 쓰고 있다. 텅빈 마음으로 가장 솔직하고 진실한 내용이 되도록 최선을 다하고픈 마음 간절하다. 경기공 수련은 처음으로 공개되는 내용이다. 그러나 무술 수련자라면 누구나 알고 싶어하는 내용임에 틀림없을 것이다. 그렇지만 역시 위험도가 높아 사고의 위험이 있으며, 출판 관계 법규에 위반되는 내용들을 수록할 수 없다는 아쉬움이 남아 있다.

앞으로도 힘이 다하는 날까지 연구와 수련을 계속할 생각이며, 발표되는 내용이 누군가의 연구에 도움이 되기를 기원하며, 책이 나오기까지 수고하신 모든 분에게 감사한다.

1992년 九龍에서

차 례

책머리에 ·· 4

제1장 ··· 13
기공(氣功)의 개념(概念)

1 기공(氣功) • 14
  - 기공에 대한 착각 • 15
  - 기공 수련이란? • 17
  - 기공에도 여러 가지가 있다 • 21
  - 초보자가 기공 수련에 임하는 자세 • 24
  - 화후(火候)와 문무화(文武火) • 27

2 기공의 역사 • 34
  - 춘추전국(春秋戰國; B.C 772~B.C 221) 시기 • 36
  - 양한(兩漢; B.C 206~A.D 220) 시기 • 40
  - 위진남북조(魏晉南北朝; A.D 200~589) 시기 • 42
  - 수당오대(隋唐五代; A.D 581~979) 시기 • 48
  - 양송금원(兩宋金元; A.D 960~1368) 시기 • 53
  - 명청(明淸; A.D 1368~1840) 시기 • 55

3 기공 수련의 요소 • 60
  [자세(조신; 調身)] • 61

▨ 좌식(坐式) • 65
▨ 와식(臥式) • 67
▨ 참식(站式) • 68
▨ 주식(走式) • 69
▨ 자세 단련 요령 • 70
[호흡(조식 ; 調息)] • 73
▨ 자연 호흡 • 77
▨ 복식 호흡 • 78
▨ 호흡 단련의 원칙 • 81
[의념(조심 ; 調心)] • 86
▨ 수련 방법 • 88
▨ 연의(練意)의 원리 • 94

제2장 ········ 97
기공(氣功) 수련(修練)의 이론(理論)

1 기공과 건강 • 98
▨ 정(精) • 103
▨ 기(氣) • 107
▨ 기의 단련 • 108
▨ 호흡의 신비 • 113
▨ 신(神) • 115
2 기공과 중국 의학 • 119

- ▨ 기공의 효과 • *119*
- ▨ 중국 의학 • *123*
- ③ 기(氣), 그리고 편차(偏差) • *125*
  - ▨ 기의 과학적 연구 • *128*
  - ▨ 연공중 느껴지는 감각 • *130*
  - ▨ 내기 운전(內氣運轉) • *133*

제3장 *141*
연기공(軟氣功)과 경기공(硬氣功)

- ① 연기공(軟氣功) • *142*
  - ▨ 대안기공(大鴈氣功) • *145*
  - ▨ 아미장(峨嵋庄) • *145*
  - ▨ 신기공 요법(新氣功療法) • *146*
  - ▨ 태극 기공 18식 • *146*
  - ▨ 태극권(太極圈) • *146*
  - ▨ 육동 기공(六動氣功) • *147*
  - ▨ 무당 기공(武當氣功) • *147*
  - ▨ 선밀공(禪密功)・인동공(引動功) • *147*
  - ▨ 자발 동공(自發動功) • *147*
  - ▨ 학상장 기공 • *148*
  - ▨ 오금희(五禽戲) • *148*
  - ▨ 인시자 정좌법(因是子靜坐法) • *148*

▨ 내양공(內養功) • 148
▨ 행기 육보공(行氣六步功) • 149
▨ 방송공(放鬆功) • 149
▨ 선천일원 기공(先天一元氣功) • 150
▨ 진기 운행법 • 150
▨ 팔괘식 내양공 • 150
▨ 개지공(開智功) • 151
▨ 영보통지능 내공술(靈寶通智能內功術) • 151
▨ 양기공 • 151
▨ 갈기공(喝氣功) • 152
▨ 참장공(站桩功) • 152
▨ 공경 기공(空勁氣功) • 152
▨ 일지선공(一指禪功) • 153
▨ 외단공 • 153

2 **경기공(硬氣功) • 154**
▨ 소림권술정의(少林拳術精義) • 157
▨ 금종조(金鍾罩) • 157
▨ 철포삼(鐵布衫) • 158
▨ 팔대 금강공(八大金剛功) • 158
▨ 금강나한공(金剛羅漢功) • 158
▨ 홍사수(紅砂手) • 158
▨ 천하사 경기공 • 159
▨ 무당 웅문칠심활기공(武當熊門七心活氣功) • 159
▨ 혼원일기공(混元一氣功) • 159
▨ 흑묘공(黑猫功) • 160
▨ 통자공(桶子功) • 160

제4장 ·· 163
경기공(硬氣功)

1 기의 방어력 • 164
2 기공 수련과 속도 • 173
▨ 혈액 순환이 인체에 미치는 영향 • 173
▨ 기공에 의한 질병 치료 • 176
▨ 기공과 속도 • 177
3 기공의 위력 • 181
▨ 경기공의 위력은 자신의 생명을 지키는 데 필요하다 • 181
▨ 중국 무술의 바른 이해 • 188

제5장 ·· 191
경기공(硬氣功) 수련(修練)

1 경기공의 종류 • 192
[연공(練功)—1] • 195
[연공(練功)—2] • 198
[연공(練功)—3] • 202
[연공(練功)—4] • 204

2 경기공 수련의 주의 사항 • 207
3 좌공(坐功) 양기(養氣) • 210
　　조신(調身) • 211
　　조식(調息) • 212
4 참공(站功) 운기(運氣) • 215
　　마보참공(馬步站功) • 216
　　라한수각(羅漢睡覺) • 218
　　동자배불(童子排佛) • 218
　　단비부탱(單臂扶撐) • 220
　　지천태(地天泰) • 221
　　옥환복호(玉環伏虎) • 223
　　허보참공(虛步站功) • 223
5 동공(動功) 운기(運氣) 발력(發力) • 225
　　황룡출수(黃龍出手) • 225
　　단전(丹田) 배타(排打) • 228
　　와룡추주(臥龍推舟) • 230
　　금계두력(金鷄抖力) • 232
　　선동가운(仙童架雲) • 232
　　동공운기(動功運氣) • 232
6 경기공 표연(表演) • 244
　　은창자후(銀槍刺喉) • 245
　　응조공(鷹爪功) • 247
　　금지점석(金指点石) • 250
　　표두당비(豹頭撞碑) • 250
　　충권파비(衝拳破碑) • 252
　　벽장파옥병(劈掌破玉瓶) • 256

제 I 장
기공(氣功)의 개념(槪念)

기공은 중국 의학과 깊은 관계가 있는 중요한 문화 유산이며, 중국 민족의 특색있는 의료 보건 강신법이다. 대자연의 섭리에 맞춰 심신을 단련하고, 질병과 싸우면서 발전시켜 온 흔적을 기공에서 찾을 수 있다.

1 기공(氣功)

기공(氣功)의 「기(氣)」는 호흡을 의미하며, 「공(功)」은 수련을 뜻한다. 기공(氣功)은 「CHI KUNG」 또는 「QI GONG」, 「Breathing Exercise」로도 불린다.

기공이라는 단어는 진(晋) 시대의 도사(道士) 허손(許遜)이 그의 저서에 「기공천징(氣功闡徵)」이라는 말을 기록한 데서 유래한다. 그후 몇 종류의 서적에서 기공(氣功)이라는 단어를 사용했다.

수 천년 전인 상(商)·주(周)시대의 초기 청동기에도 고대인의 기공 수련 모습이 새겨져 있다. 문자로 기록하지 못하던 당시에도 기공이 시작되고 있었다는 명확한 증거가 될 수 있겠다.

기공은 유가(儒家), 의가(醫家), 불가(佛家), 선가(仙家), 무술가(武術家) 등 각 유파에서 다르게 부르고 있던 토납(吐納), 도인(導引), 연단(煉丹), 현공(玄功), 정공(定功), 정공(靜功), 성공(性功), 내공(內功), 수도(修道), 좌선(座禪), 내양공(內養功), 양생술(養生術) 등 여러 이름을 통칭한다. 1935년 유귀진(劉貴珍)이 《기공 요법 실천》을 출판할 때 다른 여러 사람들과 상의한 결과 기공이라는 단어를 사용하게 되었고, 기공에 대해 완전한 해석을 하였다. 즉 유귀진(劉貴珍)의 호칭 이후로 이것이 정식 용어가 되었던 것이며, 다른 용어를 사용하지 않게 되었다.

언젠가부터 기공은 종교나 미신적인 요소와 결합하여 다른 사람들의 오해를 받게 되었다. 금색 칠을 한 혼란한 복장이나 여러 가지 색깔의 천을 치렁치렁하게 걸치는 등 음산한 치장을 하여 분위기를 돋보이게 했다. 그리고 중국 소설에 등장하는 손오공처럼 구름을 타고 하늘을 날거나 깊은 산 속에서 학과 노닌다는 등의 거짓된 허영으로 자신을 돋보이게 하려고 노력하는 사람이 많았다. 또한 기공 지도자는 제자를 기르기 싫어하며 자신의 수련 내용을 공개하지 않았다. 그런 여러 가지 이유로 기공이 미신적이라고 부정을 하는 사람이 많아졌다.

기공에 대한 착각

옛 선도(仙道)의 수련은 신선술(神仙術)로 불렸으나 실제 신선이 되려는 수련이 아니다. 우리가 생각하는 신선(神仙)과 중국 사람의 생각에는 큰 차이가 있다. 선도(仙道) 수련자나 수련 희망자는 대개 아주 어려운 중국 경전만 터득하면 기공 최고의 경지에 이를 수 있다고 생각한다. 이미 중국이나 일본 책을 번역하여 약간의 해석을 첨가한 서적이 출간되었지만 저자 자신도 그 내용에 대해 확신이 없는 경우가 허다하다. 특히 당나라 때 출간된 서적은 문장력 위주의 내용으로 되어 있어, 수련을 더욱 미화시키고 있을 뿐이다.

선도 수련자 중에는 외단(外丹), 내단(內丹)을 오해하는 경우가 많다. 외단(外丹)은 외공(外功)과는 별개의 의미이며 환단(還丹)의 별명(別名)이다. 외단법에서는 이미 떠나간 단(丹)이 다시 돌아오고 이미 잃은 것을 다시 되찾아서 밖에서 안으로 되돌려 주는 수련, 즉 환단(還丹)이라 했다.

환단법의 장황한 설명은 송나라 때의 장자양(張紫陽)의 저서에 잘 나타나 있다.

또한 많은 선도 수련자는 집을 떠나 깊은 산 속에서 수련하면 도(道)를 얻는다는 착각을 하고 있다. 지금도 기공 수련 지망생이 입산 수도(入山修道)에 관한 방법을 질문하는 일이 자주 있다. 그렇지만 장소가 바뀌어 분위기를 좋게 할 수는 있겠으나 수련 자체에는 보탬이 되지 못한다. 아마도 무협 영화나 소설에 등장하는 내용을 연상하여 그와 같은 상상을 하는 것이 아닌가 생각된다.

산 속에는 돌과 나무가 있다. 그 돌이나 나무가 무술에 어떤 도움을 주겠는가. 기공 수련에 큰 도움을 주지 못할 것은 당연하다. 신선한 공기가 있고 조용한 장소라는 장점 외에는 큰 도움이 없음을 깨달아야 한다. 흔히 점술가나 무술가 또는 수도자가 무슨무슨 산에서 몇 십년 수도하여 도(道)를 얻었다는 말을 하는데, 그런 영향을 받게 된 것이 아닌가 싶다.

송나라 때의 장자양(張紫陽)은 이렇게 충고하고 있다.

「대단(大丹)의 도(道)는 호약용등풍랑추(虎躍龍騰風浪麁)하고, 중앙정위산현주(中央正位產玄珠)라. 과생지상종기숙(果生枝上終期熟)이오, 자재복중기유수(子在腹中豈有殊)아. 남북종원번괘상(南北宗源翻卦象)이오, 신혼화후합천추(晨昏火候合天樞)라. 수지대은거진시(須知大隱居塵市)를 하필심산수정고(何必深山守靜孤)라.」

이 말을 풀어 보면「호랑이가 뛰고 용이 솟아오르면 풍랑이 크게 일고, 중앙의 바른 제위치에 현묘한 구슬이 생긴다. 열매가 가지 위에 열리니 마침내 그 익음을 약속하고, 자식이 배 안에 있음이 어찌 이와 다르리요? 남북의 근본은 괘상을 뒤집고, 새벽과 황혼의 화후는 하늘의 섭리와 합한다. 큰 덕을 지닌 은사는 복잡한 거리에 거하고 있음을 알 것을 하필 깊은 산중에서 고요하고 외로움을 지킬까?」하는 뜻이다. 여기서 호(虎)는 정(情)이며, 용(龍)은 성(性)을 비유한 것이다. 정(情)과 성(性)이 동서로 분리하여 다투다가 한곳으로 합하여 중앙의 바른 위치에 단(丹)을 만든다. 이것은 마치 열매가 나뭇가지에 열리면 결국 익게 되며, 어머니가 잉태한 자식은 달이 차면 낳게 되는 이치와 다를 바가 없다는 것이다. 남북의 근원은 리(離)괘와 감(坎)괘인데, 이 괘상(卦象)을 리상감하[離上坎下(☲☵)]의 상태에서 감상리하[坎上離下(☵☲)]가 되도록 바꾸어 음(陰)과 양(陽)을 적당히 운영하여 하늘의 도(道)와 같이 한다.

큰 덕(德)을 지닌 은사(隱士)는 복잡한 도심지 가운데서도 도(道)를 이루는 것이니, 구태여 깊은 산중의 고요한 곳을 찾아가 외로운 환경 속에서 수련할 필요가 있으랴?

기공 수련이란?

기공(氣功)이란 내(內)적으로는 의식과 기(氣)와 힘(力)의 조화를 이루기 위해 호흡과 운기(運氣 : 기를 이동시키는 수련)를 하며, 외(外)적으로는 근육과 뼈와 피부의 탄력과 강도를 높이는 수련을 한다는 의미를 포함하고 있다.

선도(仙道)의 이론으로 설명한다면 선천적으로 갖고 있던 기를 출생 후(後天)에 잃어버리게 되며 잃어버린 단(丹), 즉 선천의 기를 다시 찾는 수련이다. 처음 환단(還丹 : 선천의 기를 되돌림)된작은 것을 수련에 의하여 더욱 크고 왕성한 기로 만드는 연단(煉煅)이란 뜻이다.

기공(氣功) 수련의 이론은 극히 간단하다. 그러나 많은 옛 서적을 보면 이해할 수 없는 용어와 단편적인 설명들이 많다. 그 가운데 가장 핵심이 되는 이론을 설명하고자 한다.

수련의 참된 묘법(妙法)은 전도(顚倒)에 있다. 전도(顚倒)는 음(陰) 양(陽)을 바꾸어 놓아 조화(造化)를 거슬려 운용하는 것이다.

리(離)괘는 ≪주역(周易)≫에서 유래되었으며 리(☲)를 말하니 오행(五行)의 분류에 따르면 화(火)에 속한다. 이 리(離)괘는 겉은 양(—)이고, 안이 음(--)을 상징한다. 리[離(☲)]괘 안에 있는 「--」는 진음(眞陰), 즉 사람의 마음속에 감추어진 영지(靈知)가 된다. 사람의 마음이 동요하면 「—」이 자리를 뜨고 「--」이 날아서 마치 불꽃이 위로 치솟아 올라가는 것과 같은 형상이 된다는 뜻이다.

감(坎)은 ≪주역(周易)≫의 감괘(坎卦; ☵)를 말한다. 오행(五行)으로는 수(水)가 된다. 「☵」안에 있는 「—」가 진양(眞陽)이며, 사람에게는 도심(道心) 속에 있는 진지(眞知)가 된다. 이 도심(道心)이 어두어지면 진지(眞知)가 숨겨져 마치 물이 아래로 흐르는 형상과 같게 된다.

전도(顚到)는 도심(道心)이 생기게 하고 인심(人心)을 안정시키는 것이다. 즉 위에 있는 것을 아래로 가게 하고, 아래에 있는 것을 위로 가게 하는 방법이다. 이러한 수련을 행하는 까닭은 사물로 인해 어두워진 마음을 올바른 마음(道心)으로 돌아가게 하는 데 있으며, 또 사물에 쉽게 흔들리는 마음(人心)을 안정시키는 데 있다.

도심(道心)이 생기면 도심(道心) 속에 있는 진지(眞知)가 강건한 본성을 찾아 인심(人心)의 영지(靈知)와 합한다. 인심(人心)이 사물에 흔들리지 않고 안정되면 그 인심(人心) 속에 있는 영지(靈知)가 유순(柔順)한 본성을 찾아 도심(道心)의 진지(眞知)와 융화한다. 이것이 기공 이론에 등장하는 핵심 부분의 수승화강(水升火降)이다.

물(水)은 원래 아래로 흘러 내려가는 성질이 있으며, 불(火)은 위로만 타오르는 성질이 있다. 그러므로 불(火:인심의 영지)이 위에 있고, 물(水:도심의 진지)이 아래에 있으면 수(水), 화(火)는 점점 분리된다. 그러므로 반대로 위에 있는 화(火)를 아래로 가게 하고, 아래에 있는 수(水)를 위로 가게 하면 수(水) 화(火)가 서로 합한다. 이것을 전도(顚到)라 한다.

선도(仙道)에서는 사람은 본래 선(善)만 있고 악(惡)이 없으며 순양의 기(純陽之氣)를 하늘에서 받아 태어났다고 한다. 이러한 선천의 기를 다시 찾아 더럽혀진 것들을 제거하고 더 빛나고 단단하게 만드는 것을 기공 수련이라 했다. 즉 치솟아오르는 불같은 것들을 가라앉혀서 생명의 기원이 되는 물(水)의 기운을 왕성하게 한다는 내용이다.

기(氣)가 들뜨면 기(氣)가 자꾸 흩어져 소모되므로 기(氣)가 들뜨지 않게 수련함으로써 기(氣)를 양성하고(養氣) 단련하여(煉氣) 신체의 허(虛)한 곳을 메워(用氣)서 기(氣), 혈(血), 력(力)의 왕성한 조화를 이루려 하는 수련이다.

기공(氣功) 수련은 정공(靜功), 참공(站功), 동공(動功)의 수련 단계를 거치는 것이 보편적이다. 우리가 공부를 할 때 유치원, 국민학교, 중·고등학교, 대학교, 대학원의 과정에 차이가 있듯 기공의 수련 과정과 단계에도 차이가 있다. 그런데 문제는 단 몇 개월에 전 과정을 터득할 수 있다고 선전하는 강습소가 있다는 점이다. 동남아 여러 나라는 물론이며 중국에서도 그와 같은 일이 비일비재하며, 기공사(氣功師) 자격증을 주는 일도 흔하다.

기공 수련은 이론과 실제를 동시에 병행해야 한다. 이론적인 내용은 짧은 기간에도 이해하여 습득할 수 있을 것이나 실제 수련에서는 자신의 육체를 변화시켜야 한다는 어려움이 있다.

기공은 육체를 변화시키고 육체의 능력을 변화시킨다. 그리고 잘못된 기능을 정상으로 회복시켜 주며, 자신의 능력의 한계점을 상승시킨다.

기공 수련 중에서도 가장 중요한 과정은 호흡 수련이다. 호흡은 자신이 의식적으로 수련하지 않아도 저절로 운행하고 있다. 즉 굳이 숨을 내쉬려고 하지 않아도 숨을 쉬게 되고 숨을 들이쉬려고 노력하지 않아도 저절로 들이쉬게 된다. 달리기와 같이 심한 운동을 하면 심장 박동이 빨라지고 빠른 호흡 작용이 일어난다. 잠을 잘 때는 느리고 깊은 호흡을 한다.

그런데 숨을 쉬는 이 동작은 단순한 공기의 교환, 즉 산소와 이산화탄소의 교환 능력 이상의 역할을 갖고 있다. 들이쉬는 숨의 길이와 깊이, 내쉬는 숨의 길이와 깊이, 그리고 숨을 멈추는 시간 등에 따라 중추신경에 각각 다른 반응이 나타난다. 중추신경은 자율신경을 관장하고 있어 내장 각부의 기관에 영향을 미친다. 사실 소화액이 분비되는 양을 조절하거나 위의 유동 속도를 조절하거나, 심장의 박동 속도를 조절하는 기능은 인위적인 생각으로 변화시킬 수 없다. 그런데 호흡은 강제적인 의식으로 빠르거나 늦거나 멈출 수 있으며, 이렇게 조절함으로써 호흡중추에 영향을 미치고 나아가서는 중추신경을 조절하는 능력이 신장되는 것이다.
 이런 중요한 변화를 파악하여 신체 내부의 잘못을 교정하거나 질병 치료에 도움을 줄 수 있게 편성한 호흡 수련 방식이 바로 기공이다.
 이렇듯 기공이 건강과 정력을 증강시키고 질병을 치유하는 효능이 있는 것은 호흡과 신경계와 밀접한 관계가 있기 때문이다. 그러나 호흡 수련 방식에 따라 신경계에 미치는 영향이 다르기 때문에 잘못된 호흡 수련을 하면 이상 반응이 신체에 나타나서 고통을 호소하게 된다.
 기공 수련에 처음 입문한 사람에게 기공을 알기 쉽고 단순하게 설명하면 대분분 그들은 맨손 체조라고 느끼게 된다. 그렇다. 기공은 건강을 위한 고대인의 체조에서 비롯되었다고 할 수도 있는데, 호흡에 관한 이론은 인도의 요가와 아주 깊은 관계가 있고, 또 그 동작이 도인(導引)의 각 동작과 관계가 있어서 체육적인 느낌을 준다.

기공에도 여러 가지가 있다

 또한 기공은 기공의 근본 요소나 그 원칙에만 맞춘다면 얼마든지 새로운 형태로 창조할 수 있다. 그렇기 때문에 기공의 종류는 수천 가지에 이르고 있으며 지금도 새로운 형태가 창조되고 있다. 그래서 초보자들은 이렇게 많은 종류의 수련 방법으로 인해 혼란을 느끼며, 결국은 수련을 포기하게 된다. 한편 포기하지 않고 어느 한 종류의 수련만 고집한 사람은 다른 종류의 기공을 무시하고 값없게 여기는 편협된 생각을 갖게 되는 안타까운 경우도 생긴다.

화가나 작가나 혹은 무용가들이 그 기본에 충실하며, 새로운 표현을 위해 노력하고 계속된 창작 활동을 보여 주는 것과 같이 무술을 하는 사람도 똑같다. 특정된 문파의 기본에 충실하면 형(型), 즉 투로(套路)를 수백 종류라도 창출할 수 있다. 그러나 그 투로를 분석하여 원리를 간추리면 전체적인 특색이 나타나며 아주 적은 양으로 줄일 수 있다.

기공을 장황하게 펼쳐 소개하려면 큰 사전의 분량을 수 백권도 더 되게 써야 할 것이다. 그러나 그 핵심된 원리를 독자가 충분히 알 수 있도록 최소화하는 노력을 하였다.

예를 들어 그 유명한 ≪역근경(易筋經)≫을 설명한다면, 서로 다른 많은 종류의 역근경을 소개하여도 독자는 그 내용이 갖고 있는 참뜻을 알지 못하고 각각 다른 외형상 형태의 역근경을 몇 종류고 배울 뿐이다. 역근경은 근육을 단련하고 뼈대를 강하게 하며 운기(運氣)하여 강건한 신체를 만드는 데 그 목적이 있다. 그러나 외형상 서로 다른 여러 종류의 역근경을 배우고 외운다 하여도 그 참뜻을 모른다면 본래의 목적에 도달하지는 못한다. 따라서 처음에는 기본을 배우고, 다음에는 외형을 배우며, 마지막에는 그 외형을 버린다는 중국 무술 수련의 원칙을 우리는 다시 한번 명심해야 한다.

역근경의 동작은 호흡을 정확하게 하기 위한 큰 동작과, 고정 자세에서 의(意), 기(氣), 력(力)을 단련하는 과정으로 나뉜다. 더 간단하게 설명한다면 이렇다.

처음에 권(拳)을 앞으로 뻗기 위하여 호흡에 맞춰 손을 앞으로 내밀었다고 가정한 상태에서 가볍게 주먹(拳)을 쥔다. 그 상태에서 움직이지 않고 숨을 들이쉬면서 그 주먹에 점점 세게 힘을 주고 숨을 내쉬면서 주먹의 힘을 풀어 주기를 수 십차례 반복한다면 시일이 지날수록 주먹의 힘이 강해진다. 겉으로 보기에는 그냥 주먹을 쥐고 서있을 뿐이지만 그 내면에는 「의식의 집중(意守) → 집중된 의식에 의한 기의 이동(以意領氣) → 기의 이동을 따른 피의 흐름」이 변하여 힘으로 나타난다(以氣使力). 힘이 왕성해지면 정신과 육체가 굳건하게 된다(以力固神). 이러한 원리로 이루어진 것이 역근경이다.

따라서 역근경의 한 동작을 외우기 위해서는 1분이면 충분할 것이나, 그것이 요구하고 있는 내면에 흡족하려면 어느 정도의 세월이 필요하게 된다. 그러나 초보자들은 이 내용을 이해하지 못하여 수련을 그르치거나 포기하게 되는 셈이다.

굳이 수련을 하지 않는 사람이라도 기(氣)가 있으며 운기(運氣)가 되어 그 힘을 사용하면서 살아가고 있다. 그러나 이런 평범한 능력을 극대화시키려는 노력이 건강을 유지하고, 오래 살겠다는 인간의 욕망을 충족시켜 줄 수 있기 때문에 그 가치가 존재한다.

일반인보다 운기(運氣)가 잘 되게 하려면 기를 양성해야 한다. 그 과정은 장기간 단순한 방법을 반복하기 때문에 매우 지루하다. 이것이 정공(靜功)이며 요가의 호흡, 일본의 단전 호흡 등에 비교되는 과정이다. 호흡에 의해 기(氣)를 강화하고 신경의 흐름을 조절하게 되는 곳이 태양총 신경이 모여 있는 단전(丹田)이라는 곳이다.

단전(丹田)은 어떤 형태도 없으며 어떤 특정한 부위도 아니다. 옛부터 문헌에 따라 그 위치가 다르게 표현되고 있다. 배꼽이라는 이론, 배꼽 아래 기해, 관원, 중극, 또는 기경팔맥의 대맥과 충맥이 교차하는 곳이라는 등 여러 주장이 있다. 아뭏든 배꼽 부근 또는 배꼽 아래임에는 틀림없으며 어느 곳이라고 고집할 필요는 없다. 수련자 개인이 느끼는 곳이면 그만이기 때문이다. 아랫배에 힘을 주면 힘이 모이는 곳을 단전이라 생각하면 좋다. 호흡에 따라 이곳에 힘이 모이게 수련하면, 호흡에 의해 이곳의 기를 필요한 곳으로 이동시킬 수 있다는 이론이 기공의 운기(運氣) 수련이다.

▨ 초보자가 기공 수련에 임하는 자세

초보자는 앉아서 수련한다. 처음부터 서서 하면 힘이 하체로 분산되어 복식 호흡을 제대로 하지 못하며 단전에 기를 모을 수 없다. 요가나 선(禪) 등에서 취하는 결가부좌, 단가부좌를 선택하여 실천하면 되는 것이다. 앉아서 수련한 뒤에는 서서 자세를 취해도 어느 정도까지는 단전에 기를 모을 수 있게 되며, 전신 운기(運氣)를 위한 기초 수련을 위해 참공(站功)을 택한다. 고정 자세로 서서 양기(養氣)와 운기(運氣)의 수련을 자유롭게 할 수 있게 되면 움직이면서 양기(養氣)와 운기(運氣)를 수련하는 동공(動功)을 택한다.

동공(動功)은 동(動)의 외면적 움직임과 정(靜)의 내면적 흐름을 결합시키는 중요한 단계이다. 많은 종류의 기공은 이 동공(動功) 형태로 되어 있기 때문에 초보자에게는 적합하지 못하다. 동공(動功)을 창시한 사람은 충분한 정공(靜功)과 참공(站功)의 기초가 있기 때문에 어떤 종류의 동공(動功)도 창출할 수 있겠지만 초보자가 그의 동공(動功)을 따라서 수련한들 창출한 사람의 원래 의도에 접근하기는 어려울 것이다.

기공 수련은 자기 자신을 위한 것이며 타인과 비교할 수 없는 특색이 있다. 자기 자신이 직접적으로 느끼면서 그 수련 단계를 높여 가야 한다. 자기 자신의 정신과 육체를 수련하는 그 모습은 종교가 아닌 종교이며, 신앙이 아닌 신앙인 셈이다.

이러한 독특한 자기 단련법은 중국 민족의 특색이 들어 있는 것이며, 의료와 체육이 결합된 것이 아닌가 생각하게 된다. 인체의 잠재 능력을 발휘시키기 위하여 자세를 바르게 조정하고(調身), 의식을 조정하며(調心), 호흡을 조정하여(調息) 정(精), 기(氣), 신(神)을 단련한다. 이런 수련에 의하여 진기(眞氣)를 증대하고 강화시켜 신체 내부의 기능을 조정하며 체질을 강화하여 각종 질병에 대한 저항력을 향상시킨다.

정공(靜功)을 수련할 때는 외견상으로 움직이지는 않지만, 내면적인 움직임이 있으므로 외정내동(外靜內動) 또는 동정결합이라는 말을 쓴다. 정공(靜功) 수련자의 외견에는 극히 고요함이 있을 뿐이지만 실제적인 그의 체내에서는 격렬한 수련이 진행되고 있는 것이다. 따라서 입안에 침이 고이고, 배가 울리고 움직이며, 심장 박동수, 혈관의 용적, 혈압 등이 변하게 된다. 이런 기공의 특징 때문에 타인에게 공개하지 않는 한 그 수련 방법을 알지 못하게 되는 것이다.

기공 단련에서는 단련자 스스로 올바른 연공법을 파악하고 연공 원칙이나 주의 사항을 지키면서 어떤 어려움도 극복한다는 신념으로 쉬지 않고 단련을 계속하는 것이 가장 중요하다.

기공은 진기(眞氣)를 증강시키는 단련이다. 진기는 인체 중의 선천의 기(元氣), 그리고 섭취한 영양 물질에서 얻는 음식물의 기(精粹分·穀氣), 그리고 천지의 기(大氣)로 성립된다. 이 세 가지는 인체의 생명 유지에 꼭 필요한 기본 물질이다. 이 인체의 진기(眞氣)가 충분히 넘쳐 흐르면 건강하게 장수할 수 있다.

단련 초기에는 폐(肺)의 기를 단련한다. 얕은 호흡에서 깊은 호흡으로, 빠른 호흡에서 느린 호흡으로 진행시켜서 복식 호흡(腹式呼吸)을 할 수 있게 연습한다.

기공 수련은 의식의 단련이 필요하다. 일체의 잡념이 없는 순수한 무념 무상의 경지에(入靜) 진입하여 보호적 억제 상태를 유지해야 하는 것이다. 이런 입정(入靜)은 초보자에게 아주 어려운 고난의 과정이다. 그러나 이 수련 과정이 없다면 기공을 성공적으로 수련할 수 없다.

신체 각 부위에 의식을 집중하는 수련을 의수(意守)라 하는데, 의수(意守)를 잘 할 수 있으면 수련의 효과가 빨리 나타나고 이것이 잘 안 되면 기공 수련의 효과를 느끼게 될 때까지는 상당히 긴 시일이 걸리게 된다. 또한 입정(入靜)을 잘 하면 의수(意守)도 잘 할 수 있기 때문에 의기합일(意氣合一) 상태를 실현하게 된다.

기공 단련의 근본은 기(氣)와 의(意)의 단련이다. 수련자는 기공 수련에 대한 신념을 가지고 쉬지 않고 수련할 때 성공하게 된다. 연습을 도중에 중단하고 다시 시작하는 경우가 되풀이되면 좋은 효과를 거둘 수 없다.

자신의 몸을 단련하는 것을 연기(煉己)라고 하는데, 이 몸을 단련하는 데 무엇보다 중요한 것은 자기 천성이 어두운가 어둡지 않은가를 관찰해 보는 것이다. 천성이 어둡지 않고 튼튼하다면 희(喜)·노(怒)·애(哀)·락(樂)·욕(欲)의 오적(五賊)이라도 그 본성을 기만하거나 움직이지 못한다.

또 자기 마음이 맑은지 흐린지를 살펴야 하는데, 만일 마음이 깨끗하면 유혼(遊魂)·귀백(鬼魄)·음정(陰精)·식신(識神)·망의(妄意)의 오물(五物)이 들먹이지 않을 것이며, 혼백(魂魄)이 안정되어 원성(元性) 원정(元情)과 원기(元氣)가 진실될 것이다. 몸을 단련하는 일은 급하게 이루어질 수가 없다. ≪논어(論語)≫에서도 극기복례(克己復禮)를 내세워 사욕을 이겨 예를 회복한다 했다. 그러므로 짧은 시일에 연기(煉己)의 공(功)을 이룬다는 것은 불가능하다.

옛날에는 「한 번 죽을 공부를 한다」고 표현하기까지 그 어려움을 나타낸 적이 있다. 쇠를 녹이기 위해서는 계속해서 불을 때야 하며, 도중에 불을 끈다면 쇠는 금방 식어 버린다. 이것은 수련자가 도중에 수련을 중단함과 같다.

화후(火候)와 문무화(文武火)

간혹 기공 수련을 설명한 많은 서적에는 「화후(火候)」와 「문무화(文武火)」가 있다. 사실 그 의미는 그렇게 어렵지 않지만 설명이 장황하여 많은 혼란을 유발시킨다. 화후(火候)는 연단술(煉丹術)의 명사이며 외단(外丹) 중의 화력의 왕성함이나 쇠약함을 조절한다는 뜻이다.

내단(內丹) 문헌 중에는 신(神)이 화(火)라고 하였다. 또 ≪규중지남(規中指南)≫, ≪금선증론(金仙証論)≫에서는 화(火)는 신(神)이라 하였다. 이것을 기공 수련의 설명에 이유하면 신(神; 意念)으로 호흡을 조절한다는 것이다. ≪성명규지전서(性命圭旨全書)·영단입정장양성태(靈丹入鼎長養聖胎)≫에서는 화(火)는 신(神)이며 후(候)는 식(息)이라 했다.

문(文)은 의념의 작용 아래 호흡을 끊이지 않도록 가늘고 길게 하여 지키고 보존함을 말한다. ≪도향집(道鄕集)≫ 과 ≪성천풍월통현기(性天風月通玄記)·사도전도(師徒傳道)≫에서는 문화(文化)는 태식(胎息) 면면(綿綿)이라 하여 의념(意念)의 통제 아래에서 호흡의 기를 약하고 끊어지지 않게 지키는 것이라 했다.

무(武)는 강함을 뜻한다. 무화(武火)는 의념(意念)의 통제 아래에서 호흡을 점차 강하게 하는 방법이다. 그래서 무화(武火)를 대화(大火), 급화(急火)라 말한다. ≪도향집(道鄕集)≫에서는 무화는 균일하고 가늘며(細), 깊고(深), 긴(長) 호흡을 끊이지 않게 하라고 했다.

또한 장자양(張紫陽)의 책에서는 화후(火候)를 수련의 순서라고 하였다. 화(火)가 공(功)이며 후(候)가 차서(次序)라 했는데, 화(火)는 도를 닦는 데 필요한 공력(功力)이며 후(候)는 수련 절차에 비유하였다.

어쨌든 화후(火候)와 문화(文火), 무화(武火)는 선학(仙學)에서 대단히 중요한 위치를 차지하고 있는 이론임에는 틀림없다.

응신(凝神)을 현대적 기공 용어로 바꿔 표현하면 의수(意守)이며 심신(心神)을 운용하여 의식을 내면에 집중시키는 것이다. 원신(元神)을 화(火)라 하고 응신(凝神)은 용화(用火)라 한다.

≪성명법결명지(性命法訣明指)≫에서 말하는 문무화법(文武火法)이란 후천화(後天火)를 사용해 병을 치료하고 수명을 연장시키며 음(陰)·양(陽)을 화합시키는 방법이다. 이 방법은 선천화(先天火)를 끌어내기 위하여 후천화(後天火)를 이용하며, 이 두 가지 화(火)를 서로 연관시켜서 음식에서 정(精)을 빼내고 감로

(甘露)를 마셔서, 임맥(任脈)으로 내리면 그것이 음정(陰精)으로 변화한다 하였다.

 문화(文火)는 두 눈을 감고 심의(心意)를 비우고 멈추지 않을 정도의 호흡이라 했다. 온유한 호흡이며, 의식을 사용하지 않고 하복부와 항문을 긴장시키지 않으면서 호(呼)와 흡(吸)을 조용히 실행한다. 보통 호흡보다는 깊으며 하복부는 아주 가볍게 움직이며, 운기의 순서가 없는 화(火)를 말한다.

 무화(武火)는 의식적으로 흡(吸), 정(停), 호(呼)의 3단계적 호흡을 행하며, 하복부와 항문 괄약근의 긴장을 동반하며 운기(運氣)의 순서에 따른다.
 허진충(許進忠)의 ≪축기참증(築基參證)≫에서는 이렇게 설명하였다.
 「소주천(小周天)은 고인(古人)들의 도인(導引), 토납(吐納)과도 유사하기는 하지만 이들처럼 의식 작용이 없이 행하는 것이 아니다. 행하는 가운데 법도를 지켜야 하기 때문에 가볍게 행동할 수 없다.
 소주천(小周天)의 수련은 문화(文火)와 무화(武火)를 교체하면서 화후(火候)의 상승이 과도하거나 부족되는 잘못을 막아야 한다.」
 무화(武火)란 간단히 말하면 마음을 거두어들이는 것이다. 사람의 심의(心意)는 밖으로 치닫는 속성이 있어 형체와 함께 상주(常住)하지 않으려고 한다.
 선가(仙家)에서는 심의(心意)가 밖으로 치닫게 되면 정(精)·기(氣)·신(神)이 소모되어 신체가 노쇠하게 된다고 한다. 따라서 정(精)·기(氣)·신(神)의 소모를 막고 오히려 이것을 증진시키기 위해서 밖으로 향하는 심의(心意)를 회수하여 신체 내부에 집중시키는 방법을 개발하였으며, 심의(心意)가 신체 내부에 집중되면 서서히 양기가 발생한다.

청나라 때의 전진교(全眞敎)를 부흥시켜 오류파(伍柳派)를 형성하고 ≪금선증론(金仙證論)≫ 과 ≪혜명도태경(慧命道胎經)≫을 쓴 유화양(柳華陽)은 이렇게 말했다.

「좌식(坐式) 혹은 와식(臥式) 수련이 깊어지면 자신도 모르게 양기가 발생한다.」

이 때는 의식을 단전에 모으고 기운을 되돌려야 한다. 신(神)과 기(氣)가 서로 뒤엉키지 않을 무렵 정신을 모아 호흡을 하며 길고 천천히, 있는 듯 없는 듯 생각을 모두 단전에 묶어 두는 것이 무화(武火)이다.

무화(武火)라는 것은 숨(息)으로써 기(氣)를 끌어당기는 방법이다. 기(氣)가 발생하여 아래로 내려가긴 했으나 스스로 위로 상승하지 못할 때 숨기운을 돋우지 않으면 다시 단전으로 되돌아갈 수 없다.

호흡으로써 원기를 채취하고 움직이게 하는 방법 중 미미하고 완만하게 하는 것을 문화(文火)라고 하고, 긴장시켜 무겁게 하는 것을 무화(武火)라 한다.

중파(中派) 단학(丹學)의 거두이며 ≪락육당어록(樂育堂語錄)≫, ≪노자도덕경정의(老子道德經精義)≫, ≪도문어요(道門語要)≫ 등의 저서를 남긴 황원길(黃元吉)은 문화(文火)와 무화(武火)의 구분은 단지 의식이 있느냐 없느냐에 따라 생기는 것이라 했다. 또 무화는 수련 초기에 신(神)과 기(氣)가 서로 교류되지 못할 때

의식을 집중하여 일정한 시간에 일정한 횟수의 호흡(息)을 행하는 것이라 했다.
 신(神)이 점차 집중되고 기(氣)도 점차 조밀해져 기와 신이 서로 교류되려 할 때는 문화(文火)를 사용하여 이를 고정시킨다 했으며, 의념(意念)을 점차 늦추되 완전히 풀어 버리지는 않는 것이 문화(文火)라 했다.
 청나라 시대의 사람이며 1830년경 아미산(峨嵋山)에서 여조(呂祖)와 장삼봉(張三奉)을 만나 함허라는 호를 얻고, 서파(西派)의 개산조사(開山祖師)가 되었고 ≪삼거비지(三車秘旨)≫라는 저서를 남긴 이함허(李涵虛)는 신(神)을 고요히 하고 식(息)을 안정시켜 자연 상태를 유지하는 것이 문화(文火)라고 했다. 의식을 너무 굳게 하면 단열(丹熱)이 달아오르게 되므로 자연 상태에 맞기는 것이 좋다는 것이다.
 선도(仙道)의 해설서에는 풍(風)과 화(火)가 많이 등장하고 있는데 그 간단한 의미, 화(火)는 진의(眞意) 원신(元神)이며 풍(風)이 곧 호흡이다.
 이상의 설명을 충분히 이해할 수 있으면 선(仙)이나 단(丹)에 관한 서적을 이해할 수 있으리라 생각한다.

 대부분의 현대 기공은 복잡한 이론을 내세우지 않고 있으나, 주천공(周天功) 등은 선도(仙道) 이론을 그대로 적용하고 있다. 주천(周天)은 의식을 집중하여 기를 이동시키는 운기(運氣) 수련일 뿐이므로 복잡한 이론에 얽매일 필요는 없다.
 기공 수련에 뜻을 두고 있는 사람의 목표 의식은 제각기 다르다. 그러나 일반적인 기공의 목적이 질병을 예방하고 기혈의 흐름을 원활하게 하는데 있다는 사실을 인정하려는 사람은 극히 적다. 심지어 신통력을 얻겠다는 수련자도 있다. 이것은 선학(仙學)에서 말하는 육신통(六神通)을 이루려는 것이다. 육신통(六神通)은 육통(六通)이라 하며 태식(胎息) 과정에서 이룩한다. 이 육통(六通)을 불가(佛家)에서 육신통(六神通)이라 칭한다. 즉 누진통, 천안통, 천이통, 숙명통, 타심통, 신경통을 말하는 것이다.

　누진통(漏盡通)은 심광(心光)이 나타나 신지(神智)가 발동하여 어떤 이치에도 걸림이 없다. 천안통(天眼通)은 담 밖의 물건뿐만 아니라 산하 대지를 환하게 보게 되고 천당과 지옥까지 투시한다. 천이통(天耳通)은 사방의 소리를 들을 수 있다. 숙명통(宿命通)은 과거뿐만 아니라 미래까지 예지하고 나아가서 무수한 겁운의 미래와 숙명을 알게 된다. 타심통(他心通)은 상대의 속마음을 알며 그 마음이 일어나기 전의 이유까지 알아 낸다. 신경통(神境通), 혹은 신족통(神足通)은 아무 곳이나 마음먹은 대로 출입이 가능하며 신체의 변화도 무궁 무진하다는 것이다. 그러나 필자의 생각은 어느 정도의 정신 집중 여하에 따라 효과가 있을 수 있지만 완전한 육통(六通)을 이룰 수는 없다고 생각한다.

　또 어떤 수련자는 선도 수련에 의하여 신비의 초능력을 얻고자 한다. 초능력은 정신적인 능력과 육체적인 능력에 구분이 있겠으나 대부분 육체적인 능력을 극대화하려는 노력을 한다. 오랜 수련이 성공한다면 장풍(掌風)을 일으키며 손으로 쇠를 자르고 돌을 격파할 수 있다고 믿는다. 참으로 웃지 않을 수 없는 일이며 현대의 과학 지식을 갖춘 사람의 생각이 그 정도인지 도무지 이해할 수 없다.

　육체적인 위력은 경공(硬功), 경기공(硬氣功), 무술 수련 등에 의해서만 얻을 수 있다. 경기공(硬氣功)은 일찍기 ≪전한서(前漢

書)≫ 서역전(西域傳)이나 ≪서경부(西京賦)≫ 등에 기록되어 있다. 그러나 수련이 고통스럽고 어렵기 때문에 잔꾀를 부려 속임수로 공력을 표현하려 했다. 요술에서 사용하는 속임수 기법을 도입하고 물리적으로 누구나 가능한 기법을 연출하기에 이르렀다. 이것은 일시적으로 사람들의 호기심을 끌 수는 있으나 경기공(硬氣功) 전체를 속임수라고 생각하게 하는 큰 잘못을 저지르고 말았다.

지금도 일부의 기공사(氣功師)들은 경기공(硬氣功)이 기공(氣功) 발전을 크게 저해하고 있다고 주장한다. 진정한 경기공(硬氣功)은 강철같은 신체와 왕성한 기혈(氣血)을 운행시키는 불로장수의 정통 기공이다. 기공의 위력을 얻고자 하는 사람은 이러한 속임수를 가려낼 수 있는 지식을 먼저 갖춰야 한다. 어떻게 속이는 것인지는 경기공의 실제편에서 상세히 설명할 예정이다.

요술을 하는 사람은 전기나 바람을 일으키고 연기처럼 사라지며 공중에 둥둥 떠있기도 한다. 그렇지만 그런 속임수는 관중을 즐겁게 하지만 자신이나 관중에게 건강상의 도움을 주지는 못한다. 남을 속이는 것보다 자신을 속이는 것이 더 가슴 아프게 느껴질 때, 자신의 행동을 후회하게 될 것이다.

건강과 정력 증강을 위해 기공을 수련하는 사람도 있다. 물론 의식을 자유롭게 조절할 수 있는 경지에 이르면 큰 도움이 될 수 있다. 그러나 과잉 반응을 일으킬 정도의 신비의 수련은 아니다. 기공이 자기 스스로의 심신을 맑고 깨끗하게 가꾸는 진실한 수련법으로 그 위치를 갖게 될 것을 기대한다.

2 기공의 역사

중국 기공의 역사를 연구하기 위해서는 상고 시대부터 현대에 이르는 방대한 역사를 상세히 파악해야 하는 어려움이 따른다.

기공(氣功)은 고대 인도의 요가나, 불가의 호흡법에서 유래되었다고 생각하는 사람이 있지만, 장사(長沙) 마왕퇴(馬王堆)의 한나라 무덤은 B.C 2세기 경이므로 도교가 창건되기 전 300~400년 경이 되며, 불교가 전해지기 200년 전이다. 천진(天津)의 문물관리처에 있는 옥명(玉銘)에는 전국시대 초기(B.C 380) 고대인의 연공요지(練功要旨) 45자가 쓰여 있다.

≪여씨춘추(呂氏春秋)≫에서는 무도(舞蹈)에서 기공(氣功)이 시작되었다고 기록하고 있다. 기공이 무도(舞蹈)에서 유래했다고 추측하는 이유는 기공의 조신(調神), 조식(調息), 조형(調形) 중 조형(調形)과 깊은 관계가 있기 때문이다.

무술이나 기공의 아름다운 동작은 무용의 보법이나 동작과 흡사한 부분이 많다. ≪장자(莊子)≫ 각의(刻意)에서는 취구호흡(吹呴呼吸), 토고납신(吐故納新), 웅경조신(熊經鳥伸) 등의 기록을 찾을 수 있는데 웅경(熊經)과 조신(鳥伸)은 무용의 동작과 관계가 있다.

그렇지만 무도(舞蹈)에는 질병을 예방하고 장수를 목적으로 하는 내용이 없으므로 기공이 무도(舞蹈)에서 기원되었다는 가설에 결함이 생긴다. 무용에서 기공이 발생되었다면 세계 각지의 수천 종류의 무용은 언제 기공학(氣功學)이 될 수 있을 것인가? 인간의 기초적인 움직임이 고전의 민속춤이며, 종교 의식에서나 사냥, 축제 등에 활용되어, 몸에 저절로 스며있는 자연스런 동작이기 때문에 기공이나 무도(舞蹈)에도 공통되게 채용되지 않았나 생각된다.

민속 놀이, 민속춤이나 체육적인 단련에서는 독특한 조형(調形)을 연습한다. 그리고 운동이나 노래를 부르는 사람은 독특한 호흡법을 연구하여 조식(調息)을 한다. 그런데 유독 기공에서는 조형(調形)과 조식(調息)과 조심(調心)을 모두 중요시하며 이 세 가지가 조화를 이룰 때 기공이 된다. 형(形)은 생(生)을 충만시키는 물질적인 기초가 되며, 심(心)은 생(生)을 조절하는 인체 생명의 주체가 된다.

체육적 단련에서도 물론 인체의 심리적 요인을 중시하여 기교를 충분히 발휘할 수 있도록 유도한다. 그러나 역시 기공의 사고 범위와 차이가 생긴다. 기공은 우주와 인체의 연관을 학문화하여 음양(陰陽), 오행(五行), 팔괘(八卦)의 학설을 성립시켰으며, 자연계를 대우주(大宇宙), 인간을 소우주(小宇宙)로 설명하고 있다.

중국 기공은 종교와도 밀접한 관계가 있으며, 그 가운데 도교와 깊은 연관이 있다. 원시적인 도교는 오두미교(五斗米敎)와 태평교(太平敎)로서 오두미교는 후한 순제(順帝 ; A.D 126∼144)때 장릉(張陵)이 창시하여 협서 남부 지방과 사천 북부 지방 일대에서 유행되었다. 그리고 태평교는 황건(黃巾)의 장각(張角)이 창시하여 산동(山東) 하북(河北), 하남(河南) 일대에 전파했다. 이 두 도교는 정치성이 매우 짙은 민간 종교였다.

원시적인 도교 경전인 ≪태평경(太平經)≫에 기공 이론이 나오는데, 거의 같은 시기에 위백양(魏佰陽)이 쓴 ≪참동계(參同契)≫

도 학술적 가치가 있는 서적으로 알려져 있다. 그 이전에는 원시적인 무교(巫敎)가 있었음이 확인되며, 무교(巫敎)의 수령인 무사(巫師)는 막대한 권력을 가졌을 것으로 짐작된다. 도교의 대표적 인물은 노자(老子)이며, 유교의 대표적 인물은 공자(孔子)이다. 이 시기에는 많은 철학자와 사학가가 나타나 기공의 이론을 더욱 체계화시켰다.

대체로 중국의 불교는 한 명제(明帝) 영평(永平) 8년(혹자는 10년), 즉 서기 65년에 전해졌다고 하는데, 이 불교는 남북조 시대(A.D 5~6세기)에 널리 퍼져 중국 기공을 더욱 성숙시켰다. 따라서 인도의 불교 전래도 중국 기공의 근원이 되지는 못한다. 단지 서로 교류하여 영향을 주고받았을 것으로 추측할 따름이다.

전설에 의하면 기원전 50세기 경에 복희(伏羲)가 팔괘(八卦)를 창시했다고 하는데, 이 팔괘와 하도(河圖), 락서(洛書), 우보(禹步)는 중국의 철학, 의학, 문화, 기공에 지대한 영향을 미치고 있다. 이어서 ≪주역(周易)≫은 ≪역경(易經)≫과 ≪역전(易傳)≫으로 나뉘어 중국 사상과 자연관, 그리고 인간과 우주관을 지배하는 대사상으로 자리를 잡았다. 이후부터 기공을 주역과 팔괘, 그리고 오행의 이론에 접목시켜 선도에서 설명하는 복잡하고 추상적인 형태로 변형시켰으나 세월이 흐르면서 현대식 사고에 의한 신이론으로 축소, 정리되었다.

춘추 전국(春秋戰國 ; B.C 722~B.C 221) 시기

춘추 전국 시대는 중국 역사상 과도적 봉건 사회였으며, 문화 사상사로는 황금기에 속한다. 많은 철학자, 학술가, 사상가가 나타나

기공학을 각기의 체계에 맞춰 정리하게 되었으므로 기공 발전에도 크게 영향을 미쳤다.

노자(老子)는 무위(無爲)를, 관자(管子)는 허정(虛靜)을, 장자(莊子)는 순임자연(純任自然)을, 공자(孔子)는 예(禮)로 마음을 다스려 인(仁)을, 양심(養心)하여 중(中)을 부르짖은 맹자(孟子), 그리고 기를 다스려 심(心)을 기르는 순자(荀子) 등 도가, 양생가, 의가 등이 많은 학설과 저술로서 기공학에 풍부한 유산을 남기고 있다.

전국 시대에 나타난 의학 경전인 ≪황제내경(黃帝內經)≫에서는 의가(醫家)는 병에 걸리기 전에 미리 방법을 강구하여 예방한다고 하였다. 즉 양생(養生)을 의료의 첫째로 삼고 있음을 기록하였다.

「中央者, 其地平以濕 ……故其病多痿厥寒熱, 其治宜導引按蹻; 故導引按蹻者,亦從中央出也.」

이는 ≪소문(素問)≫에 나오는 글로 풀어보면 중앙은 땅이 평평하고 습기가 많아……, 거기에서는 지체가 무력해지고 기능이 손상되어 사지가 차가와지는 위궐(痿厥), 열이 나거나 시림을 호소하는 한열(寒熱)병이 많이 발생하고 있다. 그 치료법으로는 도인(導引), 안교(按蹻)에 의하는 것이 좋다. 그래서 도인과 안교는 중앙에서 나타났다는 뜻이다. 여기서의 중앙 지구는 평원이 많아 홍수가 범람하며 습기가 아주 많은 곳이다.

도인(導引)이란 명칭은 ≪장자(莊子)≫에서 찾을 수 있는바 ≪장자집해(莊子集解)≫의 성원영(成元英)의 주(註)에 따르면 「차갑게 숨을 불어 내어 옛것을 버리고 따뜻한 기운을 들이쉬어 새롭게 하며 ……」라고 표현하여 기공을 좀더 상세하게 기록하였다. ≪내경(內經)≫에 주(註)를 달은 당나라 때의 왕빙(王冰)은 「도인은 근골(筋骨)을 흔들고 손과 발의 지체를 움직이는 것이다」라 하였다.

또 청나라 때의 장지총(張志聰)은 ≪내경(內經)≫의 주(註)에서 「도인은 양손을 위로 높이 들고 숨을 들이쉬어, 입을 벌리고 숨을 내쉬는 것이다」라 하였다.

당나라 때의 ≪일체경음의(一切經音義)≫에는 「사람들이 스스로 비비고 주무르며 발을 폈다 굽혔다 하여 피로를 없애고 정신의 번거로움을 없애니 이것이 도인이다」라고 했다.

또한 옛 기공의 명칭 중에 토납(吐納)이 있는데, 이것은 입으로 숨을 내쉬고(吐故) 코로 맑은 공기를 들이쉰다(納新)고 했다.

고대의 기공에서는 도인(導引)이란 명칭이 먼저 등장한다. 이것을 가장 현대적 의미로 해석하면 지체 활동과 더불어 호흡 단련을 함으로써 스스로 안마를 하며 동(動)적인 단련과 정(精)적인 단련을 혼합한 수련이다.

곽말약(郭沫若)의 ≪노례제시대(奴隷制時代)≫에는 「고대인이 말하는 도행(道行)은 지금 사람들의 기공(氣功)이다」라고 했다. 또 「전국 시대에는 일파의 기공 양생가의 연구가 있었음을 확실히 알 수 있다」라고도 했다.

≪소문(素問)≫에는 그 구체적인 행공법이 기록된 부분이 있다.

「腎有久病者, 可以寅時面向南, 精神不亂思, 閉氣不息七遍, 以引頸咽氣順之, 如咽甚硬物, 如此七遍後, 餌舌下津, 令無數.」

이것을 해석해 보면, 신장에 만성 질환이 있으면 오전 3~5시(寅時)에 얼굴을 남쪽을 향하고, 잡념을 없애 정신을 통일하여 연속 7회 흡기(吸氣)하여 숨을 멈춘다. 그런 뒤 숨을 멈춘 상태에서 목을 펴서 딱딱한 것을 삼키듯 하여 숨을 내쉰다. 이 동작을 7번 계속하면 혀 밑에 침이 많이 분비되는데 이것을 삼킨다는 뜻이다.

도인(導引), 안교(按蹻), 호흡정기(呼吸精氣), 이설하진(餌舌下津), 폐기불식(閉氣不息), 독립수신(獨立守神), 정신불란사(精神不亂思) 등의 용어는 모두 기공의 단련 방법에 대해 설명한 것이다.

명의 편작(扁鵲)은 수련시 호흡을 헤아리는 수식법(數息法)을 제창하여 조식(調息)과 입정(入靜)의 기본이라 했다.

노자(老子;B.C 580~B.C 500)는 초(楚)나라 사람으로 ≪사기(史記)≫에 노자에 관한 글이 실려 있다. 노자의 ≪도덕경(道德經)≫은 1974년 마왕퇴(馬王堆)의 한나라 고분에서 출토된 것이 가장 오랜 것이며, 갑(甲)과 을(乙) 두 권으로 되어 있다. 이 사본들을 한 고조(高祖;B.C 206~B.C 195)때 갑(甲)을, 혜제(惠帝;B.C 194~180)때 을(乙)을 기록하였다. 이것은 ≪덕(德)≫과 ≪도(道)≫의 두 가지로 되어 있는데 ≪덕(德)≫이 먼저고 ≪도(道)≫가 나중이다. 이 ≪도덕경(道德經)≫을 병서(兵書)나 제왕술(帝王術)로 보는 사람이 있지만 기공에 관계되는 부분도 적지 않다.

「虛其心, 實其腹」──그 마음을 허(虛)로 하고 복부를 실(實)로 한다.

「綿綿若存, 用之不勤」──끊이지 않게 있는지 없는지 구분할 수 없을 만큼 호흡을 하며 그 방법을 의식하지 않는다.

「致虛極, 守靜篤」──허(虛)의 극에 달하여 정(靜)을 지킨다.

이러한 글은 후세 기공 수련자가 채용하여 단련시 마음을 안정시키고 정신을 통일하여 의식을 집중(意守)하는 데 인용하고 있다.

≪장자(莊子)≫에서는 「古之眞人, ……其息深深」—고대의 기공 수련을 많이 한 사람은 ……그 호흡을 깊게 했다고 하였다.

≪장자(莊子)≫에 기록된 안회(顔回)의 좌망(坐忘)이 정좌의 시작이라 한다. 이것은 곽말약(郭沫若)이 그의 저서 ≪정좌적공부(靜坐的功夫)≫에서 다시 설명하고 있다.

≪맹자(孟子)≫, ≪상서(尙書)≫, ≪대학(大學)≫에서도 기공에 관한 기록을 찾을 수 있다. 춘추 전국 시대는 기공의 이론이 확립되기 시작하는 중요한 시기라고 할 수 있다.

양한(兩漢 ; B.C 206~A.D 220) 시기

고대의 기공은 양한 시대에 이르러 더욱 발전되었다. 1973년 말에 장사(長沙)의 마왕퇴(馬王堆) 3호 고분에서 그 부장품 중 하나로 인체의 각종 운동 자세가 그려진 명주 폭이 출토되었는데 이것을 「도인도(導引圖)」라고 명명하였다. 또 이와 함께 전국 시대에 유행하던 「각곡식기(却穀食氣)」에 관한 내용이 출토되었는데 식기(食氣)는 복기(服氣)이며, 호흡 단련 방법을 말한다. 여기에는 계절과 기후에 따른 연공의 종류가 설명되어 있다.

그 글 중에는 「却谷者食石葦」, 즉 각곡자는 석위를 먹는다고 쓰여 있다. 각곡은 벽곡(辟穀)이며 음식을 먹지 않고 석위(石葦)를 먹는다 하였다. 이 석위는 ≪신농본초경(神農本草經)≫에 이뇨제 역할을 하는 것으로 기록되어 있다.

마왕퇴 고분에서 출토된 도인도와 기타 자료는 기공의 발전 과정을 연구하는 데 매우 중요하다 하겠다.

한나라 때의 ≪회남자(淮南子)≫ 정신훈(精神訓)에서는 호흡 방법과 신체 동작을 상세하게 설명하고 있어서 후세 사람들은「육금희(六禽戲)」로까지 부른다. ≪사기(史記)≫에도 적송자(赤松子)가 벽곡과 도인을 배워 몸을 경쾌하게 한다고 기록하고 있어 그 시대에는 양생술이 널리 알려지고 실행되었음을 짐작하게 한다.

동한(東漢) 시대의 화타(華佗)와 함께 명의로 꼽혔던 장중경(張仲景)의 ≪금궤요략(金匱要略)≫에「若人能養愼, 不齡邪風干忤經絡;适中經洛, 未經流傳臟腑, 卽醫治之, 四肢才覚重滯, 卽導引吐納, 針灸膏摩, 勿齡九竅閉塞」이라고 적고 있는데, 즉 사람이 일상 생활에서 양생해 나가면 감기가 경락을 침해하는 일이 없으며 만일 경락을 침범한다 해도 장부에까지 도달하기 전에 치료될 수 있다. 사지가 무겁고 자유롭지 못하면 도인, 토납, 침구, 고약, 안마 등을 채용하며 눈, 코, 입, 귀, 음부, 항문을 폐쇄시켜서는 안 된다고 기록하고 있다. 이것은 기공이 예방과 치료에 쓰이고 있음을 설명하는 글이다.

외과 전문의였던 화타(華佗)는 ≪여씨춘추(呂氏春秋)≫와 ≪회남자(淮南子)≫의 내용을 근거로 하여 오금희(五禽戲)를 만들었다.

≪후한서(後漢書)≫에는 화타(華佗)는 경락을 통해 양성(養性)하는 방법을 알아 100세가 되어서도 젊음을 유지하였기 때문에 당시의 사람들이 그를 선인(仙人)으로 생각하고 있었다고 기록하고 있다. 그는 장자(莊子)의 웅경조신(熊經鳥伸)을 오금희로 발전시키는 토대를 삼았을지도 모른다. 오금희는 호(虎), 록(鹿), 웅(熊), 원(猿), 조(鳥)의 다섯 동물의 동작을 정리하여 만들었다고 한다. 그러나 현재 유행되고 있는 여러 종류의 오금희는 화타가 전한 것은 아니며, 후세 사람들이 새롭게 편성하여 수련하고 있는 것

이다.

동한(東漢) 초기에는 불교가 전래되었는데, 그 당시의 ≪안반수의경(安般守意經)≫에는 풍(風), 기(氣), 식(息), 천(喘)의 네 가지 형태의 호흡법이 있다고 기록하고 있다.

중국 도교의 최초 경전인 ≪태평경(太平經)≫도 동한 시대의 것이며 정(精)·기(氣)·신(神)의 관계와 의수(意守)법에 관한 내용들을 수록하고 있다.

≪후한서(後漢書)≫ 왕진전(王眞傳)에도 왕진의 나이 100세가 되도록 안색에 윤기가 흐르고 50세 정도로밖에 보이지 않았는데, 그는 태식(胎息;연공 후 입 속의 침을 삼키는 일)을 할 수 있었기 때문이라고 기록하고 있다.

이 외에도 불교의 전래와 함께 지관법(止觀法), 좌선(坐禪), 정좌(靜坐) 등 많은 종류의 연공법이 전해졌다.

▨ 위진남북조(魏晋南北朝;A.D 200~589) 시기

양진(兩晋) 시기에는 도교와 불교가 크게 번성하였다. 인도의 불교 기공과 중국 고유 문화가 서로 결합하여 중국 특유의 불가 기공(佛家氣功)이 형성되었다.

또 이 시기에는 도교 기공(道敎氣功)과 의료 기공이 한층 발전하게 되었다.

당나라 때 손사막(孫思邈)이 쓴 ≪비급천금요방(備急千金要方)≫에는 위(魏) 무제(武帝) 조조(曹操)가 적지 않은 방술사(方術士)를 소집하여 도인(導引)과 복식(服食)에 관한 논의를 한 사실이 수록되어 있다.

《양생론(養生論)》, 《추호행(秋胡行)》, 《양생요집(養生要集)》 등에도 고대 기공에 관한 구체적 주장이 등장한다.

진(晋)나라 시대의 유명한 의학가(醫學家) 갈홍(葛洪)은 《포박자(抱朴子)》라는 책을 써서 더욱 유명해졌다. 《포박자》에는 장생의 방술(方術)이 많이 수록되어 있으며, 연금술(煉金術)에서도 동한(東漢) 시대의 위백양(魏佰陽)이 쓴 《참동계(參同契)》보다 한층 더 구체적인 내용을 수록하고 있다. 기공에 관한 내용도 상세하게 기록하였으나 미신적 색채가 지나치게 많이 포함되어 있다. 그러므로 《포박자》의 내용을 그대로 믿고 실천해서는 안 된다. 중금속이나 잘못된 처방에 관한 진위를 판별할 능력이 없는 사람은 단순한 참고 자료로만 이용할 것을 당부한다.

《포박자(抱朴子)》에 다음과 같은 글들이 수록되어 있다.

「복약(服藥)도 장생의 기본이지만 거기에 행기(行氣)를 병용하면 신속한 효과를 얻을 수 있으며, 약을 얻을 수 없는 경우라 해도 행기로써 그 진수가 파악될 수만 있으면 수백 세라도 살 수 있다. 대체로 인간은 기 속에서 생활하고 있으며 기는 인체 속에 있다. 천지 만물 중 기에 의존하지 않고 존재할 수 있는 것은 아무것도 없다. 그러므로 적절히 행기하여 몸 속의 양생이 가능하다면 몸 밖에서 병이 침입할 수 없다.」

「양생의 진수를 잘 파악하여 행기(行氣)하고 아침 저녁으로 도인(導引)하여 소화시킨 영양 물질이나 위기(衛氣)가 작용하고 있다면……병에 걸리는 일이 없다. ……그러나 체내에 병이 침입해 있는 경우 바른 방법으로 꾸준하게 단련할 수 없다면 수련해도 아무런 효과를 보지 못하고 만다.」

「도인을 하면 질환이 완치되고 조화롭지 못한 기가 서로 통하여 기를 움직임으로써 체내의 중요 부위의 기가 원활하게 흐른다.」

　도홍경(陶弘景)은 육조(六朝) 이전의 양생 경험 기록들을 수록한 ≪양성연명록(養性延命錄)≫을 편집하여 많은 양생 이론을 소개하고 있다.

「마음의 안정은 장생에 이르며 초조하고 급한 것은 단명하게 한다. 그러나 안정을 하고 있다 하여도 양생하지 않으면 그만큼 수명이 짧아진다. 초조함이 있을 때 양생하면 수명이 길어진다. 실로 정(靜)은 조정하기 쉽고 초조함의 조(躁)는 조정하기 어렵다. 그러나 철저하게 양생의 도를 실천하면 정을 유지하게 되고 양생도 할 수 있다.」

「대체로 행기하여 여러 가지 질병을 제거하고자 한다면 통증을 느끼는 부위가 어디에 있든지 그곳에 생각을 집중한다. 머리에 통증이 있으면 머리에 의식을 집중시키고, 발에 통증이 있으면 발에 의식을 집중시켜 기를 조정하여 그곳에 이르게 하여 공격하도록 한다.」

「흡기(吸氣) 방법은 하나이지만 호기(呼氣)에는 6통(通)이 있다. 흡기의 방법은 하나밖에 없으므로 무심히 빨아들이기만 하면 되지만 호기(呼氣)의 방법에는 취(吹), 호(呼), 희(唏), 가(呵), 허(噓), 사(呬)의 6통(通)이 있어 증상이나 목적에 따라 호기(呼氣)하는 것이다.

취(吹)는 풍(風)을 없애며, 호(呼)는 열을 없애고 희(唏)는 번민을 없애고, 가(呵)는 기를 내리고, 허(虛)는 막힌 것을 분산시키며, 사(呬)는 고통을 완화시킨다.」

이 중에서도 「육자결(六字訣)」은 ≪천금방(千金方)≫, ≪의방집해(醫方集解)≫, ≪묘령수지(妙齡修旨)≫에 기록되어 있다. 다음의 기록은 마예당(馬禮堂)의 육자결이다.

「噓(xè)는 안질을 치료하며 간에 열이 심하고, 간이 허하고 간종(肝腫)이 크며 식욕이 없고, 소화가 잘 되지 않으며, 머리가 어지럽고 눈에 현기증이 있을 때 연공하여 양간(養肝)의 효능을 나타낸다.

呵(kè)는 수련시 새끼손가락과 가운데손가락이 저리고 팽창되는 느낌이 생기며, 심장이 자주 뛰고, 가슴이 아프며 잠을 이루지 못하고, 건망증이 있고, 땀이 지나치게 많이 흐르며, 혀가 굳어져 말을 하는데 자유롭지 못할 경우에 효능이 있다.

呼(hū)는 비(脾)가 허하고, 배가 팽창되었거나 설사가 잦고, 피부에 물집이 자주 생기며, 근육이 위축되어 있고, 소화 불량, 식욕 부진, 대변에 피가 섞여 나오며, 여성의 하혈, 사지의 피로와 무력감에 효능이 있다.

呬(xi)는 감기에 걸렸거나, 열이 나고 기침 가래가 있거나, 등이 아프고 시렵거나, 호흡이 가빠 숨을 헐떡거리거나, 소변이 조금씩 자주 마렵거나 하는 증세를 치료하는 데 효과가 있다.

吹(chui)는 신(腎)을 강화하는 호기(呼氣)이며, 허리와 다리에 힘이 없고 시렵고 통증이 있으며, 건망증, 식은땀, 어지러움; 귀울림, 유정(遺精), 양위(陽萎), 조루(早漏), 여자의 몽교(夢交)와 자궁 허한(虛寒), 이가 흔들리고 머리가 빠지는 증세를 호전시키는 데 도움을 준다.

嘻(xi)는 㖂 대신에 채용한 것이며 읽을 때는 希와 같이 읽는다. 이것은 사지의 기운을 강하게 하며 삼초(三焦)의 기를 조화시킨다. 귀울림, 어지러움, 목 아픔, 편도선염, 가슴이 답답하고 아픈 증세, 소변이 원할하지 않은 증세에 활용한다.」

진(晋) 나라 시대에는 ≪황정경(黃庭經)≫이 출현한다. 이 책은 주로 황정(黃庭)—단전(丹田)에 관해 논술하고 있다.≪황정경(黃庭經)≫은 왕희지(王羲之)의 글로 쓰여 있어서 더 유명하다. ≪태평어람(太平御覽)≫ 669권(卷)과 ≪진서(晋書)≫에 의하면 왕희지(王羲之)는 연공(練功)과 약물을 복용했다고 기록하고 있다. 그는 서법(書法)과 연공(練功)을 서로 결합하여 의식을 붓 끝에 두고 그 의식으로 기를 이르게 하여 거대한 붓의 힘을 발휘할 수 있었다고 한다.

≪황정경(黃庭經)≫은 내외 옥경경(玉景經)으로 나뉜다. 내경경(內景經)이 먼저 나타났고, 외경경(外景經)이 나중이다. 이것은 도교 내단파(內丹派) 중의 모산파(茅山派)의 주요한 경전으로 ≪황정경≫의 저자와 그 쓰여진 연대는 확실하지 않다.

≪황정경≫은 서진(西晋) 무제(武帝)년간에 위부인(魏夫人)이 전한 것이며, ≪황정경≫이란 명칭은 ≪포박자 내편(抱朴子內篇)≫에 기록되어 있다. 그러나 그 이전에도 초본(初本)이 있어 유전(流傳)되고 있다.

≪황정외경경(黃庭外景經)≫은 위부인(魏夫人) 만년(晚年)에 쓰여진 것이라고 한다. 기공학으로는 ≪황정내경경(黃庭內景經)≫이 중요하며, 일반적으로 ≪황정경(黃庭經)≫이라고 하면 내경(內景)을 말한다. 황정(黃庭)이란 용어는 동한(東漢) 말기에 나타나며 ≪노자명(老子銘)≫에 「……上下黃庭」이라고 기록되어 있다.

≪순자(荀子)≫에는 「濁明外景, 淸明內景」이 기록되어 있다. 당나라 때의 양량(楊倞)의 주(注)에는 「景, 光色也. 濁謂混跡, 淸謂虛白」. ≪대대기(大戴記)・증자천원편(曾子天園篇)≫에는 「天道

曰圓, 地道曰方, 方曰幽而圓曰明. 明者, 吐氣者也, 是故外景; 幽者, 含氣相也, 是故內曰圓, 地道曰方, 方曰幽而圓曰明, 明者, 吐氣者也, 是故外景; 幽者, 含氣相也, 是故內景. 故火曰外景, 而水曰內景」이라 기록했다. 즉 천도는 원이며 지도는 각져 있다. 각진 것(方)은 유(幽)이며 원(圓)은 명(明)이다. 명(明)은 숨을 내쉬는 것이며 외경(外景)이다. 유(幽)는 내경(內景)이다. 따라서 외경(外景)은 화(火)이며, 내경(內景)은 수(水)라는 뜻이다. 이것은 ≪회남자(淮南子)≫ 천문훈(天文訓)에도 기록되어 있다.

≪황정내경옥경(黃庭內景玉經)≫에 양구자(梁丘子)의 주(注)를 보면 황(黃)은 중앙(中央)의 색(色)이며, 정(庭)은 사방(四方)의 가운데(中)이다. 외(外)는 천중(天中), 인중(人中), 지중(地中)이며, 내(內)는 뇌중(腦中), 심중(心中), 비중(脾中)이므로 이것을 황정(黃庭)이라 한다. 내(內)는 심(心)이며, 경(景)은 상(象)이다. 심(心)은 몸안에 있으며 상(象), 즉 내경이다.

황정(黃庭)에는 삼궁(三宮)이 있는데 상궁(上宮)은 뇌중(腦中), 중궁(中宮)은 심중(心中), 하궁(下宮)은 비중(脾中)이다. ≪황정경(黃庭經)≫의 수련법은 이 삼궁(三宮)을 중심으로 이루어지며 존상(存想) 존신[存神:내조(內照)을 말하며 현대 기공의 의수(意守)]으로 장부(臟腑)의 기를 수련한다. 그 후에 단(丹)을 이루는 고급 수련에 이른다는 것이다.

뇌중(腦中)이란 선도(仙道)에서 말하는 니환(泥丸)을 지칭하며 상단전이라고 부르기도 한다. 이것이 상부 황정궁이며 침술가가 말하는 백회혈(百會穴)의 안쪽이다. 심(心)은 장부의 근원이며 혈맥을 주관하는 곳이다. 비(脾)는 오장의 기둥이며 음식물의 소화·흡수를 주관하며 영양을 전신으로 보낸다.

이 시기에는 신선가(神仙家)적인 용어를 많이 사용하고 있으며, 보이지 않는 내면의 세계를 상상할 수 있도록 추상적 설명을 첨가하고 있다.

▨ 수당오대(隋唐五代 ; A.D 581~979) 시기

고대의 기공은 수·당 시대의 이르러 의료상으로 활용할 정도로 광범위하게 발전하였다.

수·당 시대의 3대 고전 의서인 ≪제병원후론(諸病源候論)≫, ≪비급천금요방(備急千金要方≫, ≪외대비요(外臺秘要)≫ 등에 기공에 관한 많은 내용이 수록되어 있다.

수 양제(煬帝) 때의 소원방(巢元方)의 저서 ≪제병원후론(諸病源候論)≫은 각종 질병의 증상을 1,700여 종류나 설명하였다. 이 책 속에 수록된 도인 토납의 방법은 약 260여 종류에 이르고 있으며, 수나라 시대 이전의 기공 요법을 최초로 총괄하고 있다.

예를 들어「풍신체수족불수후(風身體手足不隨候)」안에는 다음과 같은 기록이 있다.

「사지가 아프고 자유롭지 못하면 배안에 기가 정체한 것이다. 침상에서 위를 보고 바르게 누워 옷과 허리띠를 풀고 베개의 높이를 세치로 한다. 주먹을 쥐어 양손의 엄지를 안으로 넣는다. …… 정신을 안정시키고 의식을 집중하며 호흡과 기를 집중하여 다른 일은 아무것도 생각하지 않고 오직 기에만 의식을 집중시켜 서서히 나오는 침을 입 속에서 돌리면서 혀로 입술과 치아를 가볍게 핥은 다음 삼킨다.

서서히 입으로 숨을 내쉬고 코로 숨을 들이쉰다. 숨을 들이쉴 때는 서서히 느리고 완만하게 하며 절대로 급하거나 심하게 해서는 안 된다. 숨을 들이쉬는 소리가 들려서도 안 되며 들이쉰 숨은 머리에서 발 끝까지 이른다고 마음속으로 생각하며 기를 보낸다. 기를 이끌기를 5식(息), 6식(息)한다. 한 번 내쉬고 들이쉬는 것을 식(息)이라 하는데 1식(息)부터 10식(息)에 이르며, 점점 좋아지면 100식(息), 200식(息)에 이른다. 병은 치유되게 된다.」

당나라 때의 손사막(孫思邈)이 쓴 ≪비급천금요방(備急千金要方)≫도 임상 각부분에 걸친 기록을 담고 있다. 그 가운데 ≪양성(養性)≫ 한 권에 적지 않은 단련 방법이 담겨 있다. 또 손사막(孫思邈)이 쓴 ≪섭양침중방(攝養枕中方)≫에는 도인(導引), 행기(行氣) 그리고 발전된 고대 기공이 담겨 있다.

≪비급천금요방(備急千金要方)≫에는 또 「천축국 안마 바라문법」18세(勢), 「노자 안마법」49세(勢)를 상세히 정리하고 있다.

앞에서 소개한 마예당(馬禮堂)의 육자결(六字訣)은 동작과 호흡을 같이 하는 구체적인 현대 기공인데 비하여, 손사막의 육자결은 다음과 같이 차이가 있다.

「냉(冷)병이 있는 사람은 대(大)호(呼)를 30번 하고, 세(細)호(呼)를 10번 한다. 호(呼)는 코로 숨을 들이쉬고 입으로 呼(hū)소리를 내며 숨을 내쉰다.

열(熱)병이 있는 사람은 대(大)취(吹)를 50번 하고, 세(細)취(吹)를 10번 한다. 취(吹)는 물건을 부는 것과 같이 吹(chui)소리를 내면서 숨을 내쉰다.

폐병이 있는 사람은 대(大)허(噓)를 30번 하고, 세(細)허(噓)를 10번 한다.

간질환이 있는 사람은 대(大)가(呵)를 10번 한다.

비(脾)에 병이 있는 사람은 대(大)히(唏)를 30번 하고, 세(細)히(唏)를 10번 한다.

신장에 병이 있는 사람은 대(大)히(唏)를 50번, 세(細)히(唏)를 각 30번 실행한다.」

현대에 이르러 많이 채용하고 있는 육자결이지만 수련자에 따라 주장을 달리 하고 있다. 예를 들어 도홍경(陶弘景)의 ≪양성연명록(養性延命錄)≫에서는 호(呼)는 열을 없앤다고 하였으나 손사막은 이와 반대로 냉(冷)이 있는 사람이 호(呼)를 한다고 했고, 현대의 육자결 기공가인 마예당은 비(脾)에 이상이 있을 때 호(呼)를 수련한다고 하여 이견을 보이고 있다.

≪외대비요(外臺秘要)≫는 손사막 이후 시대에 왕도(王燾)가 쓴 것이며 ≪제병원후론(諸病源候論)≫보다 충실하게 기록하여 많은 의료 처방을 수록하였다. 현대에서도 많이 채용되는 「쌍수반족(雙手攀足)」은 두 손으로 발을 잡고 몸을 앞으로 숙이는 동작인데 이 책의 18권(卷) 중에 소개하고 있다.

불교 천태종(天台宗)의 창시자인 수나라의 저명한 화상 지의(智顗)는 「지관법(止觀法)」을 전하고 있다. 그 중에는 조신(調身), 조식(調息), 조심(調心)이 있어 자세와 호흡과 의념의 단련 방법을 분류하고 있으며 이것은 현재에도 채용되고 있다.

잡념을 제거하기 위한 방법으로는 「육묘법문(六妙法門)」을 전하고 있는데, 수(數), 수(隨), 지(止), 관(觀), 환(還), 정(淨)이 그것이다. 이 육묘법은 일종의 조식법이다.

수(數)는 수식(數息)이며, 호흡을 가다듬어 미끄럽지도 막히지도 않게, 지극히 평온한 상태로 천천히 호흡의 출입을 마음속으로 헤아리는 것이다. 혹은 들이쉬는 숨만 헤아리거나 내쉬는 숨만 헤아리기도 한다. 이러한 방법으로 장기간 수련하면 아주 경미하게 내쉬고 들이쉴 수 있어 헤아리는 듯 헤아리지 않는 듯 그런 경지에 도달하게 된다.

수(隨)는 수식(隨息)을 말한다. 의식을 집중하여 호흡의 출입에 따른다. 마음과 호흡을 서로 의존하도록 하면서 그 상태를 면밀하게 지속적으로 연습한다. 오랫 동안 연습을 계속해 나가면 마음도 호흡도 서서히 가늘게 되고 의념(意念)이 모두 정(靜)으로 통일되는 경지에까지 도달한다.

지(止)는 지식(止息)을 말한다. 수식(隨息)에서 의식되는 듯하면서도 의식되지 않는 듯한 상태가 되어 코 끝 등의 어떤 특정 부위에 의식이 정지하는 경지에 들어간다. 이 지식(止息)의 경지에 도달하게 되면 그 후에는 입정(入靜)에 이른다.

관(觀)은 관식(觀息)이며, 가늘고 미세한 호흡의 출입이 심중에서 확인되어 온다. 외부의 환경도 자신의 심중에 따라 원하는 상태가 되며 심안(心眼)이 열리고, 결국은 호흡의 출입을 마음속으로 보게 되며 기가 전신을 순환한다.

환(還)은 환식(還息)을 말한다. 의식에 의한 상상으로 호흡 상태를 구석까지 볼 수 있게 되고, 모든 마음의 움직임에 호흡이 조화되는 것이 보이는 경지에 이른다. 마음에 떠오르는 모든 현상을 소멸시켜 잡념이 완전히 제거되는 상태를 이룬다.

정(淨)은 정식(淨息)이며 마음이 청정해지고 물결이 없는 물처럼 마음속의 잡념을 없애고 진의(眞意)를 갖추게 된다. 잡념이 없는 상태의 호흡이 정(淨)이다.

수식(數息)과 수식(隨息)은 수련 초기의 과정이며, 지식(止息)과 관식(觀息)은 본질적 수련 과정이다. 환식(還息)과 정식(淨息)

은 오랜 수련을 쌓은 결과에서 얻어진다.

≪수서(隨書)≫에 기록된 의료 양생에 관한 서적은 많지만 그 자료들은 망실되고 말았다. ≪양생요집(養生要集)≫, ≪팽조양성경(彭祖養性經)≫, ≪양생술(養生術)≫, ≪인기도(引氣圖)≫, ≪도인도(導引圖)≫, ≪양생요술(養生要術)≫, ≪양생전(養生傳)≫ 등이 그것이다.

당 시대에는 사대부 가문에 복기(服氣)와 정좌(靜坐) 등의 수련이 유행했다. 유종원(柳宗元)은 복기 방법 등에 관해 「복기(服氣) 서적은 지나치게 미화시킨 용어가 많다」, 「책으로는 그 내용을 전할 수 없다」고 말했으며, 서적에서 그 방법을 찾을 수 없고 유명한 스승의 지도를 받지 않으면 백해 무익하다고 지적하였다.

≪여이목주논복기서(與李睦州論服氣書)≫에서 이목주는 복기 수련을 한 뒤로는 얼굴은 늙어도, 마음은 어리고 즐거우며 유쾌해진다고 정확하게 평론하고 있다.

유명한 시인(詩人) 백거이(白居易)는 늙어지면서 늘 정좌(靜坐)를 하였으며 ≪정좌법(靜坐法≫, ≪재가출가(在家出家)≫를 썼다. 「세상사에서 물러나 눈을 감고 정좌하고 있으니, 기혈이 조화되어 근육과 피부가 살아나서 처음에는 향기로운 술을 마신 것 같고, 나중에는 충분히 동면을 취한 동물이 봄에 눈을 뜬 것과 같다. 밖으로는 전신이 녹을 듯한 쾌감이 있고 안으로는 잡념이 전혀 없어 쾌적하다. 마음은 넓어 어디에 있는지도 잊어버리고, 마음속은 아무것도 없어 허공과 같다」는 입정(入靜)의 상태를 시(詩)로 읊었다.

양송금원(兩宋金元; A.D 960~1368) 시기

송(宋)·금(金)·원(元) 시기에는 도교의 내단술(內丹術)이 크게 성행하였다.

의학 서적이 전문화·계통화로 간행되면서 양생법도 정리가 되어 기공 발전이 촉진되었다.

≪성제총록(聖濟總錄)≫은 ≪정화성제총록(政和聖濟總錄)≫이라고도 하며, 북송(北宋) 휘종(徽宗) 정화(政和) 년간(A.D 1111~1117)에 조정에서 편집한 중국 의학 약방서(藥方書)이다. 역대 의학 서적의 내용과 민간 경험 등을 모았으며 기공에 관해서도 서술하였다.

이 책은 200권으로 이루어져 있으며 그 중 199권에 벽곡방(辟穀方)과 신선도인법(神仙導引法)이, 200권에 신선복기(神仙服氣)의 내용이 기재되어 있다. 신선도인총론(神仙導引總論)에는 「인체의 내장 기관과 뼈, 눈, 코, 입, 귀 등 모든 곳에 기가 소통되고 있으며, 기의 흐름이 좋으면 조화를 이루고 흐름이 좋지 못하면 질병이 생긴다」고 했다. 도인법은 관절 등에 기혈의 흐름을 좋게 하여 외부의 나쁜 질병이 침입하지 못하게 한다. 유수불부(流水不腐), 즉 흐르는 물은 썩지 않는다 하여 수련자는 도인을 우선으로 할 것을 말하고 있는데, 도인이 실용화되고 있었음을 짐작하게 한다.

또 이 책에서는 폐기법(閉氣法)의 구체적인 내용과 복기(服氣), 도인안교(導引按蹻)를 설명하였으며, 현대의 단식과 기공을 같이 정리한 부분도 볼 수 있다.

남송(南宋) 장예(張銳)의 ≪계봉보제방(鷄峰普濟方)≫에는 현대의 동공(動功)인 쌍수반족(雙手攀足) 등의 도인법이 쓰여 있고,

「의(意)는 기(氣)를 움직이게 하는 것이며 의식이 있는 곳에 기가 이른다」고 기록하였다. 특히 송(宋) 시대에는 폐기법(閉氣法)이 유행했음도 확인할 수 있다.

금원 시대에 이르러서는 ≪소문현기원병식(素問玄機原病式)≫, ≪섭생론(攝生論)≫, ≪유문사친(儒門事親)≫, ≪난실비장(蘭室秘藏)≫, ≪비위론(脾胃論)≫, 또 주단계(朱丹溪)의 ≪단계심법(丹溪心法)≫ 등에 도인과 기공이 상세히 기록되어 있다. 그리고 송(宋) 시대에 동공(動功)을 매우 중시하였음을 ≪보생요록(保生要錄)≫에 기록하고 있다.

북송(北宋) 초기에는 5대의 전쟁중 없어진 도교 경전이 많아 정부에서 주관하여 정리하였다.

송나라 진종(眞宗) 때의 관리 장군방(張君防)은 자신이 도사(道士)가 아니면서도 ≪대송천궁보장(大宋天宮寶藏)≫을 편성하였다. 그 가운데 요점을 간추린 것이 ≪운급칠첨(云笈七籤)≫이다.

이 외에도 많은 참고 서적이 있으나 도교 내단술(內丹術) 서적으로는 장자양(張紫陽)의 ≪오진편(悟眞篇)≫이 가장 유명하다. 장자양(張紫陽)은 송 태종(太宗) 때 태어나서 99세(A.D 984~1082)까지 살았다. 원명은 백단(伯端)이며 도명(道名)이 자양(紫陽)이다. 장자양(張紫陽)은 일생 동안 유(儒), 불(佛), 도(道) 3가(家)의 공부를 하여 이 3가(家)는 하나로 통한다고 주창했다.

남송(南宋) 때 나타난 것으로 추정되는 편자 불명의 ≪팔단금(八段錦)≫은 동공(動功)의 대표적 전문 서적이며, 현재까지 연구·발전되어 많은 사람들이 수련하고 있다. 이 시기에는 아주 많은 도인 양생 서적이 저술되어 현재까지 전해지고 있다.

▨ 명청(明淸 ; A.D 1368~1840) 시기

　명·청 시대에는 고대 기공이 더욱 발전하였으나, 의가(醫家)에서 장악하여 그 저작 중에 거의 빠지지 않고 있다. ≪내경(內經)≫에 기공 방법과 치료 원리를 기록하고 있어 역대의 많은 의가(醫家)는 대다수가 기공 수련을 겸했음을 증거하고 있다.
　명나라 중기의 서춘포(徐春圃)는 ≪고금의통대전(古今醫統大全)≫ 100권을 편찬했다. 그는 여러 고대 의학자들의 연공 경험을 종합했으며, 송·원 시대에 이미 양생과(養生科)가 12과의 하나 [원시대 정부에 설치된 태의원(太醫院)의 의료 분과]로 채택되었던 사실을 고증(考證)하고 있다.
　선도의 이론이 크게 성행하고 있던 시기에는 일반인이 알지 못하는 은어를 사용하거나 다른 사물에 비유하여 설명하는 기록이 대단히 많았다. 그 이유는 무식하거나 성격이 조급하고 포악한 사람이 선도에 접근하지 못하게 하여 선도를 더럽히는 일이 생기지 않게 하려는 의도가 숨겨 있었기 때문이다.
　도교(道敎)라면 빼놓을 수 없는 사람 중의 하나가 장삼봉(張三峰)이다. 장삼봉은 원나라 정종(定宗) 2년에 태어났으나 언제 죽었는지는 확실하지 않다. 그는 도교를 배우며 유(儒)·불(佛)의 책을 많이 읽었다고 전한다. 그가 나중에 협서(陝西)의 보계산(寶鷄山)에 거하고 있었는데, 그 중에는 삼첨산(三尖山)이 있어 삼봉거사(三峰居士)라 했다고 한다. 이 때가 1314년, 그의 나이 67세의 일이다. 그 이후 종남산(終南山)에서 우연히 화룡진인(火龍眞人)을 만난 후 이름을 현소[玄素 ; 일명 현화(玄化)]로 바꿔 현현자(玄玄子)라 불렸다.

장삼봉은 전진(全眞)의 가르침을 이어받으면서도 불교, 유교와 함께 하나로 합할 것을 주장했다. ≪명사(明史) 예문류(藝文類)≫에는 장삼봉이 ≪금단직지(金丹直指)≫, ≪금단비결(金丹秘訣)≫ 전집(全集)이라 칭하는 지금의 ≪대도론(大道論)≫ 등을 저술했다고 한다.

장삼봉이 썼다는 원래의 문집은 명대(明代)에 간행되었지만 후에 흩어져 없어지고 말았다. 그러다가 청(淸) 옹정(雍正) 년간에 왕석령(汪錫齡)이 장삼봉의 문집을 정리하여 복구하였다. 이것을 청(淸) 도광(道光) 년간에 보충하여 완성하였으나 전집에는 장삼봉 글 이외의 대부분을 후세인들이 수집한 자료를 첨부하고 있으며 일부의 불경 등도 첨가되어 있다.

≪도장(道藏)≫은 도경(道經)을 총합하여 집대성한 것이며, 명대의 영락(永樂) 4년(1406)부터 영종(英宗) 정통(正統) 10년(1445)에 걸쳐 완성했다. 따라서 이것을 ≪정통도장(正統道藏)≫이라 하며 5,305권으로 되어 있다. ≪도장≫은 명나라 이전의 도가 기공의 자료를 모았다는 데 그 가치를 인정받고 있다.

이시진(李時珍)의 ≪기경팔맥고(奇經八脈考)≫는 운기(運氣)의 이론을 확립하는 중요한 구실을 했다.

또 조피진(趙避塵)은 ≪성명법결명지(性命法訣明指)≫에서 기경팔맥의 운기 방법을 설명하고 있어 현대의 선도 수련자들의 지침서가 되고 있는데, 이 기경팔맥의 이론이 있기 때문에 주천공법(周天功法)을 설명할 수 있다. 그 중에서도 임맥(任脈)과 독맥(督脈), 음교맥(陰蹻脈)의 중요성을 강조했다. 유명한 침구가(針灸家) 양계주(楊繼洲)는 ≪침구대성(針灸大成)≫에서 임맥과 독맥의 상하, 전강후승(前降後升)의 수련을 끊임없이 오래 계속하면 병이 생기지 못한다고 했다.

전인우(傳仁宇)의 ≪안과대전(眼科大全)≫에는 기공이 안질(眼疾)에 매우 유효한 작용을 하고 있음을 기록하였다.

조원백(曹元佰)은 ≪보생비요(保生秘要)≫에서 40여 종류의 질병 증세에 따른 도인 동공 방법을 기록하였으나 그 원전은 실전되고 말았다. 그러나 이에 관한 자료는 청(淸)시대에 심금오(沈金鰲)의 ≪잡병원류서충(雜病源流犀燭)≫에 수집되어 있다. 심금오는 ≪보생비요(保生秘要)≫에 근거하여 46종의 질병에 따른 도인 동공 방법을 전한다.

청 초기의 ≪수세청편(壽世靑編)≫에는 여러 종류의 도인 각병(却病) 방법과 12단 동공(十二段動功), 운기법(運氣法) 등 단련 방법을 해설하였다.

청의 ≪고금도서집성(古今圖書集成) 의부전록(醫部全錄)≫에도 도인 방법이 기재되어 있다.

청의 심가주(沈嘉澍)는 ≪양병용언(養病庸言)≫에서 도인이 의약을 사용하는 것보다 훨씬 효과가 있다고 강조했다. 의학가 장로(張璐)는 ≪장씨의통(張氏醫通)≫에서 고대 기공의 편차(偏差)─주화입마(走火入魔)를 전문적으로 논술하였으며, 편차에 황기건중탕(黃芪建中湯), 천왕보심단(天王補心丹)을 처방하여 그 실용 가치를 높였다.

명대의 유명한 양생 연공 전문 서적에는 ≪수령요지(修齡要旨)≫, ≪준생팔잔(遵生八牋), ≪류수요결(類修要訣)≫ 등이 있는데, 이것이 청대에 와서 다시 인용되고 있다.

≪정좌요결(靜坐要訣)≫에는 불교의 선정(禪定)을 근거하여 논

술하고 있고, ≪섭생삼요(攝生三要)≫에서는 취정(聚精), 양기(養氣), 존신(存神)의 이론과 방법을 기록했다.

명대의 왕양명(王陽明)은 정좌(靜坐)와 불교의 좌선 입정(坐禪入定)에 관해 기록하였으며, ≪전습록(傳習錄)≫에 의하면 연공의 실제 방법에 부합되고 있다. 왕양명의 제자 왕용계(王龍溪)는 ≪조식법(調息法)≫에서 「정좌(靜坐)를 하려면 조식(調息)을 입문으로 삼고 신(神) 기(氣)를 서로 지켜야(守) 한다」고 했다.

명 말기 진계유(陳繼儒)의 ≪양생부어(養生膚語)≫에서는 연공중에 한열(寒熱)과 허실(虛實) 등을 구분하여 운용할 것을 지적했다.

「질병을 퇴치하는 방법은 행공법에 있다. 허증에는 수렴(收斂)에 중점을 두어야 하고 세심하게 심지(心志)를 지켜 내수(內守)의 수련으로 이것을 보충한다.

실증에는 안마 도인을 행하여 흡기(吸氣)에 주력하고 외부로 발산시키는 수련을 한다. 열병에는 입으로 숨을 내쉬고 코로 들이쉬며, 냉성병에는 숨을 들이쉰 뒤에 호흡을 정지하고 체내에 열이 생기게 하여 따뜻하게 한다.」

장경악(張景岳)은 ≪류경(類經)≫에서 「섭생자(攝生者)는 조기(調氣)의 도리를 알지 못하면 안 된다」고 함으로써 양생과 조기의 관계를 명확하게 설명했다.

청대의 후기에는 반위여(潘偉如)의 ≪위생요술(衞生要術)≫, 왕조원(王組源)의 ≪내공도설(內功圖說)≫, 석석번(席錫藩)의 ≪내외공도설집요(內外功圖說輯要)≫, 정복보(丁福保)의 ≪정좌법정의(靜坐法精義)≫, 진건명(陳乾明)의 ≪정적수양법(靜的修養法)≫, 양중일(楊中一)의 ≪지도진전(指道眞詮)≫ 등이 있다.

이 시기 일본에서는 명치(明治) 이후에 정좌(靜坐)가 대단한 열기를 보이기도 했다.

청나라 때는 부패한 봉건주의 통치가 이어지다가 제국주의의 침략을 받게 되어 한동안 기공 발전이 정체되기도 하였다. 물론 그것은 아시아 전체가 같이 받은 고통이며 1940년대와 1950년대까지 이어져서 일부 전문 연구서를 제외하면 모든 것들을 미신적 존재로 생각하게 되었다.

1955년에 당산시 기공요양소(唐山市氣功療養所)가 최초로 설립되어 내양공(內養功)을 단련했으며, 1957년 7월 상해시 기공요양소(上海市氣功療養所)가 설립되었다.

이 시기에는 지나치게 호흡을 강하게 하거나 의식을 너무 강하게 하고, 감각을 추구하려는 현상이 나타나서 실패하는 예가 잦았다. 따라서 긴장을 없애고 편차(偏差)를 방지하며 질병을 치료하기 위해서는 「송(鬆)」이 절대적으로 필요하다 하여 방송공(放鬆功) 또는 송공(鬆功)이라 불리는 연공 방법이 탄생하였다.

유명한 장유교(蔣維喬)의 ≪인시자정좌법(因是子靜座法)≫은 호흡 단련과 의식 집중의 양생법에 대하여 기술하였으며, 당시의 기공 학습에 많은 영향을 미쳤다. 장유교는 후에 불가의 수련에 전념하여 천태종(天台宗) 지관법(止觀法)과 밀종(密宗) 수련의 깊은 경지에 이르렀다.

1970년대의 기공 발전은 기공의 제2부흥기라고 할 정도로 큰 발전을 보였고, 기의 실체를 현대의 과학 기기로 확인하는 작업을 진행했다. 기공이 만성 질환과 암에 특효가 있다고 하여 많은 수련 희망자가 생겼고 급격한 속도로 전파되었다. 이 시기에는 고대의 이론에 근거를 두고 자신의 경험을 토대로 해서 새로운 기공 투로를 창조하는 사람도 급증했다.

외기(外氣)의 발사나 외기에 의한 마취로 외과 수술을 진행하여 세계 각지의 의학계와 과학자의 관심을 끌었으며, 1981년 9월 12일에 중국기공과학연구회가 정식으로 발족되었다.

지금은 수 백권에 달하는 기공 서적이 출간되어 수련자들의 지식에 보탬이 되고 있다.

③ 기공 수련의 요소

기공 수련에 꼭 필요한 3요소가 있는데 바로 의념(意念), 호흡, 자세이다.

기공 단련에서 정공(靜功)을 수련하는 경우 좌식(坐式), 와식(臥式), 참식(站式) 등 정적인 자세를 취하고 의념을 집중하여 운용하고 호흡 방법과 결합하여 단련하게 된다. 이 세 가지 요소가 정확하게 결합되어 조화를 이루면 체질이 강해지며 질병 치료에도 도움이 된다.

자세의 단련, 호흡의 단련, 의념의 단련을 고대인들은 조신(調身), 조식(調息), 조심(調心)이라 칭한 것이다. 그러나 자세, 호흡, 의념의 세 가지는 서로 분할할 수 없는 것이며 서로가 영향을 미치면서 결합, 운용된다.

[자세(조신 ; 調身)]

연공 자세 조신(調身)은 수련자가 수련 시간 내에 취하는 몸의 형태를 말한다.

정공(靜功) 단련중에는 신체 각 부위가 생리에 적합하며 자연적인 상황하에 의념을 집중하여 전신송정(全身鬆靜)과 호흡을 조정한다. 전신송정이란 신체의 어느 부분에도 강제적인 힘이 들어가지 않은 충분히 이완된 상태를 말한다.

수련을 위해서는 어느 한 가지의 자세를 선택해야 하는데, 거기에는 일정한 규격이 있어야 하며 자연스러워야 한다. 이 자세는 정공(靜功) 단련에 중요한 의의를 갖는다. 자세가 정확하지 못하면 기공 단련을 진행할 수 없다. 자세는 단순하게 수련을 지탱하는 것이 아니라 자세 자체가 일정한 치료 작용을 한다. 따라서 이 치료 자세는 서로 다르게 채용되어야 하는데 안타깝게도 가볍게 취급되는 예가 흔하다.

참식(站式)은 고혈압 등에 효과가 있고 신경쇠약을 개선시키는 데 적당하다. 오랫 동안 질병에 시달려 체력이 쇠약해진 사람이나 처음으로 수련에 임하는 사람은 와식(臥式)을 택하는 편이 적당하다.

모든 인간의 생활은 그 환경이나 움직임의 상태에 따라 각각 다른 자세를 취하게 된다. 걷거나, 서거나, 앉거나, 눕거나 네 가지 자세가 그 대표적인 생활 형태인데 옛 사람들은 이것을 「사위의(四威儀)」라 칭했다. 연공 자세도 이와 같이 좌(坐), 와(臥), 참(站), 주(走)의 네 종류로 나눈다. 네 종류의 수련 자세에 의해 연공이 진행되지만, 그 가운데 보편적으로 좌(坐), 와(臥), 참(站)을 응용하는 예가 많고 행주(行走)의 자세는 비교적 적게 응용되고 있다. ≪수서(隨書)≫에 있는 ≪도인도(導引圖)≫ 3권에 입(立), 좌(坐), 와(臥)의 자세가 수록되어 있다.

정공(靜功)의 대부분은 좌식(坐式)을 가장 보편적인 자세로 택하고 있다. 중국 한나라 이전에는 앉을 때 바닥에 앉았으며 양무릎을(속칭 양반 자세) 땅에 대고 발바닥을 위로 향하게 했다. 이는 무릎을 꿇고 앉는 자세와는 달랐다. 동한(東漢) 초기에 불교가 들어오면서 반좌(盤坐)가 생겼고, 반좌는 결가부좌(結跏趺坐)라 하는데 부(趺)는 부(跗), 즉 발등이며 가(跏)는 가(加)이며 가부(跏趺)는 양발을 교차하여 접쳐 앉는다는 뜻이다. 이 가부좌(跏趺坐)는 또 전가부(全跏趺)와 반가부(半跏趺)로 구분한다.

≪일체경음의(一切經音義)≫ 8권에 전가부좌(全跏趺坐)에는 두 종류가 있다고 전하고 있다. 그 하나가 강마좌(降魔坐)인데, 먼

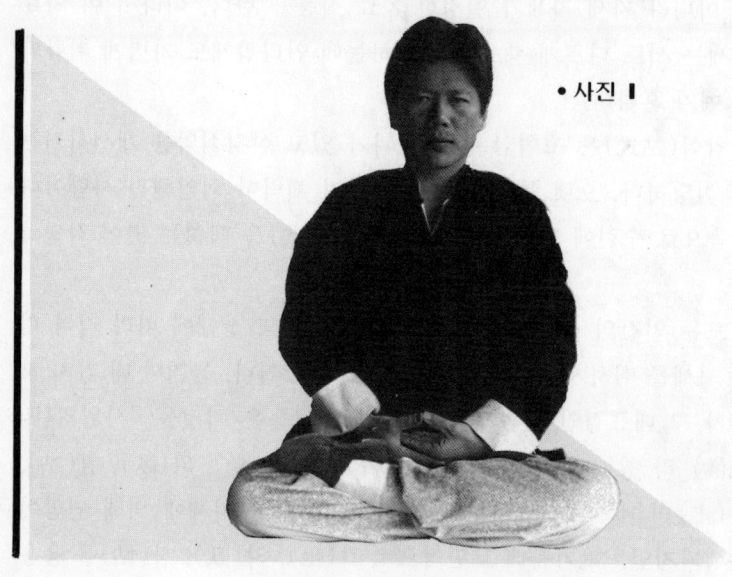

• 사진 1

저 오른발을 왼다리 위에 올려 놓고 왼발을 들어 오른다리에 올린다. 즉 좌로 우를 누르는 것이다. 손도 역시 좌(左)측이 위에 위치한다.(사진 1)

또 하나는 길상좌(吉詳坐)이며, 왼발을 오른다리 위에 올린 다음 오른다리를 올려 왼다리를 누른다. 손의 위치도 오른손으로 왼손을 누른다.(사진 2)

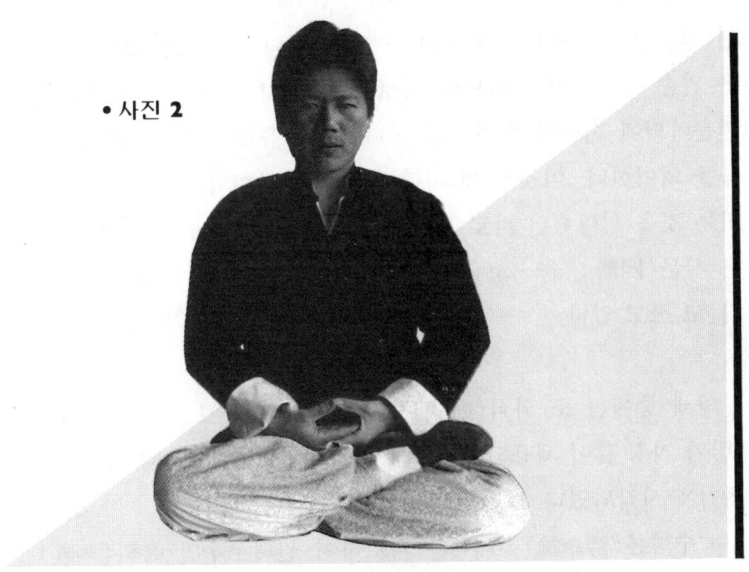

• 사진 2

강마좌(降魔坐)는 선종(禪宗)의 좌법이며, 길상좌(吉詳坐)는 연화좌(蓮花坐)라고 하는데 밀종(密宗)의 좌법이다.

《대지도론(大智度論)》 7권에는 정좌법 중에서 결가부좌가 가장 안정되고 피로하지 않은 자세이며, 이 자세가 선인좌법(仙人坐法)이라고 적고 있다.

동한(東漢) 후기에 이르러 북방의 소수 민족이 일종의 가구인 호상(胡床)을 한족에게 전하게 되었는데, 이 호상(胡床)이 변하여 일상 생활에 사용하는 의자(椅子)가 되었으며, 이 의자의 사용에 의하여 단좌(端坐) 등의 자세가 생겼다.

조피진(趙避塵)의 ≪성명법결명지(性命法訣明指)≫에서는 왼다리는 밖으로 향하게 하고 오른다리는 안으로 향하게 하여 밀착시켜야 한다고 했다. 이것은 양(陽)이 음(陰)을 껴안음을 의미한다. 왼손의 엄지손가락은 그 손의 가운데손가락에 닿도록 하며, 오른손은 왼손 아래에서 손바닥이 위로 가게 놓고, 오른손 엄지손가락은 왼손바닥에 끼어들어 가도록 한다. 이는 음(陰)이 양(陽)을 껴안음을 의미한다. 이것은 옛 사람들이 여덟 가지 심령의 통로를 형성하는 것을 의미했던 바로 그것이며, 선경(仙經)에는「사지의 연결은 사문(四門 : 눈·코·입·귀)을 닫아 그 중심이 유지될 수 있다」고 쓰고 있다.

자세 중에는 또 와식(臥式)도 있는데, 위를 보고 눕는 앙와(仰臥)가 가장 많이 채용되고 있다. 옆으로 눕는 측와(側臥)는 송나라 초기에 시작되었다.

≪수명론(壽命論)≫에는「피로하여 권태로우면 측와(側臥)를 택하고 양다리를 자연스럽게 내리뻗고, 한 손은 아래로 향하며 또 한 손은 위로 향하여……」라는 기록이 있다.

도홍경(陶弘景)의 ≪양성연명록(養性延命錄)≫에는「사람들이 잠을 잘 때 무릎을 굽히고 옆으로 누워서 자면 기력이 좋아진다」고 하였다.

≪천선도계수지(天仙道戒須知)≫에서도 와식(臥式)에 대해 상

세히 기록하고 있다. 와식에는 두 종류가 있는데 하나는 희이수(希夷睡)이고 또 하나는 환양수(環陽睡)이다. 희이는 진희이(陳希夷)며 환양(環陽)은 모산(茅山) 이노군(李老君)이다.

≪왕자교도인법(王子喬導引法)≫에서는 또 앙와(仰臥)의 베개 높이를 설명했는데,「질병이 목과 가슴에 있으면 베개 높이를 7치로 하고, 질병이 가슴 아래에 있으면 베개 높이를 4치, 질병이 배꼽 아래에 있으면 베개를 없앤다」고 하였다.

입식(立式)은 ≪소문(素問)≫의 상고천진론(上古天眞論)에「독립수신(獨立守神)」이라는 기록이 가장 먼저 기록되었다.

≪제병원후론(諸病源候論)≫중에는 의벽(倚壁), 입신(立身), 준거(蹲踞)의 세 종류 자세가 기록되어 있다.

좌식(坐式)

좌식에는 평좌식(平坐式), 고좌식(靠坐式), 반좌식(盤坐式), 궤좌식(跪坐式)이 있다.

• **평좌식(平坐式)** : 상자나 의자 위에 자연스럽고 단정하게 앉는다. 머리를 곧게 세우고 어깨의 힘을 빼고 늘어뜨린다. 등을 둥글게 하고 가슴은 약간 오목하게 하며 앞으로 내밀지는 않는다. 입을 가볍게 다물고 눈도 가볍게 감는다. 양손은 대퇴부 위에 살짝 올려 놓는다.

허리를 바르게 펴지만 지나치게 힘을 넣어 경직시키지는 않는다. 배를 긴장시키지 않으며 등은 등받이에 기대지 않는다. 양발은 평행하게 벌리고, 양무릎은 어깨 넓이로 벌리는데, 주먹 두 개의 넓이로 벌리기도 한다.

평좌(平坐)는 좌식(坐式) 중에서도 가장 많이 사용되고 있는 자세인데, 체질이 아주 쇠약한 사람이나 심한 질병을 오래도록 앓은 사람이 아니면 누구에게나 적당하다. 노쇠했거나 약한 사람은 와식(臥式)과 병행해도 좋다.

● **고좌식(靠坐式)** : 등받이가 있는 의자 위에 앉는다. 자세한 좌법은 평좌식과 같으나 등을 등받이에 기대는 차이가 있다. 양발을 약간 앞으로 뻗는다. 노쇠한 사람이나 체력이 약한 사람이 응용한다.

● **반좌식(盤坐式)** : 보통 바닥에 앉거나 방석 위에 앉는다.

자연반좌(自然盤坐)의 경우 상반신의 자세는 평좌와 동일하게 취하며 몸을 약간 앞으로 숙여 양발을 교차하여 앉는다. 흔히 말하는 양반 자세와 같다. 좌상우하(左上右下), 우상좌하(右上左下) 어느 것도 좋다. 양손은 가볍게 쥐어 배 앞에 위치하거나 대퇴부 위에 놓기도 한다.

단반좌(單盤坐)는 왼발을 오른다리 위에 올려 놓거나 오른발을 왼다리 위에 올려 놓는다. 그 외에는 자연반좌(自然盤坐)와 동일하다.

쌍반좌(雙盤坐)는 왼발을 오른다리 위에 올리고, 오른발을 왼다리 위에 올린다. 양발바닥은 모두 위로 향하며 다른 주의 사항은 자연반좌와 같다.

반좌는 하체를 긴장시키는 자세이므로 머리 부분의 긴장을 풀어 주기 때문에 입정(入靜)에 이르기 쉽다.

• **궤좌식(跪坐式)** : 양무릎을 땅에 대고 발바닥은 위로 향한다. 양손을 가볍게 쥐어 배 앞에 둔다.
 하체를 긴장시키는 자세이며 제항(提肛) 호흡법에 좋다. 일본인이 상용하는 자세 중의 하나이다.

와식(臥式)

 와식에는 앙와식(仰臥式), 측와식(側臥式), 삼접식(三接式), 반와식(半臥式)이 있다.

• **앙와식(仰臥式)** : 바닥에 바르게 누워 얼굴을 위로 하고 머리를 곧게 한다. 베개의 높이는 증세에 따라 앞에서 설명한 바와 같이 적당히 조절한다.
 입을 가볍게 다물고 눈도 가볍게 감는다. 팔과 다리는 자연스럽게 펴고 몸 옆에 벌려서 두거나 서로 겹쳐서 배 위에 올리기도 한다.
 체력이 약한 환자가 잠자리에 들기 전에 수련하는 자세로 적당하다. 그러나 자세가 너무 편안하여 잠들기 쉬운 단점이 있다. 체력이 좋아지면 좌식(坐式)과 참식(站式)으로 바꾼다.

• **측와식(側臥式)** : 바닥에서 옆으로 눕는 자세이며, 좌우측 어느 쪽으로 누워도 좋다. 그러나 일반적으로 사용되는 자세는 우측이다.
 허리를 약간 굽히고 몸을 활(弓) 모양으로 만든다. 머리는 가슴 쪽으로 약간 숙이고 편안하게 베개를 벤다. 입을 다물며 눈을 가볍게 감는다. 위에 있는 손바닥은 엉덩이에 올리고 아래에 있는 손바닥은 베개 위에 올리는데, 이 때 손바닥을 자연스럽게 펼쳐 벌린다. 아랫쪽 다리는 자연스럽게 펴고, 위쪽 다리는 굽혀 아랫쪽 다리 위에 올린다.

체력이 약한 사람은 측와식을 택한다. 측와식은 배의 근육이 비교적 이완된 상태를 유지하기 때문에 복식 호흡을 하기에 좋다.

● **삼접식(三接式)** : 좌측 또는 우측으로 누워 손바닥을 위쪽 팔의 팔꿈치 부근(곡지혈 ; 曲池穴)에 댄다. 위쪽 다리는 무릎을 굽히고 위쪽의 손을 그 다리 위에 놓는다 (학항혈 ; 鶴項穴). 위쪽 발의 발바닥은 아랫쪽의 무릎 부분에 닿게 한다.

체질이 허약하고 내장 하수증이 있는 사람의 복식 호흡에 좋다.

● **반와식(半臥式)** : 앙와(仰臥)의 기초 위에서 이루어진 자세이며 상반신과 머리 부위를 높이고 비스듬히 기대어 눕는다. 무릎 아래에 베개 등을 넣어도 좋다.

심장병이 있거나 기관지염, 천식 등이 있는 병자의 수련에 좋다.

▨ 참식(站式)

참식(站式)에는 삼원식(三圓式), 하안식(下按式), 마식(馬式), 복호식(伏虎式), 강룡식(降龍式) 등 많은 종류가 있으나 삼원식과 하안식이 많이 쓰이고 나머지는 무술 기공에 쓰인다.

● **삼원식(三圓式)** : 양발을 좌우로 벌리는데 어깨 넓이 정도의 간

격이 적당하다. 양발의 위치를 내팔자(內八字) 형태로 해서 하나
의 반원형(半圓形)을 형성한다.
  양무릎을 약간 굽히고 사타구니를 조이면서 허리를 곧게 세운다.
가슴을 오목하게 하고 등을 둥글게 한다. 양팔을 들어 젖가슴 높이
에서 수평이 되게 하며 두 손으로 나무를 껴안듯이 원을 형성한다.
양손바닥 사이의 거리가 20cm 정도가 되도록 벌린다.
  머리를 곧게 세우고 두 눈을 작게 뜨며 전방의 한 곳을 목표로 삼
는다. 또는 1~2m 정도 떨어진 지면의 한 목표를 응시한다. 입술을
가볍게 다물며 혀를 윗니의 안쪽 입천정에 댄다.
  삼원(三圓)은 족원(足圓), 비원(臂圓), 수원(手圓)을 막힌다.

- **하안식(下按式)** : 양발을 좌우로 하여 어깨 넓이로 벌린다. 양팔
은 양측면으로 내린다. 양손의 손가락은 앞을 향해 펼치고 손바닥
이 지면을 향한다. 그 외의 동작은 삼원식과 동일하다.
  참식(站式)은 건강한 사람과 체력이 좋은 환자에게 적당한데,
특히 고혈압, 신경 쇠약 환자에게 좋다. 하체를 긴장시키기 때문에
상체를 충분히 이완시킬 수 있다.
  참식(站式) 수련은 일반적으로 실외에서 채용한다.

주식(走式)

  사람은 다리가 약해지면 늙는다고 한다던가. 주식에는 여러 종류
의 단련법이 있다. 대체로 태극보(太極步)가 많이 쓰이며, 태극권
수련자의 보법과 같이 수련하여 허리와 다리를 단련한다.

● **태극보(太極步)** : 자연 자세로 바르게 서서 양발을 벌려 평행보 (平行步)가 된다. 양손은 서로 겹쳐 아랫배 앞에 위치한다. 먼저 왼발을 앞으로 약간 이동시켜 왼무릎을 자연스럽게 펴고 왼발의 뒤꿈치만 땅에 대고 앞부리는 위로 올린다. 동시에 오른무릎을 약간 굽혀 아래로 낮춘다. 그런 다음 왼발바닥 전체를 땅에 대고 왼무릎을 앞으로 굽혀 궁보(弓步)로 내딛으며 하반신을 앞으로 기울인다.

오른다리는 자연스럽게 편다. 다시 서서히 오른다리를 들어 앞으로 이동시키며 왼발과 나란히 하여 오른발 앞부리만 땅에 댄다. 동시에 무릎을 굽히고 체중을 왼발에 옮긴다.

계속하여 오른발을 앞으로 이동시키고 앞에서 설명한 방법으로 전진한다. 매회 20~30보(步)를 연습한다. 태극보는 태극권 수련을 참고하면 쉽게 이해할 수 있다.

▨ 자세 단련 요령

수련 자세는 대단히 많으며 문파에 따라 특유한 형태를 갖추고 있다. 일정한 조건을 갖춰서 수련을 계속하면 체질을 증강시키고 질병 치료의 목적을 달성할 수 있게 연구되어 있다.

명대의 ≪준생팔잔(遵生八牋)≫과, 송대 장자양(張紫陽)의 금단사백자서(金丹四百字序)≫에 연공 자세가 기록되어 있다.

폐기(肺氣)는 코(鼻)와 통하고, 심기(心氣)는 혀(舌)와 통하고, 간기(肝氣)는 눈(目)과 통하고, 비기(鼻氣)는 입(口)과 통하고, 신기(腎氣)는 귀(耳)와 통한다 했다. 오관(五官)과 오장(五臟)의 기(氣)는 서로 연관이 있다. 고대의 연공자는 오장의 기를

「오아(五牙)」라고 했다.

오장은 정신 의식이나 사고 활동과 연관이 있는데, 옛사람들은 다음과 같이 기록하였다.

「심(心)에 신(神)이 있고, 폐(肺)에 백(魄)이 있고, 간(肝)에 혼(魂)이 있고, 비(脾)에 의(意)가 있고, 신(腎)에 지(志)가 있다.」

정공(靜功) 수련에서는 전신을 고정시키는 자세를 취하고, 내부는 충분히 이완시켜 긴장되는 곳이 없도록 한다. 눈을 감고 입을 가볍게 다문다. 양어깨는 부드럽게 펴고 양팔꿈치도 충분히 아래로 내린다. 목을 이완시키고 가슴은 약간 오목하게 한다.

그리고 좌식에서는 허리를 곧게 펴고, 측와식(側臥式)에서는 허리를 굽힌다. 배에 힘을 넣지 않도록 주의한다. 정면을 바라보며 코와 배꼽이 일직선이 되게 한다. 측면에서 보면 귀와 어깨가 일직선이 된다.

고대의 연공 수련자는 이렇게 기록하였다.

「좌여종(坐如鍾), 입여송(立如松), 와여궁(臥如弓), 행여풍(行如風).」

즉 앉은 자세는 안정되고 묵직하며, 서는 자세는 든든하게, 눕는 자세는 자연스럽게 굽히고, 걷는 자세는 거침없이 흐르는 듯하다는 뜻이다.

이 자세는 연공 방법에서 매우 중요한 단계이므로 수련자는 자신의 자세가 정확한지 정확하지 않은지를 스스로 점검해야 한다. 수련 자세는 수련 시간 동안 내내 움직이거나 변경시키지 않고 안정을 지킬 수 있어야 한다. 일상 생활에서는 걷거나, 멈추거나, 앉거나, 눕거나 시각에 따라 여러 가지 자세로 변화하기 마련이다. 이것을 일정 시간 동안 고정적으로 정지하는 수련은 생각보다 훨씬 어렵다.

건강한 사람이 참식(站式)으로서 수련하는 경우 자세만 정확하다면 수련중의 감각을 빠르게 느낄 수 있다. 손바닥이 뜨겁게 달아오르며 붉게 변하고 팔을 통하여 득기감이 충분하게 전해진다.

단전 부위의 진동도 빠른 시일 내에 느낄 수 있다. 그러나 자세가 정확하지 않고 굳어 있는 상태라면 육체만 고통스러울 뿐이며 효과를 느끼지 못하게 된다.

장자양(張紫陽)은 수련의 정확함을 강조하기 위하여 강한 어조로 이렇게 충고하였다.

「양리음정질불강(陽裏陰精質不剛)하니, 독수일물전영왕(獨修一物轉羸尪)이라. 노형안인개비도(勞形按引皆非道)요, 복기찬하총시광(服氣餐霞總是狂)이라. 필세만구연홍복(畢世謾求鉛汞伏)하니, 하시득견호룡강(何時得見虎龍降)고. 권군궁취생신처(勸君窮取生身處)하여, 반본환원시약왕(返本還原是藥王)이라.」

즉 인간은 본래 선천의 양기(陽氣)를 받고 태어났으나 후천적인 생활을 하면서 사물에 접촉함으로써 깨끗하고 오염되지 않은 양기 속에 혼탁한 음질이 섞여 밝은 양기가 어둠에 가려졌다. 그런데 그것도 모르고 한갓 허황된 방법을 취하여 수련을 하다가 몸을 망치는 그릇된 도에 빠지게 된다. 신체를 단련한다고 육체만 고달프게 하고 안교(按蹻) 도인(導引) 등을 쓰기도 하며, 심지어 높은 산에 올라가 안개를 끼니삼아 복기(服氣) 수련을 하니 모두 미친 짓에 불과하다. 세상을 마칠 때까지 거짓된 진성(眞性)과 여성(靈性)을 구하고 있으니 언제 진정(眞情)과 진성(眞性)을 회복하여 합일할 것인가? 권하노니 자신의 몸의 본질이 무엇인지 연구하여 취하는 것이 본원으로 돌이키는 장생의 약(藥:丹)이 되는 으뜸이라는 뜻이다.

[호흡(조식;調息)]

옛날에는 호흡 단련을 토납(吐納)이라 불렀다. 호흡 단련은 연공 중 가장 어려운 과정이기도 하다.

옛사람들은 「한 번 내쉬고 한 번 들이쉬는 것이 일식(一息)이며, 내쉬지도 않고 들이쉬지도 않는 것도 역시 식(息)이다」라고 했다. 평소에는 아무 의식이 없이 자기 스스로 호흡을 계속하지만, 수련중에는 의식하에 강제적으로 호흡을 조정한다.

자신의 신체 상황에 따라 적당한 호흡 방법을 선택하여, 그 방법으로서 장기간 같은 단련을 한다. 이것을 연기(練氣), 조기(調氣), 양기(養氣), 조식(調息) 등으로 불렀다.

생명이 있는 모든 것들은 숨을 쉰다. 동물은 물론이고 식물도 숨을 쉰다. 호흡 활동을 통하여 쓸모없는 것을 배출하고 필요한 것을 흡입한다. 이 호흡 활동이 계속되어야만 신진대사를 이룰 수 있으며 생명을 지속시킨다.

사람은 일반 동물과 같이 생리적 활동을 하지만 생각을 할 수 있는 이유로 자신의 의지를 이용한다. 따라서 일정한 규율을 만들고 활용하며 개조하기도 하고 그 잠재 능력을 발휘한다.

사람의 호흡 활동은 식물신경(植物神經) 계통의 지배를 받으며, 자신의 의식에 의하여 호흡의 속도나 양을 조절할 수 있다. 그러나 역시 완전하게 조적하지는 못한다. 따라서 수련자에 따라 그 능력이 다르게 나타날 수밖에 없다. 이렇게 수련을 계속한 뒤 어느 정도의 능력이 생긴다 하여도 수련을 중지하면 그 능력이 소멸된다. 이것은 호흡이 원래부터 자율 신경의 지배 아래에 있기 때문이다.

고대(古代)의 연공 수련자는 정기(精氣)를 호흡한다는 생각을 했으며, 진기(眞氣)는 하늘에 있고 곡기(穀氣)와 함께 몸을 충실하게 하고자 했다. 따라서 흡기(吸氣)를 더욱 강조했으며, 이는 흡기 후에 호흡을 정지하여 천기(天氣)를 받아들인다는 폐기법(閉氣法)으로 발전하였다.

≪양성연명록(養性延命錄)≫에는 비교적 구체적인 폐기법이 기록되었다. 폐기(閉氣) 후 마음속으로 200식(息)의 수를 세고 입으로 숨을 내쉬라 했으며, 그럼으로써 날로 호흡과 의식이 증가하여 오장이 편안해진다고 했다. 250식(息)에 이르면 눈과 귀가 밝아지고 질병이 생기지 않는 건강체가 된다고 설명하고 있다.

≪비급천금요방(備急千金要方)≫에서는 폐기(閉氣) 300식(息 : 한 번 들이쉬고 한 번 내쉬는 한 호흡의 길이)을 할 수 있으면 듣지 못하는 것이 없고, 보지 못하는 것이 없으며, 마음을 자유자재로 할 수 있고 추위와 더위도 침범하지 못한다고 했다. 그리고 벌이나 독충의 독도 침범하지 못하며 360세까지 살 수 있다고 지나치게 과장하며 폐기법을 중시하였다. 이 외에도 ≪묵자폐기행기법(墨子閉氣行氣法)≫, ≪장과선생복기법(張果先生服氣法)≫ 등에 폐기법이 설명되어 있다.

≪노자(老子)≫, ≪포박자(抱朴子)≫, ≪섭생삼요(攝生三要)≫, ≪태식법(胎息法)≫, ≪태식경(胎息經≫, ≪태식명(胎息銘)≫, ≪태식구결(胎息口訣)≫, ≪태식정미론(胎息精微論)≫, ≪태식잡결(胎息雜訣)≫ 등에서는 태식(胎息)을 주장했다.

태식(胎息) 호흡법은 고도의 호흡법이며 모든 호흡법 중에서도 그 수련이 특히 고통스럽고 어렵다. 호흡 횟수가 1분에 1~2회밖에 되지 않는 상태를 유지하여 오랜 시간을 수련할 수 있는 경지에 이르기 때문에 이것은 마치 태아가 모체의 태 속에서 내호흡(內呼吸)을 하고 있는 것과 같다고 하여 태식 호흡이라 한다. 오랜 수련에 의하여 고도의 단계에 도달하고 이른바 호흡을 하고 있지 않은 듯 호흡을 하는 경지가 되어야 한다. 태식법은 수련의 시일이 길어지면 자연스럽게 성취되는 것이며 강제적으로 무리하게 연습하여 이루려 한다면 몸을 크게 망치게 된다.

이 호흡법은 원기의 양성, 정·기·신의 육성, 그리고 여러 질환의 치료에 효력이 있다. 태식 호흡에 이르면 전신이 가볍고 쾌적한 느낌을 갖게 된다.

태식(胎息)에서 더욱 진보한 단계를 체호흡(體呼吸)이라 하며 호모(毫毛) 호흡이라고도 한다. 또 ≪소침량방(蘇沈良方)≫의 양생설(養生說) 중에는 털구멍 8만4천개로 숨을 쉰다고도 했다. 이를 동면(冬眠) 호흡이라 하는데, 극히 희미하고 가벼운 호흡을 말함이며 호흡 정지 상태에 가깝다. 대개 인도의 요가 수련자가 이 방법을 택하는데, 땅 속에 묻혀서도 몇 일 동안을 견딘다고 한다. 이 때의 폐는 거의 휴식 상태이고 심장의 박동도 거의 정지된 상태였다는 사실이 심전도 검사나 폐활량 실험에서 실제로 증명되었다. 이 때는 인체의 기초 에너지 소모량이 극도로 감소하여 에너지의 축적이 가능해지고, 인체가 마치 동면하는 동물과 비슷한 상태가 되기 때문에 동면 호흡이라 한다. 이 호흡은 초보자로서는 절대 불가능하며 하려고 해서도 안 된다.

호흡 방법 중에서도 내쉬는 숨(呼)을 위주로 설명한 것이 있는데 육자결(六字訣)이 그것이다. 이것은 ≪양성연명록(養性延命錄)≫에 최초로 등장했다. 납기(納氣)는 하나이지만 토기(吐氣)는 여섯이라 했다.

고대의 호흡 방법을 연구해 보면 어떤 저자는 자신의 방법이 훨씬 효과적이라는 과시를 하기 위하여 쉽게 터득할 수 없는 어려운 경지를 설명하려고 고의적으로 노력한 흔적을 엿볼 수 있다.

≪소지관(小止觀)≫에는 12가지 호흡 방법이 기록되어 있다. 상식(上息), 하식(下息), 만식(滿息), 초식(焦息), 증장식(增長息), 멸회식(滅壞息), 난식(暖息), 냉식(冷息), 충식(沖息), 지식(持息), 화식(和息)이 그것이다.

≪환진선생복내원기결법(幻眞先生服內元氣訣法)≫에는 진취결(進取訣), 도기결(淘氣訣), 조식결(調息訣), 인기결(咽氣訣), 행기결(行氣訣), 연기결(練氣訣), 위기결(委氣訣), 폐기결(閉氣訣), 포기결(布氣訣), 육기결(六氣訣), 조기액결(調氣液訣) 등을 기록하고 있다.

그외 수련과 관계 있는 저서 중에는 많은 호흡 단련 방법이 적혀 있다. 복기(服氣), 식기(食氣), 진기(進氣), 도기(淘氣), 조기(調氣), 인기(咽氣), 행기(行氣), 연기(練氣), 위기(委氣), 민기(悶氣), 포기(布氣), 보기(補氣), 여기(澳氣), 외기(外氣), 내기(內氣), 신기(愼氣), 어기(御氣), 용기(用氣), 수기(修氣), 양기(養氣), 호기(護氣), 수기(守氣), 응기(凝氣), 인기(引氣), 후기(候氣), 도기(導氣), 합기(合氣), 접기(接氣), 채기(采氣), 영기(迎氣), 운기(運氣), 식기(息氣)와 조식(調息), 응식(凝息), 태식(胎息), 운식(運息), 종식(踵息), 그리고 육자결(六字訣)의 여섯 가

지와 지관법(止觀法)의 12가지, 전체는 약 50여 종류에 이른다.
　도교 내단술(內丹術)에 있는 대주천(大周天)과 소주천(小周天)은 호흡의 기에 의하여 내기 운행을 추진하여 움직이게 하는 운기법의 일종이다.
　불교 밀종(密宗) 중에는 일종의 특수한 호흡법이 있는데, 이것을 「구급풍(九級風)」이라 한다. 이것은 일종의 의식적 환상(幻想)과 호흡을 결합한 복잡한 단련 방법으로서 실제로 불교 서장(西藏) 밀종(密宗) 개정문(開頂門)의 예비 수련이며, 종교적 수련 방법이기 때문에 신비적인 색채를 많이 포함하고 있다.
　≪기공요법실천(氣功療法實踐)≫에 있는 「구차호흡법(九次呼吸法)」이 구급풍(九級風)과 같은 종류의 수련법이다.

▨ 자연 호흡

　일반적인 호흡이지만 평소보다는 부드럽게 호흡한다. 호흡 단련의 기초적 호흡법이다.
　남자와 여자의 생리상 차이가 있고, 사람마다 습관이 똑같지 않기 때문에 자연 호흡도 동일하지 않다. 생리상으로 구분하면 남자는 복식 호흡을 하기 쉽고, 여자는 흉식 호흡을 하기 쉽다. 그러나 운동을 하는 사람이나 무술 단련자, 연극 단원, 성악가, 국악인 등은 복식 호흡을 하는 사람이 많다. 또 사람에 따라서는 흉식과 복식 호흡을 혼합한 형태의 호흡 방법을 할 수도 있다.

● **자연 흉식 호흡** : 호흡시 가슴이 호흡을 따라 오르락내리락한다.

● **자연 복식 호흡** : 호흡시 복부가 호흡을 따라 오르락내리락한다.

● **자연 혼합 호흡** : 호흡시 가슴과 복부가 호흡에 따라 오르락내리락거리는 형태로서 그 오르내리는 모습이 뚜렷하다. 이런 종류는 전호흡(全呼吸)이라고도 한다.

복식 호흡

자연 호흡에 의하여 단련이 되면 내장 활동도 증가한다.

복식 호흡을 수련할 때는 호기(呼氣)시 가볍게 의식을 사용하여 복근을 수축시킨다. 이 때 복부가 안으로 움츠러든다. 흡기(吸氣)시에는 복근을 충분히 이완시켜서 복부가 자연스럽게 나오게 한다. 힘을 주어 수련하지 않도록 특별히 주의한다. 의식을 배꼽에 집중하여 호흡하면 복식 호흡이 쉬워진다.

● **순호흡(順呼吸)** : 일반적인 복식 호흡이며 흡기시 복부를 점점 나오게 하고, 호기시 복부를 점점 들어가게 한다.

● **역호흡(逆呼吸)** : 흡기시 복근을 수축시켜 배가 오목하게 하고, 호기시 복근을 이완시켜서 복근을 자연스럽게 나오게 한다. 역호흡은 장과 위의 활동 능력을 증대시킨다.

● **잠호흡(潛呼吸)** : 호흡을 따라 아랫배만 조금씩 오르락내리락거린다. 고도로 부드럽고 조화된 상태에서만 가능하다.

● **제호흡(臍呼吸)** : 잠호흡(潛呼吸)보다 더욱 유화(柔和)한 복식 호흡이다. 복부는 움직이지 않고 상상에 의하여 배꼽으로 호흡한다고 하여 붙여진 이름이다. 옛사람들은 이것을 태식(胎息)이라고 했다.

≪섭생삼요(攝生三要)≫에서는 배꼽으로 기가 출입하기 때문에 제호흡(臍呼吸)이며, 이것이 태식(胎息)이라 했다.

● **제항호흡(提肛呼吸)** : 흡기(吸氣)시 의식을 사용하여 회음(會陰) 부위를 위로 올린다. 호기시에는 회음 부위를 풀어 준다. 내장 하수(下垂) 증세나 자궁 탈수(子宮脫垂)에 효과가 있다. 또 여성의 성력을 높이는 데 효과가 있다.

호흡을 코만 사용하여 수련하는 경우, 코로 들이쉬고 입으로 내쉬는 경우, 입으로 들이쉬고 입으로 내쉬는 경우의 구분이 있으며 질병 상태에 따라 다르게 사용된다. 일반적인 수련자는 코를 사용하여 호흡을 한다.

청나라 때의 설양계(薛陽桂)는 ≪매화문답(梅華問答)≫에서 흡기(吸氣)는 천지(天地)의 기가 나에게 돌아오며, 호기(呼氣)에는 나의 기가 천지로 돌아간다고 했다. 또 ≪성제총록(聖濟總錄)≫에서는 입기(入氣)는 음(陰)이면서, 출기(出氣)는 양(陽)이라 했다. ≪동의보감≫에서도 호(呼)는 기출(氣出)이며, 흡(吸)은 기입(氣入)이면서 음(陰)이라 했다.

실험에 의하면 흡기와 호기는 교감신경과 부교감신경에 미치는 영향이 서로 다르다. 호기(呼氣) 단련은 고혈압, 폐기종이나 또 머리에 이상이 있는 증세가 명료하며 가슴과 배가 답답하고 더부룩한 사람에게 좋다. 또 흡기(吸氣) 단련은 장과 위의 능력을 높여 주며 양(陽)이 허(虛)하고 차가운 사람에게 좋다.

일반적으로 연호(練呼)는 장호기(長呼氣), 호정흡(呼停吸), 호기(呼氣) 후 념자(念字) 등의 방법이 있는데, 이런 방법으로 호기(呼氣)를 증강시킨다. 그리고 연흡(練吸)은 장흡기(長吸氣), 흡정호(吸停呼), 흡기(吸氣) 후 념자(念字) 등의 방법으로 흡기(吸氣)를 증강시킨다.

명나라 때의 장경악(張景岳)은 《경악전서(景岳全書)》에서 양(陽)이 약한 사람은 호(呼)를 사용하지 말고, 음(陰)이 약한 사람은 흡(吸)을 사용하지 말라고 주장했다. 육자결(六字訣)은 일종의 연호(練呼)의 방법이다.

● **수식(數息)**: 코 끝으로 호흡이 출입하는 것이 보인다고 생각하며 마음속으로 호흡의 회수를 세는 것이다. 1부터 10이나 100까지 세고, 다시 1부터 센다. 호기(呼氣)만 세거나 흡기(吸氣)만 세기도 한다. 연호(練呼)에서는 흡(吸)을 센다.

● **청식(聽息)**: 양쪽 귀로 호흡 소리가 들린다고 생각하면서 숨을 쉬는데, 실제로 소리가 나서는 안 된다.

● **지식(止息)**: 호흡이 깊고 유연하여 숨을 쉬지 않는 상태에 이른다. 폐기법(閉氣法)을 지식법(止息法 : 일본식)이라고 부르기도 한다.

정서적으로 불안하거나 잡념이 많을 때 이런 호흡 방법을 사용한다.

호흡 단련중 혀의 위치에는 두 가지 방법이 있다. 하나는 혀 끝을 윗니의 안쪽 입천정에 대고 움직이지 않는 방법이며, 또 다른 방법은 숨을 들이쉴 때는 혀 끝을 윗니의 안쪽 입천정에 대고, 내쉴 때는 혀를 자연스럽게 아래로 내린다. 혀를 위에 대고 있으면 입안에 많은 침이 나온다.

호흡 단련의 원칙

일반적인 정공(靜功)의 단련은 신체 각 부위를 충분히 이완 방송(放鬆)시켜서 정확한 자세를 취하며 정서적인 안정을 도모한 뒤에 주의를 기울여 호흡을 조정한다. 호흡 수련을 시작한 뒤에 호흡이 점차 급해지면 정서적인 긴장을 해소시켜야 한다.

호흡의 형태는 풍(風), 천(喘), 기(氣), 식(息)의 네 가지가 있다고 했다. 후한 시대 ≪안반수의경(安般守意經)≫에 그것이 가장 먼저 기록되어 있다. 그 후에는 수(隨)대의 ≪소지관(小止觀)≫, 명(明)대의 ≪조식법(調息法)≫ 중에도 이 설명이 있다.

풍(風)은 호흡이 비교적 급한 것이며, 자신의 호흡 소리가 들릴 정도이다. 천(喘)은 소리가 들리지는 않지만 호흡의 출입이 막힘없이 이어진다. 기(氣)는 호흡 소리가 없고 막힘이 없으며 가늘고(細) 균일한(勻) 호흡을 한다. 식(息)이란 고도로 안정된 상태에서 깊고(深), 길고(長), 균일한(勻) 호흡을 한다. 일반적으로 자신도 모르게 이 네 가지 단계를 거쳐 식(息)의 형태가 된다.

≪소문(素問)≫에는 피로하면 천식(喘息)이 되고 땀이 흐른다고 했다. 일반적으로 체육 활동 후에 호흡을 하면 호흡이 급해진다. 이 상태가 천(喘)이며 휴식을 취하면 점차 평정을 찾는다.

≪소문(素問)≫에는 또 노하면 기가 오르고, 즐거우면 기가 느려지고, 슬퍼하면 기가 약해지고, 놀라면 기가 내려가며, 생각을 많이 하면 기가 뭉친다고 했으며, 마음이 평안하면 기가 화합하고, 기가 뜨면 마음이 조급해진다고 했다. 이것은 정서와 호흡과의 관계를 설명한 것이다. 따라서 호흡 수련시 자신의 활동과 정서를 조정하여 감정의 변화가 생기지 않도록 주의를 해야 한다. 호흡 단련에서는 자연 호흡을 기초로 여기고 수련을 진행시켜야 하며, 그리고 자연 호흡은 긴장을 풀고 충분히 이완시켜야 한다.

보통 사람의 호흡은 매분 16~20회 정도이며, 수련이 오래 되면 매분 3~4회 또는 1~2회의 호흡을 한다.

≪장자(莊子)≫에서는 진인(眞人)은 발뒤꿈치(踵)로 숨을 쉬고 보통 사람들은 목구멍으로 쉰다고 했다. 물론 숨을 발뒤꿈치로 쉬지는 않지만 그 정도로 깊고 긴 호흡을 한다는 뜻이다. 그런데 명대의 ≪현부론(玄膚論)≫에서는 종(踵)은 깊은 곳에 있는 혈(穴)이라 했으며, 청대의 이함허(李涵虛)는 종(踵)은 서로 연결되어 끊임이 없는 것이며 부드럽게 진행된다고 했다. 종(踵)은 심장(深長)의 호흡이며, 이에 비하여 후(喉)는 얕고 짧은 호흡이다.

호흡 수련을 시작하는 사람은 미세하고 균일한 수련을 하고, 수련 정도가 깊어지면 깊고 긴 호흡이 되도록 노력한다. 그러나 호흡에 힘을 가하면 숨이 가빠지거나 가슴과 배가 상하여 통증이 생기는 등의 이상 증세가 생긴다. 임상 실험에 따르면 지속된 장호기(長呼氣)는 혈관을 확장시키며 혈압을 하강시킨다. 반면 장흡기(長吸氣)를 계속 수련하면 혈관이 수축하며 혈압이 상승한다.

복식 호흡을 하면 흡기시에 횡격막이 수축하며 아래로 내려간다. 호기시에는 횡격막이 상승하고 가슴이 좁혀진다. 횡격막이 위나 아래로 1cm 정도 이동하면 폐의 통기량은 250~350cc가 변한다.
 복식 호흡을 장기간 수련하면 횡격막의 상하 운동폭이 증가한다. 수련자 10 명을 촬영한 결과 최저 2.5cm에서 최고 9cm, 그 외는 3. 4~6cm를 나타냈으며 평균치로 계산하면 5cm에 달했다. 이처럼 폐활량이 크게 증가하면 호흡 기능이 강해져서 순환을 촉진하며 혈액에 많은 산소를 공급하며 신경 계통의 기능을 높힌다.
 복식 호흡의 수련은 횡격막의 상하 운동폭을 높이는 것뿐만 아니라 복부의 근육 수축 능력도 증가시킨다. 따라서 가슴과 복부의 혈액 순환을 좋게 하고, 배 안의 각 기관을 안마하는 구실을 한다. 이것은 또 위나 장의 유동 운동을 도와서 음식의 소화와 영양 물질의 흡수를 좋게 한다.
 선학(仙學)에서도 외호흡(外呼吸)과 내호흡(內呼吸)의 수련이 있다. 외호흡은 다시 흉식 호흡(凡息), 복식 호흡(順逆)으로 나뉜다.
 내호흡은 일명 체내 호흡이라고도 한다. 이것은 코나 입을 통해서 호흡을 행하는 것이 아니고, 체내에서 저절로 행해져 생명을 유지시키는 호흡이다. 이런 단계는 외호흡을 기초로 하여 점차 수련을 거쳐 얻게 된다.
 인간은 모체로부터 한 점의 원양(元陽)을 받아 생존할 수 있는 고유의 원소로 삼는다. 이 고유한 생존 원소가 살아감에 따라서 점차로 소모되어 마참내 그 생명이 완전히 종결된다. 이 원소를 충실하게 하는 방법이 축기(築基) 과정이라 하며, 축기의 의의는 이미 손상된 신체를 새롭게 보충 하는 데 있다고 했다.
 축기 과정에서 사용되는 호흡이 내호흡이다. 내호흡은 진행 정도에 따라 구분한다.

● **무식(武息)**: 화(火)에는 문(文), 무(武)가 있다. 풍(風)에도 경(輕), 중(重)이 있다. 따라서 식(息)에도 문(文), 무(武)의 구별이 있으며, 무식(武息), 문식(文息)은 여기에서 나온 것이다.

무식은 호흡을 긴장시켜 무겁게 하며 그 길고 짧음에 따라 세 형태로 나뉜다. 자시위, 퇴음부, 진양화가 그것이다.

호(呼)와 흡(吸)의 길이가 같은 형태는 자시위(子時位)에서 사용되며, 잡념이 일어날 때도 사용한다. 이 자시위(子時位)는 활자시(活子時)의 이론에서 나왔다. 양기가 발생하는 순간을 활자시(活子時)라고 하는데 조약(調藥), 득약(得藥), 하거(河車), 출정(出定)에 따라 구분된다.

여기서 자시(子時)는 시간이 아니며 인체의 특정 부위를 말한다. 자시위(子時位)는 제하 단전을 가리키며, 제하 단전에서 양기가 발생하는 때를 활자시라 한다.

이와 대칭되는 개념에 활오시(活午時)가 있다. 상단전인 니환(泥丸)에서 음기(陰氣)를 느낄 때 활오시(活午時)라 한다. 신체 부위를 지칭하는 표현에 십이시위(十二時位)가 있는데 자(子), 축(丑), 인(寅), 묘(卯), 진(辰), 사(巳), 오(午), 미(未), 신(申), 유(酉), 술(戌), 해(亥)의 십이지지를 사용한다.

호(呼)는 길고 흡(吸)이 짧은 형태는 퇴음부(退陰符)에 사용한다. 니환(泥丸)에서 하단전까지 음기(陰氣)가 나타나는 것을 퇴음부라고 한다. 음기가 지나치게 증대하지 않도록 온양(溫養)과 목욕(沐浴)을 해야 한다.

온양(溫養)은 신기(神氣)가 함께 상단전에 머물러 휴식을 취하는 것을 온(溫)이라 하고, 하단전에 머물러 휴양하는 것을 양(養)이라 한다. 온양은 일반적으로 운기(運氣)를 하다가 일정한 부위에서 기(氣)를 머물게 하고 긴장을 풀며 휴식을 취하는 행법이다.
 목욕(沐浴)은 내심목욕(內心沐浴)을 말하며 동쪽 묘시위(卯時位 : 협척)에서 행하는 것을 목(沐)이라 하고, 서쪽 유시위(酉時位)에서 행하는 것이 욕(浴)이다.
 호(呼)는 짧고 흡(吸)이 긴 형태는 진양화(進陽火) 때 사용된다. 진양화는 하단전에서 니환궁까지 양기가 발생하는 것이다. 퇴음부는 임맥에서 일어나고 진양화는 독맥에서 일어난다. 이 때의 양기는 미약하기 때문에 소멸되지 않도록 온양이나 목욕을 한다.

● **문식(文息)** : 호흡이 가볍고 미미하며 출입의 길이가 같다. 면면히 끊이지 않아서 저절로 미묘한 상태에 이르고 목욕의 위치에서 사용한다.

● **진식(眞息)** : 수련하는 동안 코나 입을 통한 호흡은 없어진다. 그러나 보통 때는 일반인과 동일하다.
 진식이 처음 나타날 때는 가슴과 배 사이에서 한 줄기의 빛이 느껴진다. 이것은 실제로 보이는 빛이 아니며 수련자 자신에게만 느껴지는 것이므로 특별한 주의를 해야 한다. 이런 상태가 오래 되면 기가 더욱 왕성해지며 위아래로 왕래하던 빛도 점차 없어진다. 그러나 진식(眞息)이 상당히 진행된 단계라 하여도 입정(入定 : 현대의 入靜)에 이르지는 못한 상태이다.
 이후에는 태식(胎息)을 수련한다. 진식(眞息)은 연정화기(煉精化氣)에 있다. 연정화기는 선도 수련의 세 단계 중의 첫째 단계이다. 원정(元精)이 발동하면 기로써 정을 단련하여 기화(氣化)시켜 소모되거나 탁해지는 것을 막는다.

● **태식(胎息)**:진식(眞息) 수련 후 대약(大藥)을 얻기 전후에 입정(入定)의 단계를 거친다.

태식은 반드시 정(定)의 상태에 들어간 후 발생한다. 태식을 시작한 후 3개월간은 단지 두 기운이 배꼽 주위에서 미미하게 진동하는 것을 느낄 뿐이다. 그후 4~5개월이 되면 기가 정(定)해진다. 6~7개월이 되면 거의 혼수 상태에 빠진다. 8~9개월이 지나면 모든 맥이 충실해져 다시는 요동하지 않는다. 태식 후 10개월쯤 지나면 태식이 완성되고 합일되어 대정(大定)에 들어간다.

[의념(조심,調心)]

기공 수련에서 매우 중요한 위치를 차지하는 의념(意念)의 단련은 수련자가 자신의 주의력(注意力)을 신체에 집중하며 일정 부위에 옮겨 안정된 수련을 진행시킨다. 집중이 충분해지면 잡념이 없어지고, 의식이 충분히 조정되어야 운기(運氣)가 가능하다.

의념 집중 수련은 정공(靜功)에서 더욱 중요하게 여긴다. 의념이 집중되지 않으면 아무리 좋은 자세를 갖췄다 해도 호흡 수련이 허사로 돌아간다.

의식의 단련은 조심(調心), 응신(凝神), 존신(存神)이라 했다. 신(神)은 의(意)이다. ≪섭생삼요(攝生三要)≫에는 「정을 모아 양기(養氣)가 되어야 의념을 집중할 수 있다」고 했다. 또 「신(神)이 흩어지면 기가 흩어진다」고 했다.

≪소문(素問)≫에는 「안정되고 소박하며 물욕이 없는 상태(恬, 惔, 虛無)에서 정신을 내면으로 집중한다」고 했다. ≪내경전석(內經

詮釋)≫에서는 「념담(恬惔)」은 양신(養神)이며 허무(虛無)가 양지(養志)」라 했다.

　정신내수(精神內守)는 주의력을 신체 외부에 집중한 뒤에 다시 내면에 집중하는 것이다.

　≪선불합종(仙佛合宗)≫에서는 「반관내조(返觀內照)는 밖에 모아진 진의(眞意)를 그 내부에 집중하는 방법」이라 했다. 현재는 이것을 의수(意守)라 한다. 명대의 ≪보생비요(保生秘要)≫에서는 용천(湧泉)에 의수할 것을 설명했고, ≪황정경(黃庭經)≫에서는 단전(丹田), ≪포박자(抱朴子)≫에서는 3단전을 주장했다. 그러나 3단전에도 설명이 여러 가지로 나뉘어진다. ≪포박자≫에서는 제하 2치 4푼이 하단전이라 했고, 또 다른 기록에서는 회음(會陰)이라고 했다. 일반적으로 선도에서 말하는 3단전은 머리(泥丸), 가슴〔膻中: 잔(전)중〕, 배(丹田)을 뜻한다.

　≪준생팔잔(遵生八牋)≫에서 하단전은 현관(玄關)이며, 앞으로는 배꼽, 뒤로는 신장, 따라서 배꼽과 신장 사이에 있고 주위에는 여덟 규(竅)가 있다 했다.

　≪의학원류론(醫學源流論)≫에서는 원기가 있는 곳이 단전이라고 했다. ≪난경(難經)≫에서는 명문(命門)을 단전이라 했다. 불교 천태종의 ≪수습지관좌선법요(修習止觀坐禪法要)≫에서는 제하 1치, ≪홍로점설(紅爐点雪)≫에서는 제하 1치 3푼, ≪성명규지(性命圭旨)≫에서는 제하 3치, 이시진(李時珍)의 ≪기경팔맥고(奇經八脈考)≫에서는 석문(石門)이 단전이며, 명문(命門)이라고도 하는데 제하 2치라 했다.

　단전(丹田)에 원기(元氣)가 모인다는 것은 ≪의학원류론(醫學源流論)≫에서 설명한 것이다. 단전(丹田)이라는 명칭은 중국에서 가장 오래된 침구 경락혈(經絡穴) 자료집인 ≪침구갑을경(針灸甲乙經)≫에 기록되어 있다.

「석문(石門)은 삼초(三焦)가 모이는 곳이며, 일명 이기(利機), 정로(精路), 단전(丹田), 명문(命門)이라 하는데 제하 2치에 있다.」

또 침구 서적에는 제하 1치는 음교(陰交), 1치 5푼은 기해(氣海), 3치는 관원(關元), 즉 이것들을 단전이라 했다.

그러나 수련자는 단전의 위치에 집착할 필요가 전혀 없다. 수련을 하면 아랫배의 어느 한곳에 힘이 집중하고 요동치는 것을 느낄 수 있다. 청대의 ≪삼지선(三指禪)≫에는 「배꼽 아래에 단전이 있지만 치수를 계산할 수 없다」고 하였다.

현대 의학에서 보면 단전은 어떤 기관도 아니며 어떤 형태도 없다. 다만 배에 힘을 주면 기운이 모이는 아랫배의 복근 안쪽의 어느 곳이라고 생각한다. 따라서 더 이상 단전의 위치에 관한 논쟁을 벌이는 것은 시간 낭비일 뿐이다.

▨ 수련 방법

의식을 사용하는 방법으로서는 옛사람들의 경우 일종의 상상에 의하여 수련을 진행했다. 즉 환상(幻相), 환각(幻覺)으로 의식을 집중시켜서 원하는 효과를 얻었던 것이다. 이런 방법은 존상(存想), 또는 관상(觀相)이라고 한다.

존상(存想)은 마음과 눈을 일치시켜 내면의 상상 세계를 보이는 것으로 생각하는 것이며, 당대의 ≪천은자(天隱子)≫에 설명되어 있다. 존상(存想)에 관한 자료는 ≪제병원후론(諸病源候論)≫,

≪소요자도인결(逍遙子導引訣)≫ 등도 있다.

관상(觀相)은 ≪비급천금요방(備急千金要方)≫에 기록되었으며, 서서히 마음을 안정시키고 선관법(禪觀法)을 한다고 기록함으로써 불교 밀종 방법을 설명했다. 밀종은 당나라 때 일본에 전해져 진언종(眞言宗)이 되었으며, 주술 용어를 많이 쓰기 때문에 어밀(語密), 손가락 모양을 여러 가지로 바꾸기 때문에 신밀(身密), 마음을 관상(觀相)하기 때문에 의밀(意密)이라고도 했다. 이 삼밀(三密)이 서로 상응하여 성불(成佛)한다는 것이다. 이 ≪비급천금요방(備急千金要方)≫의 선관법(禪觀法)은 밀종의 「보병기(寶瓶氣)」이며 이것은 ≪기공요법실천(氣功療法實踐)≫ 중의 단전주기법(丹田住氣法)과 같은 종류이다.

≪보생비요(保生秘要)≫에서는 「마음을 한곳에 모으면 잡념이 없어진다」고 했으며, 이것을 고대 기공가는 존신(存神)이라 불렀다.

명대의 ≪고자유서(高子遺書)≫나 ≪섭생삼요(攝生三要)≫, ≪황정경강의(黃庭經講義)≫에 존신과 존상의 설명이 있다.

이외에도 이의영기(以意領氣 : 의식을 집중하여 기를 이끈다)와 대소주천(大小周天 : 기를 신체 뒤의 독맥과 앞의 임맥으로 통하게 한 바퀴 돌린다는 수련), 하거반운(河車搬運), 용의인기(用意引氣)는 모두 의식 집중에 따른 기의 이동을 설명하는 용어이다.

흔히 초보자는 바로 이 의식에 관한 설명에서 앞이 캄캄할 정도의 좌절을 느낀다고 한다. 특히 선도(仙道)의 용어를 설명하면 이해하기가 더욱 힘들어진다.

남성의 경우 머리속으로 여성과의 성관계나 여성의 성적인 부분을 다른 잡념이 생기지 않게 집중적으로 상상하면 얼마 지나지 않아서 기(氣)가 성기에 모인다. 즉 의념(意念)이 기(氣)를 인도하여 집중시킨 것이다. 기(氣)는 피(血)를 이끌어 성기가 충혈되며 발기한다. 발기된 상태는 충혈된 상태이며 이 때문에 힘(力)으로 작용한다. 그러나 그 상태에서 머리속의 의식을 제거시키면 기가 흩어지고, 피가 흩어지고, 힘이 흩어져서 원상태로 돌아간다. 이것은 매우 단편적인 설명일지는 모르나 기(氣), 혈(血), 력(力)의 모든 것들이 의(意)에서 비롯되고 있음을 이해할 수 있을 것이다. 이것을 구체적으로 설명하려면 정(精)·기(氣)·신(神)의 상응 관계에 대응하면 된다.

이렇게 쉽게 집중하고 운기할 수 있는 곳은 한 곳 뿐이지만, 수련에 의하면 손, 발, 머리, 등, 배, 목 등의 어느 곳에도 강력한 힘을 모을 수 있는 방법이 있다. 이것을 충분하게 활용하면 초능력적인 파괴력을 발휘하기도 한다. 이것이 기공 수련의 미묘한 법칙이다.

여성의 수련법은 남성의 수련법과 다르다. 어떤 여성 수련자는 여성과 남성의 수련법을 구분하지 않고 수련하여, 생리상 문제를 일으켜 가슴이 작아지고 생리 불순이 되며, 배란 기능에 이상이 생겨 임신 능력에 문제가 생긴 예도 있었다.

여성은 머리속에서 잡념이 전혀 없는 상태로 집중하여 성적인 문제에 집착하여도 기가 나뉘어 가슴과 성기로 흩어진다. 기가 가슴에 이르러 유방과 유방 사이에 있는 잔(전)중(膻中;사전에는 잔이라고 쓰인 책도 있고, 전이라고 쓰인 책도 있어 발음에 통일성이 없다. 중국어 어원에 가까운 것은 잔이다)에 모이며, 이곳에서(중단전) 유방으로 기를 보내며 다시 피(血)를 이끌어 충혈시키고 유두가 딱딱해지고 힘이 모이고 유방도 부풀게 된다. 다시 한 줄기의 기는 성기로 내려가서 회음부(會陰部)에 모이며 질벽을 충혈시켜 애액을 흐르게 한다. 그런데 여성은 신체 조건상 발바닥의 용천(湧泉)혈에까지 기가 전달되기 때문에 전신이 긴장하고 짜릿한 느낌을 갖게 된다. 그래서 여성의 경우 중단전의 수련을 중요시하며 주천공(周天功)을 수련하지 않는다. 여성의 수련법을 다룬 참고 서적도 많이 있지만 독자의 혼란을 피하기 위하여 남성 위주의 수련법만을 해설한다.

의식을 집중하는 방법에는 여러 가지가 있다. 그러나 수련자 자신은 어떤 설명도 진정으로 이해할 수는 없다. 의식은 보이지 않고 그렇다고 다른 사람의 상태를 볼 수도 없으니 수련자 자신이 옛사람들이나 스승의 설명에 따라 스스로 방법을 설정하게 된다.

의식을 집중하기 위해서는 신체 전체를 방송(放鬆)시켜야 한다. 방송(放鬆)은 어느 한곳에 힘이 집중되지 않고 전체를 충분하게 이완시킨다.

연공을 시작할 때는 자신의 신체 여건에 맞는 안정된 자세를 취하며 복장도 편안하게 한다. 긴장 상태를 완전히 이완시키는 방법은, 자세를 안정시키고 변동시키지 않을 수 있어야 하며 눈으로 보고 있지는 않지만 신체의 어느 한 곳에 점이나 빛 등의 어떤 형태가 보이는 것으로 생각하면 좋다.

의수(意守) 또는 응신(凝神)은 경락상의 어느 한 혈에 생각 전체를 집중하는 것이다. 단 일정한 혈에 의식을 집중하면 체내 기혈의 운행과 내장 기능에 영향을 미치므로 자신의 상태에 따라 의수 부위를 결정해야 한다.

예를 들어 고혈압 환자라면 머리와 복부에 의식을 집중했을 때와 다리에 있는 혈(穴)에 의식을 집중했을 때 혈압이 오르내리는 현상을 뚜렷하게 확인할 수 있다.

일반적으로 건강한 사람이 의수(意守)에 상용하는 혈(穴)은 배꼽(臍中;제중) 또는 배꼽 아래이며, 용천(湧泉), 대돈(大敦:엄지발톱 뿌리쪽 위), 족삼리(足三里:무릎 아래 밖으로 근육이 나뉜 곳), 명문(命門:배꼽의 반대, 등쪽), 소상(少商:엄지손톱 뿌리쪽 위), 중충(中沖:가운데손가락 끝부분) 등이다.

제중(臍中)은 ≪난경(難經)≫, 원의 ≪주역참동계발휘(周易參同契發揮)≫, ≪동의보감≫ 등에서 설명하고 있다. ≪동의보감≫에서는 배꼽에는 상하가 있으며 정위치는 제중(臍中)이라 했다. 제중은 원기의 근원이며 인체 상하의 정중위(正中位)이기 때문에 상하의 불평형을 조절하기 좋다.

족삼리(足三里)는 무릎 아래 3치의 오목한 곳이며, 족양명(足陽明) 위경(胃經)의 합혈(合穴)이다. 복부가 팽창되고 위에 통증이 있는 경우 이 혈을 의수(意守)하는데, 비위(脾胃)의 작용 능력도 높인다. ≪침구자생경(針灸資生經)≫에 기록되어 있으며 일본에서는 장수혈(長壽穴)이라고도 칭한다.

대돈(大敦)은 족궐음(足厥陰) 간경(肝經)의 정혈(井穴)이다. 머리에 이상이 있거나 통증이 있는 사람은 의식을 이곳에 집중한다. 또 간장 질환이 있는 사람에게도 좋다. 의식을 대돈에 집중할 때는 앙와(仰臥)나 고좌(靠坐) 자세가 좋다.

용천(湧泉)혈은 앞쪽 발바닥의 오목한 곳(앞쪽 3분의 1)이며, 족소음(足少陰) 신경(腎經)의 정혈(井穴)이다. 몸이 허하고 기력이 없으며, 밤에 잠자리에서 뒤척이거나, 머리가 아픈 사람은 이곳을 의수(意守)한다. 이것은 상병취하(上病取下)의 원리에 따른 것이다.

명문(命門)은 14번째 척추의 아래이며 배꼽 반대쪽에 있는 독맥(督脈)의 혈이다. 신장에 이상이 있거나, 허리가 쑤시고 아프며, 양기가 부족하고 몸이 차가운 사람은 이곳을 의수한다. 의수(意守)는 배꼽에서 점차 진보하여 깊히 들어가서 이 혈에 이르도록 한다.
  소상(少商)은 수태음(手太陰) 폐경(肺經)의 정혈(井穴)이다. 기침과 천식이 있는 사람이 의수한다.
  중충(中沖)은 수궐음(手厥陰) 심포경(心包經)의 정혈(井穴)이다. 심기(心氣)가 부족하거나 가슴이 두근거리고 편안하지 못한 사람이 의수한다.

  호흡과 동시에 글귀를 묵념하는 방법이 있는데 흡기(吸氣)시 「정(靜)」, 호기(呼氣)시 「송(鬆)」 등의 의미를 마음속으로 암시(暗示) 한다. 이것은 안정과 방송(放鬆)을 유도하는 방법이다.
  한편 마음이 안정되지 못하고 간(肝)에 화(火)가 가득한 사람, 불안하고 초조한 사람, 신체 내부에 의식을 집중하기 어려운 사람, 신경 쇠약 환자 등은 외경(外景) 의수법을 채용한다. 의수에는 내경(內景:체내)과 외경(外景:체외)이 있는데, 인체 내부의 혈이나 단전 등을 의수하는 것은 모두 내경(內景)이다.
  꽃이 만발한 정원이나, 아름다운 전원 풍경, 밝은 달, 바다 등 경치나 사물을 의수하면 모두 외경(外景)이다. 내경(內景)에서도 백회(百會)나 조규(祖竅:두 눈 사이)를 먼저 의수하면, 초보자는 편차(偏差)를 일으켜 주화입마(走火入魔) 등에 빠지게 된다.
  또 지나치게 강한 의식을 집중하면 그곳에 현혹되어 환상이 나타나고 음양의 균형이 깨지는 위험이 있다. 의수는 가볍고 희미한 상태로 이루어져야 하며 의식을 집중한 듯 하지 않은 듯한 상태를 취해야 한다.
  특히 외경(外景) 의수에서는 아름다운 경치나 유쾌한 사물을 선택해야 하며, 공동묘지나 화장터, 귀신, 이성 문제, 더러운 환경, 짐승 등을 선택해서는 안 된다. 오심(惡心)과 사념(邪念)을 배제하고 정신적인 쾌적함이나 평온하고 관대한 심정, 낙관적인 정서 등을 촉진함으로써 마음을 깨끗하게 한다.

연의(練意)의 원리

인간의 사고와 의식 활동은 대뇌의 활동이다. 인체의 내부나 외부의 각종 물질에 대한 의식을 결정하는 것도 대뇌의 구실이다. 그리고 사상(思想)은 대뇌피층의 활동이며, 역으로 대뇌피층의 영향이 인체 기관의 생리 활동에 영향을 미치기도 한다.

흔히 볼 수 있는 궤양 종류의 질병과, 고혈압, 신경 쇠약 등은 대뇌피층의 활동 능력의 상실과 관계가 있다. 또 질병 상태는 대뇌피층의 활동에 영향을 주어 서로가 악순환 관계를 유지한다.

기공 수련의 연의(練意)는 입정(入靜)시 뇌전도와 근육시치 등의 변화를 일으키고 대뇌피층의 주동적 보호 억제 상태를 가능하게 만든다. 수련이 계속되면 손상된 대뇌피층을 정상 기능으로 만들고 만성병 치료를 유리하게 한다.

입정(入靜)시에는 혈관 반응이 억제되고, 피부 전위(電位)도 내려간다. 부교감 신경의 기능이 강해지며 상대적으로 교감 신경의 기능이 억제된다. 위나 장의 움직임은 활발해지며 이에 따라서 소화 흡수 능력이 커진다. 위나 장의 질환에도 도움이 되며 영양 상태를 좋게 한다.

의수(意守)는 상태에 따라 서로 다른 곳에 하므로 그 작용이 서로 다르며 당연히 그 치료 효과도 다르다. 고혈압 환자가 아랫배에 의수(意守)를 하면 기혈(氣血)이 하강하는 감각을 느낄 수 있고 호흡이 부드러워지며 머리가 맑아진다. 아울러 혈압이 내려간다.

수련자는 호기(呼氣) 시에 혈관이 수축하고 흡기(吸氣) 시에는 수축하지 않으나, 보통 사람들은 흡기(吸氣) 시에 혈관이 수축하고 호기(呼氣) 시에 혈관이 이완된다. 그리고 기공 수련자는 스스로 자기 몸을 조절하기 때문에 순환 계통, 호흡 계통, 신경 계통, 내분기 계통, 근육과 운동 계통의 자아 조절(自我調節)의 잠재력을 갖고 있다. 이 잠재력은 수련 기일과 비례하여 개발되므로 쉬지 않고 계속된 연공이 필요하다.

제 2 장
기공(氣功) 수련(修練)의 이론(理論)

기공은 건강을 유지하고 정신을 맑게 하여 유쾌한 심신으로 가꾸려는 수련이다. 기공은 중국 의학의 예방 의학에서 시작되었고 치료를 돕는 단계로 발전하고 있어 의학과 깊은 연관을 갖고 있다. 기는 인간의 생명과 직결되는 중요한 에너지의 흐름이며 물질이다.

① 기공과 건강

 기공 수련의 목적은 진기(眞氣)를 단련하고 새로운 원기(元氣)를 양성하며 정기(精氣)를 튼튼하게 하는 데 있다.
 기(氣)가 충실해지면 신체의 음양이 평형을 이루게 되며, 면역성과 질병에 대한 저항력을 강화할 수 있다. 스트레스를 제거하여 심리적 요인에 의한 질병의 발생도 억제한다. 기공 운기(運氣) 수련에 의하여 경락이 잘 통하면 기혈이 조화를 이루게 되어 신경 계통의 능력이 향상된다. 따라서 꾸준한 기공 단련은 질병의 예방과 치료를 겸할 수 있고 잠재 능력을 발휘할 수 있다.
 기공이 중국에서 크게 각광을 받고 있던 1970년대 우리 나라에 처음으로 기공이 소개되었다. 그 때는 내공(內功)이라는 용어가 일부 중국 무술 지도자 사이에서 쓰이고 있었으며, 체계가 제대로 갖춰져 있지 못했다. 따라서 한문을 해독할 수 있는 사람이나 일부 불가(佛家)에서 동남아에서 발행된 서적을 참고하여 비전의 건강술, 초능력을 기르는 훈련, 신선이 되는 도술이라고 선전하기에 분주했다. 기공이라는 용어를 사용하였을 당시만 해도 많은 사람들의 비웃음을 샀는데 현재는 기공이라는 용어를 자연스럽게 사용하고 있으며 기공 지도자라고 자칭하는 사람도 많아져서 한층 다행이라 생각하고 있다.
 요즘에는 많은 사람들이 가까운 산과 계곡을 찾는다. 그리고는 건강을 위한답시고 땀을 흘리며 운동을 한다. 물론 운동을 하면 폐활량이 커지고 혈액 순환도 잘 되며 에너지 소모량도 많아진다. 에너지 소모량이 커지면 비만자의 경우 날씬하게 될 수도 있다. 그러나 운동을 하면 체내에 피로 물질이 생긴다. 이 피로 물질을 그대로 방치하면 질병이 생길 수 있다. 맹목적인 생각으로 달리기를 하면 자신의 건강에 도움을 줄까?

아침 일찍 일어나서 정구를 하거나 축구를 하며, 또 배드민턴을 하면 건강을 유지할 수 있을까? 에어로빅 운동을 하면 건강해질까? 육체미 운동을 하면 건강을 유지하며 장수할 수 있을까? 모든 사람들은 자신의 신체적 여건과 생리 작용, 그리고 질병의 여부에 따라 제각기 적당한 운동법을 선택하지 않으면 오히려 건강을 해친다는 사실을 깊게 생각하지 않는다.

서양에서 시작된 건강법은 신체 외형을 위한 방법이 대부분이다. 한동안 많은 여성들의 사랑을 받던 에어로빅 댄싱은 에너지 소모량을 늘려 날씬한 몸을 가꾸려는 방법이었다. 그런데 음식을 조절하지 않고는 날씬해질 수가 없었다. 왜냐하면 근육의 단련은 가능하지만 지방층은 단련되지 않기 때문이다. 그런 종류의 유산소 운동으로 질병을 치료하고, 자신의 잠재 능력을 키워 정·기·신을 강화할 수 있을지는 의문이다.

아직도 우리나라 사람들은 기공을 매우 생소하게 받아들이고 있다. 기(氣)의 이론은 동양 의학, 선학, 도학, 유학에도 기록되어 있다.

우리 인간들은 왜 살아가고 있을까? 그리고 왜 사람이 이 지구상에 살게 되었을까?

지구상에 있는 모든 생명체중 자연의 지배를 받지 않는 것이 없다. 생활 양식이 바뀌고, 인간의 사고 방법이 변화되었다 하여도 자연을 제대로 알지 못하고는 인체를 이해할 수 없다.

우리 인간이 삶을 영위할 때, 일정한 에너지를 얻기 위해 노력하며, 그렇게 얻은 에너지를 소모시키면서 또 다른 에너지를 얻는다. 그렇지만 자신의 생명과 직결되는 에너지를 조절하거나 양성하는 방법을 알지 못하며 알려고 노력하지도 않는다.

그렇게 현대를 살아가는 많은 인간들은 정작 중요한 것은 찾지 않고 쓸데없는 욕심에만 눈이 어둡다. 남보다 돈이 없는 것도 아니다. 그렇다고 남보다 먹을 것을 못먹는 것도 아니다. 그런데도 보약이나 보신을 위한 것이라면 개구리, 지렁이, 굼벵이, 물고기, 강아지, 고양이, 뱀, 쓸개, 간, 안 먹어 본 것이 없다는 사람들이 양기 부족이나 조루증에 시달리고 아내의 눈치나 보면서 살아가고 있지 않은가?

겉으로는 큰소리치고 있을지는 몰라도 양심에서는 그렇지 못하다. 그럼에도 세상이 타락하다 보니 남자를 경험해 보지 못한 여자는 바보라는 말이나 떠들어대고, 어떤 어리석은 사람은 술을 마셔서 조루증을 억제하려고 하기도 한다. 술이 어느 정도 취하면 기가 상승하여 성력이 둔해지는 것을 이용하려는 것일 게다. 이런 사람은 자율 신경의 기능을 망치게 되는 위험은 생각하지 못하고 있다.

자신의 몸 안에 있는 정(精)은 자신의 생명 원소이며 생명의 근원이 되는 힘이라는 사실을 알아야 한다. 기(氣)와 의식을 자유롭게 조절하고 운기(運氣)할 수 있으면 한갓 이성 문제를 두고 두려워하고 염려할 필요가 있겠는가? 진시황처럼 먹을 것만 찾고 있으니 안타깝기 그지없다. 겨우 몇 십년 살고 젊은 나이에 죽어 버린 진시황을 따를 셈인가?

기공 수련에는 사람이 살아가는 데 필요한 에너지를 조절하고 서로 조화시켜 나가는 방법이 담겨 있다. 우리가 음식물을 섭취하는 것은 생활의 수단이자 생명의 연장 방법이기도 하다. 그러나 지금은 생명을 위한 방법의 한도를 벗어나서 혀를 위한 음식을 만들고 온갖 가공 식품을 만들어 하루 종일 어느 곳에서도 먹을 수 있게 되었다. 그러나 소화 기관의 능력에는 한계가 있다. 기계에도 무리한 요구가 있으면 망가지게 마련이다. 인체의 기능도 이같은 진리에서 제외될 수 없다.

귀중한 하루하루를 먹고 마시며 육체적 쾌락으로 지내고 있으니 육체는 점차 붕괴되고 정신도 나약해져서 생명의 빛이 흐려진다. 먹는 것이 그렇게 중요하고, 그렇게 즐거운가? 먹는 것에도 때가 있고 식(食)이 약(藥)이며 약(藥)이 식(食)이라 했다. 아무 때나 먹고 아무렇게나 행동하면 육체는 쓰레기장과 같이 오염되며 유독 성분이 발산한다. 이것들이 전부 배설되지 못하고 쌓이다 보면 부패하고 발효되어 질병에 걸리게 된다. 이는 자동차 엔진에 나쁜 기름을 사용하면 힘이 약해지고 고장의 원인이 되는 것과도 같다. 육체는 오직 하나밖에 없는 자신만의 기계이니 스스로 아끼고 보살펴야 한다.

신체에 기본적으로 필요한 50여 종류의 성분은 땅에서 자라고, 또 쉽게 구입할 수 있다. 그러나 땅에서 얻어지는 것을 활용하려면 호흡을 통하여 묵은 것과 새 것을 교체해야 한다. 대개 호흡이란 단순히 나쁜 공기와 각종의 가스나 수증기 등을 내뿜고 신선한 공기를 들이쉬는 것으로 생각하기 쉽다. 그러나 호흡은 맥박을 조절하는 기능과 깊은 관계가 있다. 이 맥박과 호흡과의 관계는 내공과 중요한 상관관계가 있으며, 심장을 조절하여 피의 순환을 돕기도 한다.

그러므로 잘못된 방법으로 호흡 단련을 지속하면 심장과 허파에 이상이 생기고 가슴이 뜨끔거리며 맥박이 일정하지 않고 압박감이 온다. 호흡을 조절하여 마음을 조정하고 심장의 맥동을 조화시키며,

생명의 요소가 되는 기를 통제한다. 기는 피를 이끌면서 인체의 생명력이 된다. 생명력이 되는 이 기는 의식에 의해 조절되므로 의식 상태를 바르게 하지 못한 사람은 바른 생명력을 발휘하지 못한다.

육체에 이상이 생기면 호흡이 곤란해지며 변화가 생긴다. 이것을 역으로 생각해 보면 호흡을 조절하여 육체를 정화할 수 있다는 이론이 성립된다. 호흡 수련으로 육체의 왜곡과 정신적인 나태를 바로잡아서 새로운 능력을 기르며, 생명력을 키울 수가 있는 것이다.

호흡을 중요하게 여긴 선도(仙道)는 중국 무술을 발전시키는 데 중요한 공헌을 했다. 한 동작이라도 소홀히하는 것이 없으며, 각 동작을 호흡의 묘리에 일치시켰으니 이것이 태극권(太極拳)이다. 태극권은 호흡과 동작을 일치시켜 세계에서 가장 진보되고 훌륭한 운동법이라는 칭송을 받고 있다.

기공 수련은 그것을 하는 사람의 성격에 따라 진보에 차이가 생긴다. 내성적이며 말이 적은 사람일수록 수련이 용이하고, 극히 외향적이며 내세우기를 잘하는 사람들은 의념이 통일되지 않아서 수련에 고통을 겪고 실패하는 경우가 많다.

또 기공 수련에서는 인공적인 어떤 것도 자연적인 것을 앞서지 못한다. 그것은 인간 그 자체가 자연적이기 때문이다. 우주가 형성되고 유지되는 일정한 법칙도 이같은 도(道)를 그르치지 않고서만이 존재할 수 있다.

자연 속에 있는 또 다른 작은 자연은 서로가 영향을 미치면서 존재한다. 인간은 하늘과 땅의 기운으로 살며, 사고(思考)를 통하여 자연과 대화를 한다. 인간의 사고는 무한하지만 현실과 사고를 분리해야 한다. 자신이 집중하는 의식이라 해도 현재의 의식과 공상의 의식은 분리되어야 하는 것이다.

이 의식은 정신을 지배하며 정신은 육체를 움직인다. 정신이 어떻게 육체를 동작시키고 자율적인 것과 의식적인 것을 지배하는지 정확하게 알기도 힘들겠지만 그것을 조절하기는 더욱 힘들다. 이것이 자연, 즉 스스로 그렇게 되는 도(道)의 원리이다.

육체의 수련도 정신의 수련도 그 수행 원리는 도(道)를 기반으로 삼는다. 도(道)의 원리를 찾으면 마음의 눈을 떠서 자연을 배운다. 선도(仙道)의 수행자는 삶의 의미를 깊이 있게 느낀다. 생명 현상에 대한 바른 이해를 하고 이에 순응하는 것이 진정한 인간의 도이다. 인간의 내면을 찾아내면 어떠한 보물을 얻은 것보다 기쁘며, 수행은 학문만으로 불가능하다는 것을 새삼스럽게 느끼게 된다.

정(精)

「하늘과 땅의 정기가 서로 엉키어서 만물이 생성하며 생명을 이룬다」고 역(易)에서 말하고 있다.

자연을 유지하고 있는 우주의 진리는 음양의 화합으로 보존된다. 부모의 정기가 서로 어우러져서 신체와 생명이 생겨나며, 정이 몸보다 먼저 생겨난다. 정은 곧 신체의 근본이다. 정(精)은 만물을 아름답게 만들어서 신체를 성장시키며, 생명을 이룩하는 보배로운 것이다.

모든 인간은 늙어간다. 그러나 자연의 법도를 지켜 나가면 그 노쇠를 지연시키고 수명을 연장할 수 있다. 여기에서 중요한 구실을 하는 것이 곧 정(精)이다. 정(精)이 충만해지면 생명력이 넘치고 모든 생명 활동이 윤택해진다.

선천의 정은 하늘과 땅의 기를 받아서 키워 나간다. 하늘의 기도 정으로 변하고 땅의 기도 정으로 변하여 생명의 수단이 되는 것이다. 그럼에도 우리 현대인들은 대자연의 원칙에 따른 인체의 구성을 무시하고 형태적인 물질에 치중하는 과오를 범하고 있다. 이런 방법은 서양식 사고 방식에서 비롯된 것이며, 인간 자체를 기계처럼 생각, 열량을 계산하고 생활에서 소모된 에너지를 보충하면 언제까지나 생명을 유지하며 살아갈 수 있을 것처럼 생각한다. 기계는 고장이 나면 손을 보아 다시 가동시킬 수가 있다. 바로 그런 기계처럼 취급하여 기구와 각종의 화공 약품을 이용하여 병을 치료하려고 노력한다.

질병에 의해 침해를 받은 신체는 질병보다 약하다. 그런데 질병(병원체)보다 강한 약품으로서 병을 치료하고 있으니 신체에 어떤 영향을 줄 것인가? 먹는 것을 조절하는 것은 육체를 깨끗하게 하는 지름길이다. 그러나 우리는 먹지 않아야 될 것을 먹고, 하지 않아야 할 것을 한다. 술 취한 사람이 범방(犯房)을 하고, 기(氣)를 조절하지 못하여 정(精)을 유실하며 급기야 신체 조절 기능은 유명 무실해져 간다.

또한 허황된 생각을 하거나 음란한 생각을 자주 하면 정(精)의 주관이 상실되어 정이 소변을 따라 유출된다. 어떤 여인을 대하거나 혹은 어떤 남성을 대하거나 마음이 그쪽으로 쏠리면 정신이 혼란해진다. 또 지나친 성관계를 상상하면 소변을 따라 정(精)이 유실된다. 땅의 정기를 머금고 태양의 기운으로 성장한 음식에서 얻어지는 기운은 뼈와 뇌를 채우며 아래로는 음경과 음낭에 보내진다. 그래서 음양의 조화를 상실하면 정액이 음경으로 흘러내려 골수와 오장이 허하게 되는 것이다. 그렇게 되면 등과 허리가 아프고 다리가 시린 증상이 나타난다.

정(精)은 인간의 기운을 조절하는 중요한 구성 요소의 하나이지만 독단적인 것으로서 존재하지는 않는다. 전설의 영웅들은 산의 정기를 받았다거나 땅의 정기를 받았다는 옛말이 있다. 이것은 풍수 지리의 영향이라기보다는 주변 환경이 인체에 미치는 영향이나 땅과 하늘의 기운을 중요시했던 음양의 근본 사상에 의존한 것이다.

음양의 원리를 이해하는 것은 도(道)를 아는 길이다. 그러나 세상의 많은 사람들은 그것을 꺼려 하며, 그 섭리에 얽매이기를 싫어한다. 인간에게는 반항의 심리가 있다. 옳은 줄 알아도 하지 않으려 하며 결국 자신 스스로 고통의 짐을 지게 된다.

정(精)을 조절하는 자율의 신체는 정액을 배설할 수 있게 되면서 자율 조절의 기능에 금이 간다. 정(精)을 배설하기만 하고 보(補)하지 못하면 정이 메말라 버리고 피로가 겹쳐서 육체가 손상되기 시작한다. 정(精)이 소모되면 기(氣)가 쇠약해지며, 기가 쇠약해지면 질병에 걸린다. 이것만 보아도 정(精)이 인체에서 매우 귀중한 보물이라는 것을 알 수 있을 것이다. 이렇게 소중한 정이 깨끗한 음과 함께 하여 자손을 탄생시키는 것이다. 정은 살아 있는 것이며 자신의 생명이다. 그 귀한 생명을 방탕하고 추한 여자를 위해 소모해서야 되겠는가. 유흥가가 범람하고 간통이 대단스럽지도 않는 사회가 되었다 해도 자신의 생명인 정(精)을 소중하게 아끼고 연마하는 지혜가 있어야 할 것이다.

수많은 남성들은 왕성한 정력을 소원하고 있다. 젊음이 넘칠 때는 정에 대한 염려를 하지 않을지 몰라도 젊음은 영원히 존속되지 못한다. 남자는 30, 40대를 지나면서 자신의 변화를 실감하게 되고, 건강했던 젊은날을 추억처럼 그리워한다. 건강은 건강할 때 지키라는 평범한 진리처럼 사전에 양정(養精)을 위하여 조금이라도 노력한다면 그렇게 쉽사리 소멸하지는 않을 것이다.

흔히 정(精)은 성과 연관지어 논란을 하곤 한다. 선도의 일부 문파에서는 정은 남녀 관계에서 기를 수 있다고 하며, 또 다른 문파에서는 이와 반대로 금욕을 주장한다. 방중보익(房中補益), 채정법(採精法), 환정법(還精法) 등이 최대의 비법으로 알려져 있지만 사실은 무리하지 않기 위한 이론에 불과하다.

방중경이나 옥방비결 등의 방중 이론과 반대되는 선서(仙書)에서는 「정(精)의 누설을 삼가면 장생 불로하고, 도(道)는 정을 보배로 삼으니 마땅히 정을 깊이 지녀야 한다」고 했다. 또한 「서로 교접하지 않을 때는 정이 피 속에 포함되어 있으며 그 형태가 없다가 몸 안에서 욕정이 발생되면 온 몸을 돌던 피가 명문(命門)에 이르러서 정으로 변하는 것」이라 했으며, 「정(精)은 기(氣)를 일으키고 기(氣)가 신(神)을 굳건하게 한다」고도 했다.

양생(養生)을 공부하는 사람은 먼저 정을 보배로 삼을 줄 알아야 한다. 정이 차면 기가 강해진다. 기가 강건하면 신(神)이 왕성해져서 생리적 조절 기능이 좋아지므로 안으로는 오장이 튼튼해지고, 밖으로는 피부가 윤택하여 얼굴에 광채가 나고 눈과 귀가 밝아지며 늙어도 건강을 유지할 수 있다고 했다.

그러나 정을 키우려면 신수(腎水)를 양성해야 하므로 오랫 동안 수련하지 않는 한 결코 쉽지가 않다. 신(腎)은 정(精)을 주관하며, 심(心)은 혈(血)을 주관한다. 사람의 욕망에는 끝이 없어 자신의 몸을 훼손하고, 신수(腎水)가 심화(心火)를 조절하지 못하여 과로에 지치며, 놀라고 가슴이 두근거리거나, 소변이 붉거나 탁하고, 자면서 땀을 많이 흘리거나 눈이 어둡고, 귀가 울리며 허리가 아프며, 힘이 없고 몸이 마르게 된다. 그러므로 정(精)의 보존은 불로 장수의 첩경이며, 반대로 정의 유실은 신체의 붕괴로 이어진다.

양정(養精)의 방법에는 정좌(靜坐)를 우선으로 치지만 경기공(硬氣功)의 참식(站式)을 따르지 못한다. 경기공(硬氣功)이 속임수나 마술을 이용하는 사기꾼에 의하여 오염되고 경멸당하는 수모를 겪고 있지만 진실한 경기공은 끊임없이 전수되고 있다.

기공에는 연정화기(練精化氣)가 첫째이며, 연기화신(練氣化神), 연신환허(練神還虛)의 단계를 거치도록 체계가 세워져 있다. 또 적신(積神)에 의해서 기(氣)가 생기고, 적기(積氣)에 의하여 정(精)이 생긴다고 하는 수련 방법을 탄생시켰다.

기공은 연정생기(練精生氣), 양신건신(養神健身)에 대단한 몫을 맡게 되었다.

기(氣)

기는 눈에 보이지 않기 때문에 표현하기 애매한데 생체에 흐르고 있는 에너지의 근원이라 할 수 있겠다. 따라서 기가 약해지면 질병에 걸리게 되고 생명이 고갈된다. 기는 체내의 구석구석까지 전파되며 체내의 모든 기능을 주관하여 유통시킨다.

기의 유통은 생명 현상을 주관하며, 나이 30에 이르면 가장 왕성해진다. 이 시기에는 정욕을 절제하며 기를 조절해야 한다. 인체의 기는 천기(天氣)와 같아서 한 번 약해지면 해가 떨어지는 것처럼 순식간에 소멸되고 만다.

기는 음과 양의 두 기로 나뉜다. 그 두 기가 서로 화합하여 만물이 화생하는 것이며, 사람도 음양의 두 기에 의해서 태어난다. 따라서 음양의 기운을 잘 조절하고 다스려서 기를 양성해야 한다. 기를 허비

하면 생명이 고갈된다.

　기는 인간의 근본이고, 기해(氣海)와 단전은 기운을 내는 근원이다. ≪경악전서(景岳全書)≫에서는 「인간의 모든 생명 현상은 기에 의존하고 있다」고 했으며, 청대의 ≪의문법률(醫門法律)≫에서는 「기가 모이면 신체가 형성되고 기가 흩어지면 신체도 죽게 된다」고 기록했다.

　기공은 인체의 기를 단련시키는 수련이다. 인체의 기는 여러 종류로 그 형태를 달리하여 나타나는데 그 가운데 가장 기본적인 기가 진기(眞氣)이다.

　진기는 신중(腎中)의 정기(精氣)와 비위(脾胃)의 소화·흡수·운반에 의한 수곡(水穀)의 기와, 폐에서 흡입하는 공기의 세 부분으로부터 조성된다. 앞에서도 얘기했듯 기는 전신의 어느 한 곳 흐르지 않는 곳이 없다. 기의 운동을 중국 의학에서는 기기(氣機)라 한다. 인체의 장부와 경락 등의 조직은 모두 진기(眞氣)가 승(昇), 강(降), 출(出), 입(入)하는 곳이다.

▨ 기의 단련

　기(氣)의 단련은 단전에 의식을 집중하는 것으로 시작한다. 의식이 견고하게 집중하면 왕성하게 기를 움직여서 모든 병을 제거할 수 있다. 고대의 기공가는 「병은 기(氣)를 양성하여 고치는 것이며, 기의 양성법이 조식(調息)이다. 조식은 청심(淸心)으로 이루어지는 것이고, 청심은 견뇌(堅腦)로만 이루어지는 것이다. 견뇌는 심평기화(心平氣和)라 ……」했다. 즉 기를 조정하기 위해서는 혼란한 마음을 버리고 마음을 가라앉혀야 한다는 뜻이다.

하늘의 기운을 폐로 받아들여서 몸 안으로 퍼지며 음식을 위로 받아 몸 안으로 퍼지니, 오장 육부가 이것의 지배를 받지 않는 곳이 없다. 혈액과 함께 섞여 흐르는 맑은 기를 영(榮)이라 하며 혈관 밖을 흐르는 탁한 기를 위(衞)라 한다.

영(榮)은 맥(脈) 가운데 있으며, 위(衞)는 맥 밖에 흐른다. 영기(榮氣)의 흐름은 수태음(手太陰)에서 비롯되며 족궐음(足厥陰)에 이르러 마주침으로 몸을 일주한다.

호흡은 바로 이 영기(榮氣)를 일깨우고, 위기(衞氣)를 다스린다. 폐를 활동시키면 기를 조절하고, 간의 연소 작용을 돕고 심장에 영향을 주며 혈액을 순환시키는 일을 한다. 따라서 호흡의 부조화는 폐, 간, 심장의 세 기관을 상하게 하는 결과가 된다. 체계가 없이 여기저기에서 모은 지식으로 기공을 수련하면 가슴이 결리는 통증을 일으키는 경우가 생긴다. 이 기는 자신의 신체를 통제한다는 사실을 항상 생각하며 철저한 주의를 해야 한다.

위기(衞氣)는 경기공(硬氣功)에서는 대단히 중요한 몫을 한다. 격파를 하는 경우 피부가 상하기 쉽지만 위기에 의해 보호를 받는다. 주먹을 단련하지 않아도 상처를 입지 않으며, 그러나 평소의 모습은 여성의 손과 같이 부드럽고 깨끗하다. 충격을 받는 순간 아무런 통증도 없으며 아무런 감각도 없다. 이는 기가 신체를 보호하기 때문이다.

몸 안을 두루 돌아다니는 기가 상하거나 감촉(感觸)되면 모든 병의 근원이 되며, 체기(滯氣), 냉기(冷氣), 역기(逆氣), 상기(上氣)의 질병은 폐에 화사(火邪)가 있어 기가 오르기만 하고 내려오지 않기 때문이며, 이것은 신수(腎水)를 양성하여 심화(心火)를 억제하는 방법으로 치료한다.

신수(腎水)와 심화(心火)는 서로 대립 관계에 있어 음양의 원리에 적용된다. 음양은 자연계에 상호 관련되어 있는 여러 가지 사물이나 현상에 있어서 대립 관계에 있는 것을 말한다. 즉 활동하고 있는 것, 외면적인 것, 열이 있는 것, 상승하는 것, 밝은 것, 기능적인 것, 기능이 항진하고 있는 것은 거의 모두 양으로 보고, 이와 반대로 침정하고 있는 것, 내부에 있는 것, 하강하는 것, 차가운 것, 어두운 것, 기능이 감퇴하고 있는 것은 모두 음으로 본다.

음양학으로 인체의 조직이나 구조를 설명할 경우 대체로 그 부위에 의해 음양이 구별된다. 인체의 상부는 양이며 하부는 음이다. 또 몸의 표면은 양이며 체내가 음이다. 같은 표면에서는 등쪽이 양이고 배쪽이 음이다. 장부에서는 6부가 양이고 5장이 음이다. ≪소문(素問)·보명전형론(寶命全形論)≫에서 「사람은 태어나면 형태를 갖추게 되고 그 신체는 음양과 불가분의 관계에 있다」고 했다.

음양학에서는 병리적인 변화도 기와 지극히 밀접한 관계에 있다고 본다. 질병의 발생은 음양의 상대적 평형이 상실되거나, 어느 한쪽이 과도하게 왕성하거나 쇠퇴함으로써 일어난다고 본다. 병의 발생이나 진전은 정(正)·사(邪)의 쌍방 관계로 대립한다. 인체의 저항력(正)과 질병 발생 요소(邪) 및 그것들의 상호 작용, 상호 투쟁의 상황이 음양에 의해서 설명되며, 질병 발생 요소는 다시 음의 사(邪)와 양의 사(邪)로 분리되는 것이다.

양사(陽邪)에서 유발되는 병은 양(陽)이 과도하게 왕성하여 음을 손상시키기 때문에 열증(熱症)이 나타난다. 그에 반하여 음사(陰邪)에서 일어나는 병은 음이 과도하게 왕성해져서 양을 손상시키기 때문에 한증(寒症)이 나타나는 것이다.

양기가 없으면 음을 조절할 수 없으므로 양이 허하여 음이 왕성해지는 허한증(虛寒症)이 나타난다. 이에 반하여 음액(陰液)이 부족하면 양기를 조절할 수 없으므로 허열증(虛熱症)이 나타난다.
 그러나 외사(外邪)가 인체에 침입할 경우 경락을 통해서 표면으로부터 체내로 들어가 내장에 전해진다.
 ≪소문(素問)≫에서는「사기(邪氣)가 체내에 침입할 때는 먼저 피모(皮毛)에 침입하여 그곳을 임시 거처로 삼고, 거기에 체류하여 제거되지 않으면 손락(孫絡)에 진입한다. 거기에서도 추방되지 않으면 경맥에 들어가고 거기서 오장으로 이어진다. 위장에 흩어져서 결국 오장에 병이 생기게 된다. 이와 같이 사(邪)는 피모(皮毛)로부터 침입하여 최종적으로 오장을 침해하게 되는 것이다」라고 설명하고 있다.
 경락이 기를 보내는 주요 통로라는 사실을 지적한 내용이다. 기공 단련 중에는 경락의 기가 12경맥에 자유롭게 통할 수 있게 하는 대주천운행법(大周天運行法)이 있다. 그리고 경락의 임맥과 독맥만을 자유롭게 통하게 하는 공법은 소주천운행법(小周天運行法)이다. 단전을 기반으로 해서 단전의 기를 경락을 따라 전신으로 운행시키는 단련법은 단전운행법(丹田運行法)이다.
 기공 단련 방법에는 이처럼 여러 가지가 있지만 모든 수련법은 경락을 지장없이 통행시키고 기혈(氣血)을 조화시키기 위한 것이라는 점에서는 일치하며, 이로써 건강을 증진시킬 수 있다. 경락과 기는 밀접하게 연관을 지으며 자동차와 도로의 관계와 비슷하다고 하겠다.
 아뭏든 사기(邪氣)가 체내에 침입하면 오장 육부에 전해져서 허(虛), 실(實), 냉(冷), 열(熱)을 따라 병이 병을 계속적으로 유발시켜 나간다. 생리적인 활동 범위 안에서는 특별한 질병이 유발되지는 않지만 장기간 계속된 정신적인 자극이나, 갑자기 받은 격렬한 정신적 타격에 의해 7정(七精)의 변화가 조절 범위를 넘어서면 체내의 음양, 장부나 기혈의 기능 실조를 초래하게 되어 그로부터 질병을 얻게 된다. 중의학에서는 이것을 내상(內傷)이라 부르고 있다.

7정과 기는 밀접한 관계를 맺고 있으며 이런 7정의 이상 변화에서 내장이 손장되는데, 그것은 주로 내장의 기기(氣機)에 영향을 미쳐 이상이 생기고 기혈의 기능도 문란해진다. 7정은 희(喜), 노(怒), 비(悲), 사(思), 우(憂), 경(驚), 공(恐)이며, 또는 한(寒), 열(熱), 규(恚), 노(怒), 희(喜), 우(憂), 수(愁)라 한다.

7정과 7기는 서로서로 영향을 미쳐서 염증이 생기고 병이 발한다. 크게 노하면 간기(肝氣)가 위로 올라가 토혈(吐血)하며 코피가 나오고 심해지면 뇌혈관 장해 등을 유발시킨다. 반면에 극도로 기뻐하면 기가 이완되어 정신이 집중되지 않는다. 비애가 심하면 기가 소침하여 폐기(肺氣)의 소모가 심해진다. 공포가 심하면 신기(腎氣)가 크게 소모되어 대소변 곤란, 유정, 허리가 나른해지고 힘이 빠지는 증상이 나타난다. 또 극도로 놀라면 정신적인 안정을 잃게 되고 심장과 간의 기능 장애, 정신 착란 등 생체의 기능이 문란해진다. 또 과도한 우려는 비(脾)의 기능에 장애를 일으켜 복부 팽만, 소화 불량 등의 증상을 초래한다.

이러한 7정에 의한 간섭, 혼란을 배제하기 위해서는 신체를 건강하게 해야 한다. 낙관적인 자세로 마음을 넓게 가지며 사심(邪心)이나 잡념(雜念)을 배제할 일이다. ≪태평경(太平經)≫에서는 낙천(樂天)의 작용에 대하여 「낙천으로 음양을 조화시킬 수 있다」, 「원기는 낙천에 의해 크게 왕성해진다」고 지적했다.

▨ 호흡의 신비

이 땅의 모든 생물들은 호흡이라는 과정을 통하여 그들의 생명을 연장시켜 나간다. 생명을 이루는 각종의 원소들은 지상과 지하, 물 속 등 어느 곳에도 흡수되어 있으며, 생물체 안에도 역시 마찬가지 이다. 이것들은 우주 생성의 근원을 이루는 구성 인자라 할 수 있다. 도학(道學)에서는 우주의 원리와 자연 현상, 그리고 인체의 각 기관과의 관계를 이와 같은 원리로 생각한다. 따라서 인체가 자연에 순응하여 그에 따를 때 원활한 생명의 발현을 기한다. 우주의 신비는 우리의 육체 속에 잠재하고 있는 생명의 신비와 같다.

그러면 이것들은 어디에서, 어떻게 생성되는가?

도학(道學)에서는 조물주의 창시설을 믿지 않는다. 음양의 원리에 의하여 그렇게 된 것이며, 그 안의 생명의 태동이 기(氣)라는 것이다. 그래서 도학에서는 우주의 생기(生氣), 즉 자연의 원기(元氣)를 흡수하여 생명의 활기로 전환시키는 방법을 찾아냈으며, 이것이 조식법(調息法)이다.

조식(調息)은 인도 지방과 티벧의 고원 지대에서 발달되었으며, 점차로 전파되어 그 이론도 몇 가지로 분류되고 체계화되었다. 생명을 주장하는 우주에는 자연의 정기가 무수하게 존재하고 있어서 조식(調息)을 통하여 기를 축적하고, 체내에 잠재하고 있는 기를 양성하여 생명의 조화를 이루어야 한다는 것이다.

호흡의 적절한 조절은 대자연의 근원인 음양의 대기(大氣)를 조화시키는 묘법이며, 이것은 인체 내부의 각 경락에 운행하는 기를 통괄한다. 호흡으로써 대기(大氣)의 에너지는 허파 속의 혈관에 스며들고 혈맥을 따라 전신에 공급되며, 새것으로 교체하는 이 능력이 생명의 작용이고 생명의 활동인 것이다.

무술을 수련하는 사람들은 신진 대사의 원리에 암시적인 효과를 첨가하여 그 뜻으로 자신의 기(氣)를 부리게 되다. 기(氣)는 일종의 파동이며, 기를 조절하면 파동으로 체내의 열을 외부로 발할 수 있으며 힘으로 발할 수도 있다. 이러한 열과 힘은 생명의 근원이자 생명 유지의 뿌리가 된다.

그러면 어떻게 하여 자연의 기가 흡입되고 어떤 경로로 들어오는 것인가?

자연의 기는 대기중에 있는 에너지가 공기와 함께 섞여서 체내로 들어온다. 이러한 에너지의 흐름은 세포를 건강하게 유지시키는 역할을 하며, 조직을 만들 수 있는 능력을 갖추어 준다. 이 기를 모으는 것은 인체 내의 신진 대사(新陳代謝)를 위해 반드시 필요한데, 만일 에너지를 모으는 일이 정지되면 인체의 생명은 소멸되고 죽게 된다. 좋은 호흡 방법은 심신이 경쾌해지며 가벼워지는 것을 스스로 감지할 수 있다. 또 정신이 맑고 충만되며 식욕도 증강되고, 신체 자체의 저항력이 왕성해진다.

생리학에서는 인체가 정상적인 생명 활동을 하려면 호흡 중추에 이상이 없어야 한다고 설명한다.

기에 이상이 생겨서 나타나는 질병은 영기(榮氣)와 위기(衛氣)를 유통시키지 못하는 데서 비롯된다. 흐르는 물은 썩지 않으며, 문지방에는 좀이 슬지 않는 것과 같다. 쉬지 않고 운동하는 까닭이 이것이다.

🖿 신(神)

　신은 외부에 존재하고 있는 종교적인 형태가 아니며, 인간의 생명체에 존재하고 있는 심신(心神)이며, 심성(心性)이다.
　신(神)은 대자연의 자기(磁氣)와 융합하여 몸 안의 신(神)을 양성하며, 신의 성질은 곧 불(火)이다. 또 신(神)은 심장과 연관이 있으며, 신(神)을 키우는 방법은 기(氣)를 키우는 방법과 그 원리가 서로 통한다.
　우주의 원기를 흡수하여 정(精)이 되면 신장에서 내기(內氣)로 만들어서 정을 몸에 흐르게 한다. 이 때 필요 이상의 정(精)은 기(氣)로 바꿔 기해(氣海)에 보내지고, 다시 신(神)으로 보내지는 상호 공급의 묘리로 인체의 각 기관을 다스린다.
　신이 양성되면 빠른 반응력이 생긴다. 신(神)은 어느 곳이라도 번지며, 일정하게 고정되지 않고 사방으로 비춘다. 신은 기를 다스려서 생명을 유지시키며 심적인 반응을 주관한다. 정과 기가 충만되어도 신이 없으면 생명이 존재하지 않으니 신(神) 또한 중요한 것이다.
　심신을 잘 수련하고 신체를 보양하는 것이 장수의 첩경이다. 우리의 마음은 육체의 주인이다. 자신의 신체를 자기 마음대로 다스릴 수 있는 마음을 다듬어야 한다. 마음속에는 묘함과 신령스러움이 모두 모여 있으니 하늘에서 받은 것이고 깨우치는 능력을 지닌 것이다.
　그러나 지나치게 정(精)을 소모시키면 신(腎)의 수(水)가 고갈되어 심(心)의 화(火)를 일으키며, 신(神)을 조절하지 못하여 깨우치지 못하는 인간이 된다. 떳떳하지 못한 생활을 하는 남성이나 여성은 정·기·신이 부조화되어 있으며, 성질이 포악하고 사리를 판별하지 못한다. 이런 생활이 지속되면 결국 정이 고갈되어 기의 흐름이 좋지 못하고 신(神)을 손상하여 혼란과 두려움이 교차하는 정신 상태로 변하여 경계(驚悸)·정충(怔忡)의 증상을 나타낸다. 이처럼 신체의 변화와 신(神)은 매우 밀접한 관계에 있는데, 정신 문제가 신체에 미치는 영향보다 신체적인 상태가 정신에 미치는 영향이 크다.

정신력이 부족하면 고요함을 싫어하고 어떤 육체적인 정지 상태를 싫어한다. 따라서 고통스런 육체적 수련은 정신적 차원에서 큰 의미를 지니며, 깨우침의 폭을 키우며 신체를 다스릴 수 있는 의식을 만든다.

정신력이 부족하면 신(神)이 흐려지며, 신을 조절할 수 없게 되면 철저한 이기주의와 자포자기하게 된다. 허영에 눈이 어둡고 욕망만 크면 마음에 불(火)이 일어난다. 이 불은 마음을 악하게 만들며 방종하게 만든다. 이윽고 선과 악을 구별하지 못하는 단계를 넘어서게 되고, 망상증에 걸리거나 정신 이상자가 된다.

증세가 지속되면 항상 꿈에서 시달리며 번뇌를 벗어나지 못한다. 이유 없이 공포심이 생기며 어둠을 싫어하고 아무도 없는 곳에서는 혼자 있지 못하며, 자신의 일을 누군가가 해줄 것으로 기대하면서 살아간다.

무술 수련은 일정한 원리에 자신의 육체를 적응하도록 통제시킨다. 강제적으로 무술의 원리에 맞게 육체를 변형시키는 것이다. 이런 수련은 정신에 지대한 영향을 미치며 학문적으로는 도저히 따를 수 없는 경지에 도달하게 한다.

우리 인간은 착하지도 않고 악하지도 않다. 살아가기 위한 기본적인 욕망과 정·기·신을 다듬고 조절하면 선을 알게 되고 자신을 억제할 수 있게 된다. 자신을 학대할 수 있는 사람만이 희생의 보람을 알 수 있다. 자신을 조금도 희생하지 못하는 사람은 신(神)이 크게 결핍되게 된다. 따라서 신체 여러 곳에 질병이 생기고, 자기 마음을 자신이 이기지 못하며 생각과 고민이 많아지면서 삶의 의미를 상실한다.

육체의 욕망과 7정(精)을 조절하지 못하면 신(神)이 흩어져서 자신의 신체를 망가뜨리고 인간으로서의 의미를 상실한다. 결국은 욕망의 노예로 타락하여 타인의 조롱이나 받으며 살게 된다. 그러나 신수(腎水)가 고갈되어 심화(心火)를 다스리지 못함을 알 턱이 있으랴?

우리 신체의 행동에는 하려는 것과 하지 않으려는 주체가 있다. 신체 내부의 신경에도 교감신경과 부교감신경이 있어 서로 밀고 당기는 길항 작용을 한다. 이런 것들은 모두 음양으로 해석되며, 어느 한쪽이 파괴되면 인간으로서의 가치를 상실하고 만다. 악의 소굴에서 태어났다고 악인이 되지는 않으며, 성지에서 태어났다고 성인이 되지 않는다. 육체적 욕망과 행동을 조절하고 원리에 맞지 않는 생활은 자기 자신을 파괴한다. 따라서 무술 수련에서는 기공 수련이 반드시 포함되어야 한다.

마음은 신(神)을 간직한 육체의 임금이며 칠정을 조작하고 만기(萬機)를 수작한다. 모든 것을 지배하는 의식이 신(神)인 것이다.

신(神)을 기르면 그 다음에는 신형(身形)을 기른다. 신(神)이 안정되면 수명을 더하고, 신(神)이 쇠퇴하면 형색이 패잔(敗殘)된다. 「마음이 고요하면 신명이 통하여 매사를 먼저 알게 되므로 문에 나오지 않고 천(天)의 일을 알며, 창으로 엿보지 않고 천지의 이치를 본다」고 했다. 대개 마음이 물과 같고 고요하게 흔들리지 않으면 그 밑이 보인다. 이것이 영명(靈明)이다.

생각이 움직이면 신(神)이 밖으로 달리고 기(氣)가 안에 흩어지며 혈(血)이 기(氣)를 따르게 되어 영기(榮氣)와 위기(衛氣)가 혼란해지고 백병이 침입한다. 마음으로 인해 모든 병이 생기는 것이다.

사람의 오장 육부와 온갖 마디에 모두 신이 있으니 몸 밖에 1만8천개의 양신(陽神)이 있고, 몸 안에 1만8천개의 음신(陰神)이 있다고 하였으며, 마음 그 자체는 비어 있는 것이며 고요한 그 가운데 영지(靈知)가 어둡지 않다고 했다(1과 8의 숫자는 셀 수 있는 개념의 숫자가 아니라 불교의 108번뇌처럼 모든 것이라는 의미로 사용된 점을 이해 바란다).

마음은 만법(萬法)의 왕이요 천성(千聖)의 어머니라 하였으니, 마음은 사람이 하늘로부터 받은 텅 빈 것이다. 깨우치는 능력을 지녀 모든 이치를 갖춰서 만사에 대처하니 이것이 신(神)이다.

너무 기뻐하면 양기를 상하고 심장을 상한다고 했다. 기쁨과 슬픔을 조절하지 못하고 그 정도를 지나치게 되면 수명이 견고하지 못하게 된다고 《내경(內經)》에서도 말하고 있다. 따라서 마음가짐이 어느 쪽으로도 치우치지 않도록 무념 무상의 경지를 터득하여 무심(無心)을 추구해야 한다. 이것이 양신(養神)의 지름길이다.

정·기·신을 쉽고 극단적 표현으로 바꾸면 이렇다.

자동차를 가게 하기 위해서는 우선 충분한 연료(精)가 있어야 하고, 연료가 힘을 낼 수 있게 연소되고, 그 에너지(氣)가 기계적 구조(경락)에 전해지며 운동력(力)으로 바뀌게 된다. 그러나 연료(精)가 에너지(氣)를 만들어 생겨난 운동력(力)을 자유롭게 조절하며 가게 할 수도, 또 정지하게 할 수 있으며 좌, 우, 전, 후 어느 쪽이라도 자유롭게 이동시키는 운전자(神)의 의도가 가장 중요하다. 즉 기공은 에너지와 연료를 충실하게 갖춘 자신의 기계인 육체를 심신(心神)으로 통제하여 건강을 지키는 묘법인 셈이다.

2 기공과 중국 의학

기공의 효과

중국 기공은 인체의 심신의 관계를 연구하며, 자연적인 현상을 과학적으로 분석하는 임상 의학의 하나이다. 그리고 질병을 예방하고 치료하며, 또 신체를 강하게 하고, 늙고 쇠퇴하는 것을 지연시키는 것을 목적으로 한다.

경기공(硬氣功)에서는 표연 예술(表演藝術) 방면을 응용한다. 기공은 무술과 결합, 의학적 원리를 기본으로 삼아서 대단히 위력적인 내가권(內家拳)을 탄생시켰다.

그래서인지 중국 기공은 임상 의학과 역사를 같이 하고 있다. 중국에서 가장 오래된 의학 경전인 ≪황제내경(黃帝內經)≫은 기공을 임상 치료의 주요 방법으로 설명하였다. ≪소문(素問)≫에도 질병 치료 방법으로 도인(導引)을 설명하였다.

도인(導引)은 여러 가지 내용을 포함하고 있지만 간단하게 요약하면 몸을 유연하게 만들고 기를 이끌어서 조화를 이룬다는 의미를 갖는다. 일정한 형체를 운동에 배합하고, 의념의 주도 아래 기를 양성하며 인체의 조화를 이룬다. 도인(導引)의 인(引)은 몸 안의 나쁜 것을 끌어내 병을 없앤다는 해석이 많으며, 의념 활동을 강조한다. 이와 반대로 도인(導引)은 근골(筋骨)과 팔다리 운동이라 설명한 사람도 많다.

송대의 ≪도파(道把)≫에서는「도인(導引)은 부(俯), 앙(仰), 굴(屈), 신(伸)이다」라고 설명했다. 또「토납(吐納)으로 오장(五臟)을 단련하고 도인(導引)으로 백관(百關)을 연다」고 했는데 이는 토납(吐納)은 기기(氣機)의 들이쉬고 내쉬는 호흡 수련이고, 도인(導引)은 관절을 개통시키는 수련이라는 뜻이다. 전자는 조식(調息) 위주이며, 후자는 조형(調形)이 주된 수련이다.

갈홍(葛洪)의 ≪포박자(抱朴子)≫에서는 굽혔다 펴고 엎드렸다 서고 뛰거나 비틀어 움직이는 동작들이 도인이라고 설명했다. ≪소문(素問)≫, ≪유문사친(儒門事親)≫, ≪난실비장(蘭室秘藏)≫, ≪단계심법(丹溪心法)≫, ≪고금의통대전(古今醫統大全)≫, ≪팔맥경(八脈經)≫ 등에는 기공을 통한 치료 방법과 기공의 양생 작용, 임맥과 독맥을 통하게 수련하여 건강체를 이룬다고 설명했다. 소원방(巢元方)의 ≪제병원후론(諸病源候論)≫에는 기공 치료 방법을 260여 종류로 설명하였다.

이외에도 기공 치료를 각종 질병에 확대 적용, 중국 의학과 밀접한 연관이 계속되었다.

한(汗), 토(吐), 하(下)의 3법(法)을 창시한 원(元)대의 장자화(張子和)는 기공(氣功)은 한법(汗法)에 속한다고 했다. 또 명말기 진계유(陳繼儒)는 허(虛), 실(實), 한(寒), 열(熱)의 구분에 의해 기공의 수련 방법을 선택할 것을 주장했다.

　명대의 왕긍당(王肯堂)은 자신의 임상 경험에 의하면 기공에 의해 백내장도 치료할 수 있다고 했다. 조원백(曹元白)은 ≪보생비요(保生秘要)≫에서 46종의 질병을 치료하는 기공 방법을 설명했다.

　동남아 각 지역에서 발표되고 있는 기공 관계의 임상 연구나 새로운 학설은 기공 잡지나 중의약(中醫藥) 관계 잡지들에서 흔히 접할 수 있다. 그리고 일반인은 물론이며 기공 관계자, 의약 관계자들까지도 어느 한 형식의 정좌 요법(靜坐療法) 정도는 쉽게 설명할 수 있을 만큼 폭넓은 수련인구를 형성하고 있기 때문에 기공의 특이한 치료 효과가 속출하고 있다. 특히 중국 북경 화원의 여류 화가였던 곽림(郭林)은 어릴 때부터 자신의 가문에 전래되어 온 기공과 고대의 도인 행기 방법에 통달했었다. 그리고 오랫 동안 각지의 많은 기공사로부터 기공을 배워 그 기공의 법칙을 연구했다. 그러던 1948년, 자궁암을 앓게 되어 몇 차례 수술을 했지만 완치되지 않았고, 1959년에는 현대 의학으로는 불치라는 선언을 받았다. 그 후 그녀는 최후의 수단으로 기공에 희망을 걸고 단련을 계속했다. 결국 그녀는 암을 치료하였고, 그로부터 25년 동안이나 건강한 삶을 살았다. 그 동안 전통적 방법을 개선하여 신기공 요법으로 정리한 뒤 8,000명 이상의 환자에게 기공을 보급시켰으며, 수 백명의 암 환자를 완치시켰다.

　기공 요법(氣功療法)을 꾸준히 연구 발표한 유귀진(劉貴珍) 역시도 현대의 기공을 일으키는 지대한 공헌을 했다.

　그러다가 기공이 현대적인 치료 방법으로 등장한 것은 1955년 당산(唐山)에 건립된 기공요양소로부터 시작되었다. 그곳에서는

「내양공(內養功)」이 주된 단련 방법으로 되어 있다.

　기공은 폐결핵, 폐기종, 기관지염, 천식 등의 호흡 계통 질병을 치료하는 효과를 냈는데, 상해시 제2 결핵병원의 보고에 의하면 폐결핵 환자 296명 중 76%를 치료하는 임상 결과가 나타났다. 또 상해시 노동위생직업병연구소에서는 60명의 폐기종 환자에게 기공 치료를 시도하여, 가슴의 통증을 개선하는 데 100%의 효과를 보기도 했다.

　기공은 또 소화 계통의 질병에 탁월한 효과를 내며, 신경 계통의 질병에도 일정한 효과를 낸다. 또 심장과 혈관 계통의 질병에도 좋다.

　기공은 비뇨생식기 관계의 질병과 피부병에도 효과가 있으며, 홍콩의 의학 잡지에 의하면 에이즈(AIDS) 환자에게 기공 요법을 실시하여 좋은 결과를 얻었다고 한다. 이외에도 각종의 암에도 치료 효과를 나타냈다.

　이처럼 기공이 임상적으로 탁월한 효과를 나타내는 이유는 다음과 같이 설명할 수 있겠다.

　① 연공 자세와 연공중의 입정(入靜) 관계
　② 서로 다른 연공 자세와 횡경막 활동, 위와 장의 유동과 복식 호흡과의 관계
　③ 서로 다른 연공 자세와 몸의 균형에 따른 체력 소모량과의 관계

　기공이 신경 계통에 영향을 미친다는 것은 많은 연구에 의해 밝혀졌으며, 교감 신경 계통의 활동이 지속적으로 내려가고, 뇌전도는 α파의 강도가 증가하고 θ파의 활약이 나타난다. α파는 매초 8~

13회의 싸이클을 갖고 있으며 정상적인 성인의 뇌파에서 볼 수 있는 기본 리듬으로서 어떤 문제에 관해 깊이 생각하면 이 파장이 사라진다. θ파는 매초 4~7회 싸이클을 갖고 있으며 대개 소년이 갖고 있는 뇌파로서 성인에게 이런 파장이 나타나면 비몽사몽의 졸린 상태나 정신 이상 상태에 이른다.

80년대에는 기공 외기(外氣) 기술을 연구하기 시작했으며, 이것은 기공 과학의 큰 특색 중의 하나가 아닐 수 없다. 기공 수련자의 체내에 있는 정(精)을 체외의 기로 바꿔 질병 치료에 활용할 수 있다는 이 이론은 당(唐)대의 ≪기경(氣經)≫에서 「포기(布氣)」라고 설명했다.

역대의 많은 역사서에서도 원격 치료의 사실을 적지 않게 기록하고 있으며, 약물을 전혀 사용하지 않고 외과 수술의 마취를 한 기공사의 성공담은 오래 전부터 잘 알려져 있다. 기공 외기에 의한 마취는 환자의 회복을 빠르게 하며, 마취약에 의한 부작용을 염려할 필요가 없기 때문에 세계적인 대발견이라 하겠다. 그러나 현재는 갑상선이나 위 수술에 기공 마취를 시도한 임상 결과를 갖고 있는 상태로서 앞으로 많은 외과 수술 분야에 적용되기를 바란다.

▨ 중국 의학

중국 의학은 현대에 와서 급변하고 있다. 대개 중서의(中西醫)라고 하는 중국 의사(한의사)와 양의사를 겸한 사람이 많아졌으며 진료 기기나 약물 투여도 병행하게 되었다. 기공, 중의학, 서양 의학이 마치 한 과목인 듯 서로 협조하여 환자를 진료하고 있는 중국의 치료법이 앞으로 어떻게 전개되어 어떤 치료법을 탄생시킬지 매우 궁금하다.

중국 의학에서는 또 자연계의 변화에 따라 질병이 나타날 수 있는 조건이 늘어난다고 생각한다. 이것을 육음(六淫) 또는 육기(六氣)라 하는데, 풍(風), 한(寒), 서(暑), 습(濕), 조(燥), 화(火)를 말한다.

사람들은 생활 속에서 기후 변화에 대응하는 방법을 알게 되었다. 그러나 급격한 변화가 생기거나 인체의 저항력이 떨어지면 육음(六淫)이 질병 요소로 작용한다. 음(淫)은 지나친 것이며 부정한 기라 하여 6사(邪)라 한다. 이것은 외감병(外感病)의 질병 발생 원인이 된다.

기공을 단련하면 이런 질병의 원인을 억제할 수 있고, 체질이 강화되어 건강도 증진되며 질병 치료상 여러 가지 효과를 얻게 된다. 대개 이런 결과론을 보고 만성 질환자나 호기심이 많은 사람들이 마음속으로 굳은 결심을 하여 단련에 임한다. 그렇지만 수련 과정에서 지켜야 하는 순서는 반드시 지켜야 한다. 순서를 지키지 않고 조급한 효과를 원하면 결국 좋지 않은 반응을 일으킨다.

성공적인 수련 효과를 바란다면 반드시 좋은 방법을 찾아 몸으로 배우며 끊임없이 단련을 계속하여 저절로 이룩되도록 해야 한다. 따라서 자신의 체력 조건에 맞는 단련의 횟수와 수련 시간을 늘려 가는 방법이 적당하다. 성과만을 기대하면 편차(偏差)만을 일으킬 뿐이다. 오늘부터 죽을 때까지 쉬지 않고 단련하겠다는 집념이 필요하다. 때문에 성격이 포악하거나 인내심이 없는 사람은 성공할 수 있는 확률이 거의 없다. 수련을 일정 시간 마친 뒤에는 조심(調心)과 조식(調息)의 단련을 중지하고, 전신을 이완시켜 20분 정도 계속한다.

단 기공을 수련하면 모든 질병을 치료할 수 있다거나 다른 치료법은 필요없고 오직 기공 수련으로 치료를 해야 한다는 생각은 전혀 근거없는 잘못된 생각이라는 점을 기억해야 된다. 중국 의학, 서양 의학을 동원하여 치료에 최선을 다하면서 기공 단련으로 치료를 돕는 방법이 가장 바람직하다 하겠다.

약물 치료는 질병 요소를 배제시키며 생체의 건강 회복에 도움을 준다. 이것은 사기(邪氣)를 제거하고 정기(正氣)를 조성하는 조건을 만드는 것이다. 그리고 기공에 의해서는 생체의 균형을 조정하고, 질병에 대한 저항력을 강화하여 건강 수준을 향상시켜 정기(正氣)를 조성하는 목적을 이룬다.

기공 그 자체는 침구(針灸)나 또는 한약(漢藥) 처방과 동일한 원리를 갖고 있기 때문에 별도로 독립시켜서 생각할 분야가 아니라고 본다. 기공을 전문적으로 수련하려는 사람은 한의학(漢醫學)과 경락 이론을 충분히 습득할 필요가 있다.

3 기(氣), 그리고 편차(偏差)

장자양(張子陽)은 「인생지초(人生之初)에 병수어천(秉受於天)하여, 지선무악(至善無惡)하고, 기량지량능(其良知良能)이, 원성무휴지영근(圓成無虧之靈根)은, 　내선천지양지기(乃先天至陽之

氣)이, 응결이성자(凝結而成者)라」했다.

사람이 처음 태어났을 때는 하늘의 기운을 받아 지극히 착하고 악이 없으며, 그 타고난 지능이 원만하게 이루어져 어긋난 데가 없는 선천의 신령스런 기운인데, 이것은 지극한 선천의 양기가 엉겨서 이루어진 것이라는 뜻이다.

「약경음부양화(若經陰符陽火)이 단련성숙(煅煉成熟)하면, 영원불괴(永遠不壞)하나니, 명왈 칠반구환금액대환단(名曰七返九還金液大還丹)이니라.」

이는 만일 순음의 기(純陰之氣)와 순양의 기(純陽之氣)를 수련을 쌓아 완전 무결한 경지에 이르면 영원히 보존된다. 이것은 곧 일곱 번 돌이키고 아홉 번 돌이켜 불로 장생을 터득하여 신선의 경지에 이른다는 뜻이다.

조피진(趙避塵)은 또 기(氣)에 대해 이렇게 말했다.

「인체의 기가 통하는 것은 기경 팔맥에 의하며 그 근원은 생사규(生死竅)에 있어, 위로는 니환(泥丸)과 아래로는 용천(湧泉)과 통한다. 진기(眞氣)가 모이고 흩어지는 것은 모두 이 혈에 의한 것이다. 만일 인체에서 혈(血)이 잘 소통되고 기가 튼튼하면 양(陽)이 커져서 음(陰)을 쇠(衰)하게 만들 것이다. 화(火)가 수중(水中)에서 발(發)할 것이며 설화(雪化)가 나타날 것이다.

인체는 기를 만들어 내는 중심지인 생사규를 통해서 회춘(回春)하는 것이며 사람들은 보통 생활에서 사용하고 있으면서도 그것을 알지 못한다.

만일 남자가 약해지면 목소리에서부터 여자의 목소리같이 된다. 또 마음이 흔들리고 행동이 우유부단하여 환관처럼 된다.

생사규는 활력의 원천이며, 단약이 모아지는 장소이고 사상의 정립(正立), 풍채, 회춘 강장을 바르게 하는 데 도움이 되는 담력이 머무는 곳이다. 혈과 기가 체내에서 자유로이 순환하면 만병이 사라진다……」

어느 누가 기(氣)에 관한 설명을 해도 구체적인 내용은 없으며 가상적이고 허황하다. 수 천년 이래 지금까지 기(氣)는 있다고 믿지만 그 기를 보고 싶다거나 만지고 싶어 노력한 사람은 없는 것 같다.
그러나 기(氣)에는 물질적인 기초가 있다. 중의학에서는 기(氣)를 인체의 생명 활동을 유지시키는 기본적인 물질로 보고 있다. 그리고 인체에는 기혈이 운행하는 경락이라는 통로가 존재한다고 생각한다. 인체의 내기(內氣)는 이 경락을 따라 운행하고 있으며 외기(外氣)는 경락 위에 있는 혈(穴)에서 방사되고 있다. 인체의 내부 운동과 외부는 서로 관련을 맺고 있으며 어느 쪽도 기와 밀접한 관계에 있다.
기(氣)는 무엇인가?
최근까지 명확한 해답을 찾지 못했었다. 인민위생출판사에서 발간한 ≪중국기공사전(中國氣功辭典)≫에는 「일체의 기체(氣體)를 말한다. 공기(空氣), 운기(雲氣) 등. 호흡 출입의 기(氣). 장부(臟腑)의 공능(功能), 즉 위기(胃氣), 폐기(肺氣), 심기(心氣) 등……. 기후나 기색(氣色). 기미(氣味). 고대 철학 개념으로 기(氣)는 음양의 양방면으로 나뉜다……」라고 설명하고 있다.

기의 과학적 연구

기의 물질성을 확실하게 제시할 수 있었던 것은 1977년 상해 중의학원, 상해 중의연구소, 중국 과학원 상해 원자핵연구소가 공동으로 현대 과학 기기에 의하여 기공사(氣功師)가 발사한 외기(外氣)를 측정하고 연구한 데서 시작됐다. 이 연구에서 과학자들은 기공사(氣功師)가 발사하는 외기(外氣)가 적외선, 정전기(靜電氣), 자기(磁氣) 및 특정 종류의 이온 등의 정보라는 점을 측정, 포착했다.

1978년 7월 15일과 7월 19일에는 북경에서 현장 감정 측정이 실시됐다. 중국과학원, 국가과학위원회, 중국과학협회, 위생부, 국가체육위원회는 저명한 과학자 600여 명을 초청하여 감정에 임했다. 이 감정에서도 기공사의 기에는 일정한 물질성이 있다는 것이 증명되었다.

그동안 기공(氣功)은 심리학적인 행동일 뿐이다, 종교나 미신적 신앙일 뿐이다, 무술계의 속임수일 뿐이라는 등의 불신을 받아온 것이 사실이다. 그리고 기공의 기(氣)는 진기(眞氣), 원기(元氣), 정기(正氣) 등 여러 명칭으로 사용되고 있으며, 일본에서는 영기(靈氣)라는 명칭도 사용되고 있다. 이것들을 현대적 감각에 맞는 단어나 해설로 구체적인 이해를 돕게 하는 노력이 기공 과학화의 과제이다. 물리, 화학, 생물학, 의학 등 현대 과학의 이론을 도입하여 기의 실체를 확인하는 작업이 계속 진행되는 한 언젠가는 과학적인 근거에 의해 기를 분류하게 될 것이다.

기공사가 발공(發功)하는 손으로부터 1m 거리에 적외선 측정기를 설치하고, 정면에서 외기(外氣)를 발사하면 장심(掌心)의 노궁혈에서 발사되는 적외선 신호가 수신된다. 이 신호는 보통 상태나 일반인의 신호와 다르며 기복이 심한 저주파가 변조하는 적외선의 일종이었다. 외기(外氣)는 적외선 성분을 갖는다는 의미이다.

경기공 수련에서 참공(站功)을 취하면 손바닥 중앙의 노궁혈에서 뜨거운 열이 나며 피가 몰려 검붉게 변한다. 그리고 팔 전체가 저려 오는 감각을 강하게 느낄 수 있다. 이런 상태에서 격파를 하면 손바닥에 어떤 통증도 전해지지 않는다. 또 이런 상태를 다른 상대의 손바닥에 접근시키면 상대도 그 감각을 전달받는다.

참공에서 단전을 중심으로 움직임이 생기면 몸 전체가 흔들리는 현상도 볼 수 있는데, 수련의 비밀은 그 호흡에 있다. 호흡을 어떤 방법으로 하는가에 따라서 참공(站功) 수련의 성패가 판가름된다. 일단 이런 체험을 하면 수련자는 자신감과 더욱 열심히 수련할 수 있는 확신감을 갖는다.

기공사(氣功師)가 순간적으로 전신의 기(氣)를 발사하면 정전기 증가량 탐측기에서 외기의 방사 부위에 상당히 많은 전하가 모이는 신호가 포착된다. 이 기공사의 기(氣)는 정전기 신호와 강도, 극성(極性)이 기공사마다 다르게 나타나고 있는데, 수련 방법의 차이에 의한 것이 아닌가 보고 있다.

흔히 철포삼(鐵布衫)의 표연(表演)에서 보듯 강철판으로 머리나 배를 치거나, 철봉으로 배·등·허리를 쳐도 전혀 상처를 입지 않고, 통증도 느끼지 않는 상태에서 자기(磁氣) 신호가 포착되었다. 아직 정확하게 밝혀지지 않았으나 경기공의 위기(衛氣)와 깊은 관계가 있다고 짐작하는 과학자가 많다. 또 적외선 촬영을 하자 기공사의 머리 위에 한 줄기의 열기단(熱氣團)이 나타났으며, 방사선 전자계 촬영에서는 기공사와 일반인의 손가락에서 나오는 빛의 강도와는 확실히 차이가 있음도 밝혀졌다.
 이와 같이 많은 실험에 의해 기공 수련자나 일반인의 인체에서 기(氣)의 물질적 기초를 확인할 수 있었다. 그리고 수련자와 일반인의 기의 세기는 크게 다르다는 것도 밝혀졌다. 앞으로 기공의 과학화가 좀더 진행되면 기(氣)의 신비를 밝힐 수 있으리라 생각한다.

연공중 느껴지는 감각

 기공 수련을 처음 시작하는 사람이 오해하기 쉬운 문제가 있다. 이 어려운 문제를 제대로 해결하지 못하면 수련 자체를 그르치는 것은 물론이며, 신체의 균형을 깨뜨려서 질병이 생긴다.
 기공 수련에서 가장 중요한 것은 수련이 깊어짐에 따라 수련자 자신이 느끼는 감각이다. 수련이 다른 사람의 눈으로 확인할 수 있다면 수련을 정지시키거나 수련 방법을 바꿔서 잘못되는 일이 없게 해서 사고를 막을 수가 있을 것이다. 그렇지만 정확한 지식이 없는 수련자는 자신에게 일어나는 현상을 무조건 좋게 생각하거나, 신비로운 현상이라고 오판하는 사례가 많다. 이런 잘못된 모든 현상을 「연공 편차(練功偏差)」라 한다.
 연공중 신체에 느껴지는 감각에 대해 ≪동몽지관(童蒙止觀)≫에서 이렇게 설명하고 있다.
 「통(痛:아픔), 양(癢:가려움), 냉(冷:시려움), 난(暖:따뜻함), 경(輕:가벼워진 느낌), 중(重:눌리는 느낌), 삽(澁:무엇인가 걸린 듯 깔깔함), 활(滑:걸림없이 매끄러운 느낌)」.

또 이외의 기록에서는 「도(掉:흔들림, 요동, 기(掎:휘청거림), 냉(冷:시려움), 열(熱:뜨거워짐), 부(浮:떠오르는 느낌), 침(沉:가라앉는 느낌), 견(堅:굳어지는 느낌), 연(軟:부드럽고 유연해지는 느낌)」이라고 한다.

이런 여러 가지 증상은 자신의 신체 상태에 따라 다르게 나타나며, 어느 한 가지 또는 둘 이상의 감각이 느껴지기도 한다. 대체로 3~6개월의 수련 단계에 이르면 연공중 근육이 뛰거나, 뜨거워진 느낌, 가벼워진 느낌, 아주 이완된 느낌, 저린 느낌, 시려운 느낌, 가려운 느낌, 긴장감, 무거운 느낌 중 어느 한 가지를 느끼는 것이 대부분이다. 특히 이 여러 느낌 중에서도 열감(熱感)을 느끼는 수련자가 압도적으로 많다. 그리고 수련 후에는 배가 울리거나, 땀이 나거나, 배가 고프거나, 침이 증가하는 증상이 나타나는데, 이 중에서 배에서 소리가 나거나 울리는 증상이 가장 많다.

수련시 방법이 잘못되어 나타나는 나쁜 증상에는 머리가 터질 것 같고, 어지럽고, 가슴이 답답하며, 정신이 없고, 잠이 오고, 허리가 쑤시고, 숨이 막혀 답답하고, 가슴이 두근거리고, 배가 팽창하고, 마음이 복잡하고 안절부절하는 등이다. 그러면 여기서 자세히 살펴보자.

① 방송(放鬆)과 의수제중(意守臍中)이 양호하면 체내와 사지의 혈류량(血流量)이 증가하여 열감(熱感)이 생긴다.

② 의수단전(意守丹田)과 복식 호흡이 양호하면 체내의 몇몇 내원성(內源性) 물질이 증가하여 저리거나 가려운 느낌이 나타난다.

③ 내쉬는 숨(練呼)을 단련하면 체내의 조직이 팽창, 확대되거나 무거운 느낌이 나타난다.

④ 반대로 들이쉬는 숨(練吸)을 단련하면 축소되거나 가벼워진

느낌을 받는다.

⑤ 자세가 좋지 못하거나 근육이 수축하고 피로하면 쑤시고 시린 감각이 나타난다.

⑥ 연공(練功)시 의수(意守)를 하면 그 부위의 피부 전위(電位)가 변화하며 체용적이 확대되고 혈관 삼투성이 증가한다.

⑦ 혈류량 증가에 의해 감각이 나타나게 하는 물질의 기초가 된다.

⑧ 정서적으로 긴장하거나, 급히 성취하려고 의식을 지나치게 강하게 하면 머리가 터질 듯 팽창되는 느낌이 생긴다.

⑨ 의식이 지나치게 강하고 긴장점을 머리에 집중하면 두통이 생긴다.

⑩ 호흡을 들이쉬거나 내쉬는 때 힘을 가하면 가슴에 통증이 생기거나 답답해진다.

⑪ 호흡시 몸에 힘을 넣으면 연공 도중이나 연공 후 옆구리에 통증이 생긴다.

⑫ 의식을 배에 집중시키고 복식 호흡을 강하게 하면 배가 팽창하거나 복근에 통증이 생긴다.

⑬ 좌식(坐式)이 부정확하면 허리가 쑤시고 등이 아프다.

⑭ 측와식(側臥式)의 잘못으로 인해 대변량이 많아질 수 있다.

⑮ 체질이 허약한 사람과 체내의 열량이 부족한 사람은 시린 느낌을 갖는다.

⑯ 단전(丹田)을 의수(意守)하는 시간이 지나치게 길거나 의식이 강하면 단전이 과열되어 지나치게 뜨거운 느낌을 갖는다.

⑰ 신체가 뜨거워지며 체내의 열량이 과해지고 가슴이 두근거리며 입안이 마르고 번잡스럽다.

편차(偏差)가 나타나는 원인은 여러 가지가 있으나 대표적 내용은 다음과 같다.
① 체질과 질병의 상태와, 부적합한 수련 방법을 택하거나 지나치게 강한 수련을 하는 경우 편차(偏差)가 나타난다.
② 노사(老師:선생)의 지도 없이 잘못된 연공법을 택하면 편차가 생긴다.
③ 연공 중간에 큰 자극을 받으면 편차가 나타난다.
④ 급히 성취하려고 지나친 수련을 하면 편차가 생긴다.
⑤ 연공 과정에서 환각(幻覺)이 나타날 때 자기 사상에 의해 잘못된 해석을 하면 편차가 생긴다.

편차에도 크고 작음이 있으며 교정하기 쉬운 상태와 어려운 상태가 있으므로 예방이 더 중요하다 하겠다. 그러기 위해서는 무엇보다 자신에게 알맞는 수련법을 선택해야 한다. 완전한 공법을 터득하지 못한 상태에서 타인을 가르쳐서도 안 된다. 또한 자신이 알지 못하거나 편차를 교정할 수 없는 수련법을 피하며, 수련자를 과잉 칭찬하여 맹목적으로 추구하도록 유도해서는 안 된다.
수련에 임하면 계속된 분석과 임상 기록을 게을리하지 않으며, 자신의 주관이나 경험에 의한 교육을 피한다. 물론 다른 공법(功法)을 비판해서도 안 된다.

내기 운전(內氣運轉)

내기운전(內氣運轉)의 방법에는 많은 종류가 있는데, ≪장자(莊子)≫, 명대의 ≪의학입문(醫學入門)≫에도 그 기록이 있으니 역사가 깊다고 할 수 있겠다. 또 그에 따른 폐단도 극심하여 배에 가스가 차고 팽창하거나 소변에 피가 섞여 나오는 예도 기록되어 있다.

≪소주천기공요양법(小周天氣功療養法)≫에는「단전의 열기가 팽창되는 감각 이후에는 단전안의 열기가 아래로 내려와서 미려(尾閭)혈에 이른다. 미려(尾閭)를 통과하면 협척(夾脊)→천주(天柱)→옥침(玉枕)→니환(泥丸)→신정(神庭)→작교(鵲橋)→중루(重樓)→강궁(降宮)→기혈(氣穴)→단전(丹田)의 통로로 한 바퀴 돌아오기 때문에 소주천(小周天)이라」고 했다.

≪대기공요법적일사체회(對氣功療法的一些體會)≫에는 「삼관(三關)」에 관한 설명이 있다.「열기가 회음(會陰) 항문(肛門)에 이르면 일관(一關), 척추를 따라 상승하면서 두정(頭頂)에 이르면 이관(二關), 얼굴을 따라 아래로 내려와서 가슴에 이르면 삼관(三關)이라」고 했다.

내기(內氣) 운전(運轉)에는 일정한 규율이 있다.

다음의 내기(內氣) 문제는 몇 개월, 몇 년 동안이나 소멸되지 않기도 하므로 가볍고 장난스런 마음으로 운기(運氣)를 시작해서는 안된다.

① 통 삼관(三關)시 따뜻한 기운의 감각이 협척이나 옥침을 치면서 정지해 있는 상태에 있으며, 장기간 오르지도 내리지도 않는다.

② 난기(暖氣)가 머리 부분에 머물며 무거운 모자를 쓰고 있는 듯한 느낌이 들어 편안하지 않은 상태.

③ 임맥과 독맥을 통한 흐름이 아무 때나 나타난다.

④ 임맥, 독맥을 따라 기가 흐르면서 통증을 유발한다.

⑤ 몸이 흔들리면서 정지하지 않고 통증이 여러 가지 형태로 나타난다.
　⑥ 일정한 부위가 요동을 하거나(머리, 어깨, 양손, 얼굴 근육 등) 신체 전체가 앞뒤로 흔들리고 근육이 통통 튀는 증상도 편차이다. 일부러 이런 현상을 만들려고 노력하는 사람이 있는데 결국은 정신 이상자가 된다.
　⑦ 몸이 요동을 치다가 정지했다가 교체되는 현상.
　⑧ 춤을 추는 듯한 동작을 하거나 발 앞부리로 뛰어다니는 현상도 편차다. 정공(靜功) 수련중에 나타난다는 「정극생동(靜極生動)」은 움직임이 생긴다는 뜻이 아니며 몸 안에서 기의 움직임이 생긴다는 뜻이다.
　⑨ 주화(走火)와 입마(入魔)는 많은 사람들의 입에 오르내리지만 이것도 편차의 일종일 뿐이다.

　화(火)는 용의(用意)이며 의식을 장악하여 호흡을 조절하는 것은 화후(火候)라 한다. 강렬한 의식으로 호흡을 강하게 하면 팽련(烹練)에 의한 편차가 생긴다.
　옛부터 화후(火候)에는 문화(文火)와 무화(武火)의 구분이 있었다. 일반적으로 미약한 의념(意念)으로 유화(柔和)한 호흡을 하는 것을 문화(文火)라 하고, 강렬한 의념으로 급중(急重)한 호흡을 하면 무화(武火)라 한다. 무화(武火)는 발동(發動)적 작용을 하고, 문화(文化)는 온양(溫養)적 작용을 한다. 두 가지를 영활하게 응용하여 교체적으로 운용해야 한다. 이것을 「연양상겸(練養相兼)의 원칙」이라고 한다.
　맹련(猛練)을 계속하면 「음평양비(陰平陽秘)」의 균형이 깨져

양(陽)이 항진(亢進)되어 음양의 균형이 깨진다. 증상이 가볍다 해도 가슴과 배에 통증이 생기며, 머리가 터질 것 같거나 짓누르는 느낌이 들고, 내기(內氣)가 몸안을 제멋대로 돌아다니며, 몸을 흔들거나 요동을 치고, 더 심해지면 미쳐서 날뛴다. 주화(走火)는 주단(走丹)이라고도 하는데 자신의 정욕 때문에 기가 정으로 변화하여 사출(射出)되어 버리고 심신에 장애를 일으킨다. 기를 자신의 의식대로 조절할 수 없는 상태, 즉 위에서 설명한 여러 가지 상태가 주화(走火) 현상이다. 미쳐 날뛰는 증상에 이르면 수습하기가 극히 어렵다.

주화와 함께 자주 입에 오르내리는 것이 입마(入魔)이며, 마(魔)라는 것은 수련 도중에 나타나는 환경(幻景), 사실은 없는 것이지만 수련자에게는 완전한 현실로 느껴지는 현상이다. 착각적인 환경(幻景)을 사실로 믿으면 정신 착란을 일으킨다. 미쳐 날뛰며 풍병에 걸린 사람처럼 발발 떨기도 하는데, 외견상으로는 정신 병자와 같다. 이 현상이 입마(入魔)라는 편차(偏差)이다.

입마(入魔)를 설명하기 위해 조피진(趙避塵)의 ≪성명법결명지(性命法訣明指)≫를 인용해 본다.

「출태법(出胎法)은 전파(前派) 선사(仙師)에게서 구전 심수(口傳心授)되었을 뿐이며 책으로는 분명하게 밝혀진 바 없다. 그러나 나는 이를 모든 연단(練丹) 수련자들에게 가르쳐 주도록 천명(天命)을 받았기에 여기서 밝히고자 한다」고 했다.

「출태화신법(出胎化神法)은 옛부터 있었던 것이나 현재 그 방법을 얻기는 용이하지 않다. 전에 람양소(藍養素)라는 숙련자가 있어 태신(胎神)이 충만되어 천화(天花)가 어지러이 떨어지는 것을 보았으나, 명사(名師)의 가르침이 없기 때문에 출태(出胎)에 성공하지 못했다. 천지(天地)와 같은 수명 연장법(壽命延長法)을 배웠음에도 불구하고 세인(世人)과 똑같은 어리석은 사람이 되고 말았다. 후에 유해섬(劉海蟾) 조사(祖師)가 그에게 다음과 같은 시를 보냈다.

공(功)이 출신(出神)할 만큼 이르렀다 하더라도
유혹에 이끌려 몸을 맡기지 말라.
오선초탈법(五仙超脫法)을 잘 알아 쓴다면
태가 양성되어 속세를 벗어나리라.

이 시를 받고 람양소(藍養素)는 손뼉을 치며 기뻐하고 출태(出胎)를 했다 한다. 이것이 선불(仙佛)을 합종(合宗)한 오조(伍祖)의 가르침이다.

조사(祖師) 유화양(柳華陽)이 말했다.
"설화(雪花)가 보여 범체(凡體)를 떠날 때가 되거든 의념을 움직여 그를 태공(太空)으로 향하게 하라".
또 스승 료연(了然)과 료공(了空)은 말했다.
"오형기(五形氣)를 모아 상단전으로 귀일시켜라. 그리하면 2기가 합일하여 태신이 나타나리라."
나의 형 괴일자(魁一子)는 말했다.
"삼화(三花:정·기·신)가 뇌에 모아지면 월광(月光)이 빛나며, 오기(五氣)가 머리로 올라가면 금광(金光)이 나타나고, 2기가 합일하여 원체(元體)로 돌아가면 정중(正中)에 법신(法身)이 나타나리라."
이상의 말은 모두 출태(出胎)를 가리킨 것이다. 설명은 다르지만 그 이치는 같다. 태가 충만되면 설화(雪花)가 흩어져 내리는 것이 보인다. 그것이 실제로 눈에 보이는 것이다.

심(心)·간(肝)·비(脾)·폐(肺)·신(腎)의 오기(五氣)가 정수리에 모이면 원신(元神)이 조규(組竅)로 밀려 태공(太空)으로 뛴다. 찬오(攢五), 족사(簇四), 회삼(會三), 합이(合二), 귀일(帰一)시키는 것이다.

진리에 따르면 신(身)이 움직이지 않으면 정(靜)이 굳어져 수(水)가 머리 쪽으로 옮겨가는 반면, 심(心)이 움직이지 않으며 기가 굳어져 화(火)가 머리 쪽으로 옮겨간다.

진성(眞性)이 고요하면 혼(魂)이 감추어져서 목(木)이 머리로 밀려가고, 망정(妄情)이 없어지면 백(魄)이 억제되어 금(金)이 머리로 밀려가며, 이 수(水), 화(火), 목(木), 금(金)이 안정되면 의(意)가 안정되어 토(土)가 머리 쪽으로 옮아간다. 이것을 오기조원(五氣潮元)이라 하며 모두가 정수리에 집중된다. 오기(五氣)가 정수리에 모아지면 금광(金光)이 출현하며, 삼화(三花)가 정수리에 모여 나타난 혜광(慧光)과 합일(合一)하게 된다. 이것이 진음(眞陰)과 진양(眞陽)의 합일(合一)로서 그로부터 도태(道胎)가 나타나 형체를 나타내게 된다.

남자의 몸에서는 본래 태(胎)가 생길 수 없다. 왜냐하면 그렇게 하기 위해서는 필히 그 원인, 즉 단전의 기혈(氣穴) 중에 있는 기로 하여 결태(結胎)하게 할 요인이 있어야 하기 때문이다. 만일 결태(結胎)가 되었다면 오기(五氣)를 모아 조규(祖竅)가 열리도록 밀어올려야 한다.

천문(天門)이 열리면 신조규(神祖竅)에 모인 2광(二光)이 천곡(天谷)을 통하여 정문(頂門)을 나가 크기가 자동차 바퀴만한 금광

(金光)이 나타나 양신(陽神)이 그 금광(金光) 안에 똑바로 자리하는 한편 수련자의 음기(陰氣)로 된 단광(丹光)이 천마(天魔)로 변하여 갖가지 책략으로 그 양신(陽神)을 유인하려 한다. 이 때 만약 보이고 들리는 것에 이끌려 동심(動心)한다면 양신(陽神)은 사라지고 되돌아오지 않는다. 이러한 마경(魔境)에 들어가면 수련자는 육도(六道)에 전생(轉生)하게 된다. 그래서 이제까지의 모든 공(功)이 헛되게 된다. 이 모든 것은 잘못된 수련에서 오는 것이며 결심(決心)의 부족에서 끝을 보는 예이다.」

종교적인 색채가 짙은 수련이나 미신에서는 마경(魔境)을 이용하려는 사람이 있다. 이 중의 하나가 신타(神打)라 하는 것이며, 부적이나 주술을 이용한다. 신타(神打)는 의화단(義和團)을 원류(原流)로 하며 백련교(白蓮敎)와 연관을 짓는다. 신타(神打)는 칼에도 상하지 않고 불에도 상하지 않는다고 주장한다. 물론 그 속에는 여러 가지 요령과 기교가 포함되어 있다.

고대인들이 마(魔)나 주술을 등장시킨 이유에는 자신의 행동이 신비롭게 보이게 하겠다는 의도가 숨겨 있다. 물론 그런 의도가 빗나가면 불행한 결과를 초래하게 된다.

잡념이 남아 있는 상태에서 강제적으로 입정(入靜)하기 위해 애를 쓰면 입정(入靜) 과정중에 그 잡념이 반영되어 각종 환경(幻景)이 나타난다. 그 환경(幻景)은 대개 수련자가 평소에 보아 왔던 것, 상상했던 것, 들었던 것, 희망하는 것 등이다. 이 환경(幻景)들은 연공자의 바르지 못한 사상과 의식과 비정상적이 욕망에 관련이 있다.

마(魔)의 정경(情景)에 대해 명(明)의 오수양(伍守陽)은 ≪천

선정리(天仙正理)≫에 기록하였다. 또 ≪종려전도집(鍾呂傳道集)≫ 에는 10종류의 마(魔)가 설명되어 있다.

여기서 마(魔)의 구체적인 상황은 설명하지 않으려 한다. 자세한 설명을 하면 그 설명이 마음에 걸려서, 수련하는 동안 잡념이 들거나 그대로 환경(幻景)이 될 수도 있기 때문이다.

수련중에 생기는 편차는 흔히 종교 집회에서 보는 광경과 비슷하다. 울부짖는 사람, 고함을 치는 사람, 좌우로 흔들면서 요동치는 사람, 미쳐 버리는 사람 등 갖가지 현상으로 나타난다.

자신의 강한 의지로서 조절하면서 정확한 방법으로 수련하면 편차의 염려는 없다. 앞에서 설명한 여러 종류의 편차가 나타나면 즉시 연공(練功)을 중단하고 숙련자의 지도를 받도록 한다. 특히 혼자서 수련하는 사람은 편차 예방 방법에 주의하여 성실한 자세로 수련할 필요가 있다. 또 많은 기초 지식을 갖춘 뒤 수련에 임하는 준비가 따라야 한다.

제 3 장
연기공(軟氣功)과 경기공(硬氣功)

기공(氣功)은 질병을 치료하기 위한 의료 기공, 건강을 유지하기 위한 보건 기공, 무술의 공력을 높이기 위한 경기공이 있으나 원래 구분이 있었던 것은 아니다. 질병 치료나 예방을 위한 수단의 기공은 연기공(軟氣功)이며, 질병 치료와 예방은 물론이며 무술적 위력을 발휘할 수 있는 기공이 경기공(硬氣功)이다.

1 연기공(軟氣功)

정공(靜功), 동공(動功), 정공심법(靜功心法), 발방 기공(發放氣功), 의료 보건 기공(醫療保健氣功) 등은 경기공(硬氣功)과 구분하기 위해서 연기공(軟氣功)이라 한다. 그러나 중국 내에서도 연기공(軟氣功)이라고 구분하는 학자가 있는가 하면 대부분 기공(氣功)이라 할 뿐이며 경기공(硬氣功)은 기공(氣功)에 포함시키지 않으며 무술로 분류한다.

아뭏든 수 천 종류의 기공 수련법이 있는데 이것이 어떻게 다르며 어느 것을 선택해야 하는지 심한 갈등을 겪게 된다. 그래서 처음 수련하는 사람은 의문 사항이 생기게 마련이고, 공통적으로 어느 종류가 가장 효과가 있고 위력적인지 또는 신비한 것인가에 그 의문이 모아진다.

필자가 1970년 말기 기공(氣功)을 보급할 당시에는 몇 명의 한의사나 교수, 그리고 과학 계통에 종사하는 학자들이 약간의 관심을 갖고 있을 뿐이었다. 필자는 기공은 결코 신비한 것이 아니며 종교나 주술적인 내용과는 전혀 관계가 없다는 주장을 하며, 현대적 과학 상식에 맞는 이론만을 설명했다. 물론 표연(表演)을 신비롭게 하면서 호기심을 자극하면 많은 사람들이 몰려든다는 사실을 잘 알고 있었다.

그 뒤 80년대 후반에 들어서 선도(仙道) 관계 소설이 전국을 휩쓸었고, 도(道)에 관계된 책이나 옛 선학(仙學) 자료까지 번역, 출간되는 이상한 바람이 불고 지나갔다. 그런 복잡한 소용돌이가 지나간 뒤, 지금은 오히려 혼란이 가득할 뿐 무엇이 기공이며 무엇을 수련하자는 것인지 알지 못하게 되었다.

외국의 경우 많은 수련자들이 공원이나 정원, 또는 가정에서 점점 많은 애호 인구를 넓히고 있다. 동남아 지역, 미주 지역, 유럽 지역, 호주 지역, 세계 어느 곳에서도 기공이나 무술 수련을 배타하는 지역은 없는 듯하다.

그러나 유독 우리 나라만이 이와 보조를 같이 하지 못하고 있다. 이른 아침 계곡이나 또 산 주변에서 수련을 하면 마치 미친 사람 취급을 하고 있다. 축구를 하거나 배드민턴, 정구, 철봉 등을 하면 「운동 하나 보다」식의 무관심을 보이지만, 기공이나 무술은 「흥! 웃기고 있네」라는 비웃음을 듣는다. 양반과 상놈, 문(文) 무(武)의 구분이 남아 있다는 것일까?

그러나 과연 그들이 이 무(武)가 의학, 철학, 과학, 체육, 심리학, 문화, 민속학, 군사학 등 여러 분야에 통달해야 성공할 수 있으며 문(文)이라고 주장하는 부류보다 더 많은 시간을 투자하여 연구하지 않으면 안 된다는 사실을 알고 있을까. 과연 그들이 존경하는 것은 무엇일까? 배우? 노래하는 가수? 춤추는 사람? 어느 분야나 나름대로 존중받는 풍토가 아쉽다. 우리의 이 복잡하고 어려운 사고 방식에 어떻게 기공을 전달할 수 있을지 고민이다. 오랫 동안 무술을 보급하기 위해 노력한 결과, 소수의 한정된 인원이 필요로 한다 해도 정확한 이론의 정립은 꼭 되어야 한다는 것이 필자의 신념이다. 지금이 아니라도 후세의 누군가에게 도움이 되지 않겠는가?

기공에 관심있는 사람에게 진심으로 부탁한다. 기공은 종교가 아니며, 또한 무당이나 의사를 흉내내거나 사기 행각이나 관중의 흥미를 위한 것이 아니고, 신비의 세계가 아니라는 것을 다른 사람들에게 전달하기 바란다. 기공은 맨손 체조처럼 건강을 위한 노력의 하나라고 쉽게 설명하기를 바란다.

그러면 연기공(軟氣功)에는 어떤 것이 있을까?

우선 동공(動功)부터 알아본다. 동공(動功)은 정좌공(靜坐功)과 상대적으로 분류할 때 사용되는 지체 운동이 배합된 기공이다.

동공이라는 범위와 그 표준은 외부적 움직임이 포함되어 있다는 의미이다. 정공에서도 내적인 기의 움직임과 장부의 움직임이 있어 정(靜)이면서 동(動)을 추구한다. 그러나 외견상 정(靜)으로 단정짓는 것과 같다.

동공은 외공(外功) 수련과 장부의 수련을 겸하는데, 기혈(氣血)의 움직임에 충분히 좋은 효과를 얻기 위한 것이다.

도인(導引)도 「이의도공(以意導功)」적인 체조이며, 당대의 왕빙(王冰)은 「도인은 근(筋)골(骨)을 요동하며 지절(肢節)을 활동시키는 것」이라 했다. 이런 것들이 동공의 시작이다.

동공은 그 동작이 비교적 복잡하며 대개 유도(誘導) 동공과 자발(自發) 동공으로 나뉜다. 유도 동공은 일정한 편성에 의한 투로(套路)이며, 초식(招式)과 의념(意念)과 호흡을 배합하여 단련을 진행한다. 그리고 일정한 규율과 순서에 의하여 점진적으로 단련하다.

자발 동공은 유발(誘發)적인 동공이며 연공중에 자발적으로 출현되는 동작이다. 그 때의 동작은 천태만상 바로 그것이다. 처음에는 제멋대로 움직이겠지만 시일이 지나면 일정한 규율이 있는 동작으로 돌아온다.

자발 동공은 또 의념 활동을 매우 중요하게 여기며 「이의영기(以意領氣)」에 의한 수혈(守穴)이나, 의념적으로 형상을 배합하여 발동(發動)시킨다.

▨ 대안 기공(大鴈氣功)

대안 기공은 전(前)64식과 후(後)64식의 수련이 있고 잡지 ≪기공과 과학≫의 1984년과 1986년에 발표된 내용이다.

대안 기공은 양매군(楊梅君)이 편성하였으며, 도가(道家) 수련 중의 하나이자 곤륜파의 수련법이다. 기러기의 동작을 모방하여 기공 양생 요결과 결합시켰으며, 중국의 20여 개 성과 시에서 수련하고 있다.

수련 후에는 정신이 맑아지고 근육이 유연해지고 경락의 소통이 원활해진다.

▨ 아미장(峨嵋庄)

아미 12장은 유구한 역사를 지니고 있는 전통적인 공법이며, 그 기원은 남송(南宋)의 사천(四川) 아미산(峨嵋山)에서 비롯되었다고 전한다. 아미산(峨嵋山)은 불교 4대 명산 중의 하나이며, 무학(武學)상으로는 아미파(峨嵋派)가 있어, 소림(少林), 무당(武當)과 유명도를 같이 하고 있다.

아미 12장은 12가지 공법으로 되어 있으며 근대의 주잠천(周潛川)의 연구에 의해 현대적으로 전해졌다. 이 내용은 서적으로 출간되어 동남아 각지에 전해졌으며 중국의 전국 각지에서 수련되고 있는데, 화북(華北) 지구에 수련자가 많다.

신기공 요법(新氣功療法)

북경 화원에서 그림을 그리던 곽림(郭林)이 편성한 기공법이며, 중도풍호흡법(中度風呼吸法), 자연행공(自然行功) 등이 있다. 신기공 요법은 곽림 자신은 물론이며 많은 환자를 치료하여 유명한 공법으로 인정받게 되었다.

곽림은 기공과 현대 인체 생리학, 병리학, 의료학을 결합했고, 화타의 ≪오금희(五禽戱)≫를 새롭게 개혁하여 조식(調息)을 세(細) 완(緩), 심(深), 장(長)의 규율을 세웠다. 또 풍호흡법(風呼吸法)을 택한 점이 이채롭다. 곽림은 기공을 전파하는 데 큰 몫을 했다.

태극 기공 18식

태극권(太極拳)은 중국에서 가장 유명한 무술 투로(套路)이며, 내외 수련을 겸하는 기공법이다.

태극권은 느리고 조용하게 정신을 집중하며, 의기상수(意氣相隨), 발경침착송정(發勁沉着鬆靜), 허실변동(虛實變動)을 원칙으로 삼는다.

태극권은 유파가 많고 투로가 길기 때문에 임후성이 그 초식(招式)을 줄여 기공 조식법과 배합하여 18식으로 만들었다. 동남아 지역, 특히 싱가폴 등지에 많이 알려져 있다.

태극권(太極圈)

태극권(太極圈)은 태극권(太極拳)의 동작에서 중요한 몇 동작을 반복하는 것이며, 배우기 쉽고 효과가 빠른 특징을 갖는다.

육동 기공(六動氣功)

13태보 기공(十三太保氣功)은 천여 년이 넘는 세월 전에 무당산(武當山)에서 시작되었으며, 일종의 경공(硬功) 단련 방법 중의 하나다. 중요한 여섯 가지 동작만을 간추려 새로운 기공법으로 발전시켰다.

무당 기공(武當氣功)

무당 기공이라는 명칭하에 여러 종류의 기공법이 전해지고 있으며 상해, 절강성 등지에서 유행하고 있다. 무당산의 도사들이 창시했다고 전한다.

선밀공(禪密功)·인동공(引動功)

토납기법(吐納氣法), 음양합기법(陰陽合氣法)과 세심법(洗心法) 등을 조합한 것이다. 정공을 통하여 진기(眞氣)를 얻고, 이것을 움직이는 힘의 원천으로 삼는다. 기(氣)를 운행하거나 발방(發放)하여 자신 또는 타인을 움직이게 한다.

이 종류는 밀종 기공(密宗氣功)이라고도 한다. 고혈압에 특효가 있는 공법으로 알려지고 있다.

자발 동공(自發動功)

자발 동공(自發動功)은 호요정(胡耀貞)의 ≪보건 기공(保建氣功)≫이라는 책에 수록되어 있다. 호용정은 의학, 무술, 도학 등을 10여 명이 넘는 명사로부터 배웠으며, 다른 자발 동공의 유파가 탄생하게 하는 역할을 했다.

🔲 학상장 기공

학상장(鶴翔庄)은 1980년부터 단 몇 년 사이에 중국 전역에 수백만명의 수련자를 탄생시켰다. 조심(調心), 조식(調息), 조신(調身)의 요소를 학(鶴)의 동작과 연관시켰다.

득기(得氣)가 빠르기로 유명하지만 공법을 엄수하거나 지도자의 지시에 따라야 한다.

🔲 오금희(五禽戱)

삼국 시대의 명의 화타(華佗)가 전했다는 전설상의 기공이며, 후세 사람들이 각 종류를 창시하여 현재에 전하고 있다. 호(虎), 록(鹿), 웅(熊), 원(猿), 조(鳥)의 동작을 모방했다.

🔲 인시자 정좌법(因是子靜坐法)

인시자 정좌법 장유교(蔣維喬)가 창시했으며 유명한 의료 기공의 하나다. 자신의 체험과 인체 생리학을 결합시켜 편성하였고 1920년대에 책으로 출판되었다.

장유교의 호(號)가 인시자(因是子)인데, 그는 불교, 천태종(天台宗) 지관법(止觀法), 밀종(密宗)에 깊은 지식을 갖고 있었다. 인시자 정좌법은 근대 기공을 정립하는 데 큰 공헌을 했으며, 정공(靜功)의 대표적 공법이라 해도 과언이 아니다.

🔲 내양공(內養功)

내양공은 정공의 중요한 공법 중의 하나이며, 명말 청초에 하북

(河北) 지방에 전해졌다.

내양공에는 세 종류의 자세가 있어 수련자의 상황에 맞춰 분별, 적용한다. 호흡 방법이 비교적 복잡하며, 조심(調心)에서는 묵념자구(默念字句), 의수단전(意守丹田)과 호흡 조절을 결합하고 있다.

내양공(內養功)과 강장공(强壯功)을 정리한 유귀진(劉貴珍)은 「기공(氣功)」이라는 용어를 정착시키는 공을 세웠다.

행기 육보공(行氣六步功)

상해시 기공연구소장 임해(林海)가 고금의 각종 공법을 기초로 정리, 편성한 것이다.

전신의 경락을 소통시키며 임맥과 독맥, 그리고 12경맥으로 운행시킨다. 공법은 6보로 구성하여 연결지었다. 성(性)은 심신(心神), 명(命)은 신기(腎氣)라 하여 두 가지를 겸하여 수련하도록 체계를 세웠다.

만성 질환자가 수련하여도 오래지 않아 소주천과 대주천 운기를 가능케 한다. 식욕이 증가하고 편안한 잠을 잘 수 있다.

방송공(放鬆功)

방송(放鬆)은 입정(入靜)의 기초이며, 삼선(三綫) 방송법이 대표적 공법이다. 마제인(馬濟人)이 자신의 풍부한 경험을 근거로 하여 창편했다.

▨ 선천일원 기공(先天一元氣功)

이것은 아미파 도사(道士)에게서 전래되었으며, 광동성 기공사 진염봉(陳炎峰)이 자신의 아버지에게 배운 뒤, 다시 여러 스승을 찾아 배웠다 한다.

의(醫), 불(佛), 유(儒), 도(道), 무(武)의 종합적 특징이 포함되었다.

▨ 진기 운행법

진기 운행 오보공(眞氣運行五步功)은 응신 조식(凝神調息)으로 진기를 배양한다. 진기가 충만되면 자연적으로 독맥이 통하게 된다. 진기 운행법은 소주천과 대주천을 쉽게 통맥하는 수련법으로 알려져 있다.

소주천은 임맥과 독맥의 관통이며, 대주천은 팔맥의 관통, 또는 12정경의 관통이다.

▨ 팔괘식 내양공

팔괘식 내양공(八卦式內養功)은 팔괘(八卦)와 기공을 결합시켰다. 내단술(內丹術) 중의 주천공 단련 범주에 속한다. 이 수련법은 팔괘식 주사장(朱砂掌)이 변천, 발전하여 의화단(義和團) 중에서 비전되어 왔다고 전한다.

이 공법은 팔괘 중 건(乾)·곤(坤)과 음(陰)·양(陽)의 2기가 교감하여 만물이 생기는 것을 기초로 하며, 특정 부위에 의수(意守)하여 음맥과 양맥으로 기를 통하게 하며, 음과 양의 평형을 이룬다.

🔲 개지공(開智功)

현재 중국 전역에서 주목받고 있는 기공가인 엄신(嚴新)이 정리한 수련법이다. 간단하고 배우기 쉬운 기공으로서 두뇌 개발과 지력(智力)을 양성하는 기공으로 알려져 있다.

개지공은 24절기에 연습하면 가장 좋다 하며, 수련 시간은 자시(子時:밤11~1시)가 적당하다고 한다. 또 많은 사람들과 같이 수련하면 효과가 더욱 높아진다.

🔲 영보통지능 내공술(靈寶通智能內功術)

왕력평(王力平)은 도가(道家) 용문파(龍門派) 18대(代) 전인(傳人)이며, 어릴 때 질병을 앓아 여러 의원을 찾아다녔으나 치유하지 못했다고 한다. 후에 음영자(陰靈子)와 송영자(松靈子) 두 선생에게서 영보통지능 내공술을 전심으로 수련, 몇 년이 지나자 질병이 완치되었다고 전한다. 이 때 초인적인 지능이 생겨 투시 등을 할 수 있게 되었다.

영보통지능 내공술은 고전(古典) 내공에 속하며, 3공(功), 9법(法)으로 분류되어 있다. 그리고 3공, 9법 중에서는 지능공(智能功)과 평형공(平衡功)이 가장 중요하다. 이 수련 방법은 중국기공과학연구회가 중국 전역에 보급하고 있다.

🔲 양기공

양기공(養氣功)은 육자결(六字訣)로 불리며, 전통적인 호흡 토납(吐納) 형식의 양생법이다. 유명한 기공사 마례당(馬禮堂)이 정리하여 현재에 전파되고 있다.

갈기공(喝氣功)

갈기공 요법은 왕맹송(王孟松)의 부친 왕세이(王世二)가 전한 토납 수련이다. 왕세이(王世二)는 수 십년간 의료업을 했으며 1959년에는 서원중의연구원에 초빙되었다.

왕맹송은 1950년대 초기에 폐결핵에 걸렸으나 부친의 지도에 의하여 공부를 계속하면서 갈기공을 수련했다. 수련을 시작한 지 4개월이 미처 되지 못한 짧은 기간에 폐결핵이 완치되었다.

이외에도 온갖 기괴한 잡병이 치유된 사례도 있다.

참장공(站樁功)

참장공은 「의권양생장(意拳養生樁)」이며 고대의 양생 도인법에 근거를 두고 있다. 이 수련법은 왕향제(王薌齋)가 형의권(形意拳)의 참장 수련법을 개조, 편성하였다.

왕향제는 의권(意拳), 또는 대성권(大成拳)이라 불리는 형의권의 분파를 창시한 인물이며 기공과 무술에 모두 능했다.

공경 기공(空勁氣功)

황인충(黃仁忠) 기공사는 「마장황(魔掌黃)」이라는 명성을 얻어 크게 활약하고 있는 사람이며, 「중국심천공경기공건신원(中國深圳空勁氣功健身院)」에서 공경 기공을 전하고 있다.

황인충은 소년 시절에 상해에서 궐아수(闕阿水)에게 기공을 배웠으며 내경일지선공(內勁一指禪功)의 진수를 터득했다. 천태산(天台山) 상상선(桑尙善)이 전한 내경공(內勁功)과 결합하여 30여 년 동안 수련한 결과를 정리하여 공경 기공을 편성했다.

▨ 일지선공(一指禪功)

일지선공은 소림의 정종 제자가 아니면 전하지 않았다는 수련법이다.

유영언(劉永言)은 어릴 때 백석암(百石岩) 현선노화상(峴禪老和尙)에게 일지선을 전해받고, 수 십년을 수련하여 공력이 깊어졌다. 기를 식지(食指)에 모아 침(針)을 대신하여 점혈(点穴)하여 내과와 외과 치료를 하는데, 유영언은 몇 십년 동안 셀 수 없이 많은 환자를 치유시켰다.

▨ 외단공

외단공(外丹功)은 대만의 장지통(張志通)이 창시하였으며 「중화외단공학회(中華外丹功學會)」를 만들었다.

그는 원래 오행통비권(五行通臂拳)을 배웠으며 자신의 경험과 여러 자료를 정리하여 외단공을 완성했다. 그 수련자는 50만이 넘으며 동남아 각지에 많은 영향을 미쳤다.

이상 설명한 기공 외에도 「역근경」,「팔단금」,「은환술」,「12단금」,「세수경」등 수백 수천 가지의 수련법이 있으나 이들을 전부 소개할 수 없으므로 연기공 소개는 여기서 마친다.

2 경기공(硬氣功)

경기공(硬氣功)은 힘과 근육과 뼈와 피부를 단련하는 종합적인 수련으로서, 손으로 쳐서 벽돌을 자르고 돌을 깨뜨리는 수련은 모두 경공(硬功)이라 불려 왔다.

많은 기공 수련자들이 내기(內氣)를 수련하지만 경기공의 내기와는 다르다. 필자가 은창자후(銀槍刺喉)의 표연(表演)을 하였을 때 일부 관객은 직접 창을 만져 확인을 하였고, 돌을 격파한 뒤에는 손을 만져 보고 의심하여 다른 돌을 갖다 주는 경우도 있었다. 또 철포삼(鐵布衫) 표연(表演)은 많은 사람을 긴장시키기에 충분했었다.

지금은 왠만한 무술 애호가라면 그 정도는 눈요기도 안 된다고 말한다. 너무 많이 보았다는 뜻이다. 여기서 무술을 아끼고 사랑하며 수련하고 연구하는 독자에게 진심으로 묻고 싶다. 붉은 벽돌이 정말로 그렇게 쉽게 깨뜨려지는가? 자연석을 그렇게 쉽게 깰 수 있을까? 쇠를 자를 수 있을까? 물론 가능하다.

거리에서 어떤 약이나 물건을 팔기 위해 사람들을 모으느라 그런 눈요기 시범을 하는 예를 쉽게 볼 수 있다. 심지어 밤 무대 술집에서도 이런 시범을 보인다. 어떻게 그런 시범을 할 수 있을까?

수련을 쌓으면 된다. 그래도 안 되면 마술에서 사용하는 눈속임 기교를 사용하면 된다. 또는 사전에 그렇게 되도록 준비하면 된다. 영화를 촬영할 때 사용하는 소도구 기법을 이용해도 된다. 또 물리적 원리에 의해서 저절로 되는 종류도 많다. 바로 그런 식으로 사람들은 많이 속았고 지금도 속고 있다. 그래서 경기공사는 곧 사기꾼이며 요술이나 마술을 하는 눈속임꾼이기 때문에 기공사로 대우할 수 없다고 비웃음을 받았다.

경기공은 정말로 존재하지 않는가? 사람들을 즐겁게 하려는 눈속임의 잡기(雜技)인가?

기공 수련은 타인을 위해서 존재하는 것이 아니다. 자기 자신을 위해서 존재한다. 그리고 그 맥이 끊어지지 않고 전승된다. 물론 속이는 기교도 전승되는 것은 당연하다. 그러나 관중을 속일 수는 있지만 수련자 자신을 속이지는 못한다.

옛부터 경기공(硬氣功)은 「내련일구기(內練一口氣) 외련근골피(外練筋骨皮)」의 수련법으로 전해지고 있다. 경기공은 무술 수련자를 중심으로 전해지는 것이 보통이지만 예외는 얼마든지 있다.

훌륭한 경기공사(硬氣功師)라 하여도 표연(表演)을 하면 힘이 빠지고 피곤하다. 그만큼 기력의 소모가 있었다는 증거이다. 표연을 하지 않고 계속 공력을 쌓으면 그 힘은 계속 커진다. 실제로 표연(表演)을 하기 며칠 전에는 식생활이나 정서적인 문제에 신경을 쓰면서 몸과 마음을 경쾌하게 하기 위하여 노력한다. 그리고 기력이 손상되지 않도록 주의를 기울인다. 연약한 여성이나 나이가 많은 노인에게 때려부수는 수련을 하라고 권하는 사람은 없을 것이다.

경기공을 수련하면 엄청난 힘이 생기고 속도가 빨라져서 대단히 위력적이다. 그러나 그것을 보여줄 수 없기 때문에 때려부숴서 그 힘을 보여 주고 믿게 하려는 것이다. 그렇게 하지 않고는 보여줄 수 있는 방법이 없기 때문이다. 그렇다고 때려부수는 것을 배우라는

게 아니라 때려부수고도 남는 힘을 갖출 수 있는 기공을 배우라는 것이다.

경기공을 수련하면 정력이 넘치는 신체를 유지할 수 있으며 운기(運氣)에 의하여 사정을 자유자재로 조절할 수 있다. 살아 있는 곰 쓸개즙을 뽑아 마시는 사람까지 등장하고, 동남아 각국을 찾아다니면서 야생 동물을 잡아먹어 정력을 높이려는 사람들로 인해 국제적으로 망신을 당하고 있다. 보신이라면 개구리, 지렁이, 벌레까지도 가리지 않고 먹어대는 사람들이 자신의 몸만으로도 할 수 있고 확실한 효과가 명백하게 보장되어 있는 방법을 움직이기 싫어서 못하겠다고 하니 움직이기도 싫은 몸을 위해서 먹기는 뭘 먹는가?

경기공은 훌륭한 기공이다. 그리고 그 수련법도 분명히 존재한다. 물론 동남아 각지를 다녀보면 가짜 속임수의 표연은 어디서나 대할 수 있으며, 체계적으로 전승된 진짜 경기공은 찾기 힘들다. 어쨌든 경기공은 무술의 보조용으로 존재해서는 안 되며, 기공의 대열에 충분한 입지를 하게 되리라 생각한다.

경기공에는 기초 수련, 통용 수련, 국부(局部:부분) 수련, 운기(運氣), 경공심법(硬功心法) 등의 구분이 있으며 그 종류도 연기공의 종류처럼 많다. 어느 한 종류를 선택하여 오랜 시일 동안 수련하면 「동피철골(銅皮鐵骨)」의 신체가 된다.

일단 수련에 임하면 주의 사항을 철저히 지켜야 하며 의(意), 기(氣), 력(力)이 합일(合一)되어 운기를 한다. 수련의 단계를 구분하면 좌공(坐功), 참공(站功), 동공(動功)으로 크게 나눌 수 있다.

중국 무술계의 가장 흔한 격언에 「권법만 익히고 연공을 하지 않으면 늙어감에 따라 모든 것이 허사가 된다」고 했다. 권법 수련과 연공은 뗄 수 없는 불가분의 관계임이 분명하다. 무술 수련을 하는 사람이라면 그 투로 속에 호흡과 운기의 비밀이 숨겨져 있다는 사실을 알아야 한다. 따라서 정확한 호흡과 정확한 운기법으로 권술 투로를 수련하고, 보조 단련을 한다면 저절로 큰 공력이 쌓여서 경기공 표연이라면 어떤 것이든지 가능하게 된다.

소림권술정의(少林拳術精義)

이 책은 내장경공(內壯硬功)의 이론과 연습 방법을 기록하였다. 달마 대사의 저서라고 하는데, 사실은 책의 권위를 높이기 위해 누군가가 달마 대사의 이름을 갖다 붙인 것에 불과한 것 같다.

이 책은 상·하부로 나뉘어 있으며, 상부는 ≪복기도설(服氣圖說)≫, 하부는 ≪역근경의(易筋經義)≫로 내외겸수(內外兼修)를 수록했다.

금종조(金鍾罩)

금종조는 남소림 철포삼 상승(上乘)공의 하나이며, 구양덕(歐陽德), 감봉지(甘鳳池), 곽원갑(霍元甲) 등이 이 연공을 쌓았다고 전해진다.

금종조는 동(動), 정(靜) 결합의 수련이며 내기(內氣)를 중단전 상복부 주위에 모은다. 수련이 오래 되면 외기를 모을 수 있고, 내기를 발방(發放)할 수 있으며 전신의 경맥을 유통시키고, 신진 대사를 원활하게 할 수 있다.

금종조는 수 십가지의 수련법이 전해지고 있어 혼란을 갖게 되지만 어느 것이나 마찬가지의 공력을 낼 수 있다. 다만 얼마만큼 수련을 지속할 수 있는가가 성공과 실패를 가름하게 될 것이다.

🟨 철포삼(鐵布衫)

철포삼은 소림 경공(硬功)이며, 수련 후에는 마치 갑옷을 입은 듯 인체 표면에 어떤 타격을 가해도 충격을 받지 않는다는 뜻으로 이 이름이 생겼다. 소림 승례가 민간에게 전했다고 하는데, 수십 종류의 서로 다른 수련법이 있다.

🟨 팔대 금강공(八大金剛功)

금강공은 신체를 보호하는 경공(硬功)이며, 금종조(金鍾罩), 철포삼(鐵布衫)과 같은 공력을 발휘한다.

수련 백일 후에는 기혈이 충만되는 느낌을 받을 수 있고, 의식의 집중으로 기를 모을 수 있다. 점차 수련이 깊어지면 강철판이나 철봉으로 머리를 쳐도 휘어지고, 배 위에 큰 돌을 놓고 깨뜨려도 상처를 입지 않는다.

🟨 금강나한공(金剛羅漢功)

내외겸수(內外兼修)의 무술 경공이며 수련이 완성되면 강철과 같은 신체로 변한다. 금강나한공을 1년 동안 아침 저녁으로 수련한 뒤에는 금강나한 고기공(固氣功)을 수련하여 상승 공력을 지닌다.

🟨 홍사수(紅砂手)

홍사수는 주사장(朱砂掌)이라 하기도 하며, 상승 비전 무공의 하나로 잘 알려져 있다. 내기를 장에 집중하여 상대를 타격하면 내상을 입게 되는데, 맞았을 당시에는 큰 감각이 없으나 며칠 지나면 밖으로 붉은 색 멍이 베어 나온다.
 양손을 동시에 연습한다. 근육과 뼈가 강해지고 기혈의 흐름이 좋아지면 질병을 예방할 수 있다. 그러나 그 수련법이 극히 간단하기 때문에 싫증을 느끼고 중도에 그만두는 사람이 많다.

▨ 천하사 경기공

 천하사(天河寺)는 호북성(湖北省) 형주(荊州)성 남문 밖에 있다. 형주 일대는 무술을 좋아하는 사람이 많다.
 천하사 경기공은 명나라 때의 승려 상충(狀忠)이 창시했다. 무학과 기공을 융합했으며 도인, 토납, 약물을 사용한다.

▨ 무당 웅문칠심활기공(武當熊門七心活氣功)

 웅문칠심활기공은 「활기공」이라고도 불리며, 청대의 웅덕산(熊德山)이 창시했다. 호북성 일대에 유행하고 있는 경기공의 유명 문파이며, 금종조, 철포삼의 능력은 물론이며 질병 치료에도 훌륭한 효과를 나타낸다.

▨ 혼원일기공(混元一氣功)

 광동성, 홍콩, 마카오 등지에서 유행하고 있으며, 기와 경력 합일의 경공(硬功) 수련의 기초이며 질병을 예방하고 신체를 강화하는 데 큰 효과가 있다.

🔲 흑묘공(黑猫功)

흑묘공은 산서(山西), 협서(陝西) 지방에 전해지고 있는데, 그 원류는 라마(喇嘛)의 선(禪) 수련의 하나라 한다.

그 자세는 요가와 관계가 있는 것으로 보이며, 고양이나 호랑이의 동작이 포함된 듯하다. 요가의 색채가 짙으나 조식(調息)과 조심(調心)의 수련법이 체계화된 무술 기공이다.

🔲 통자공(桶子功)

통자공은 호북, 강소, 절강, 안휘, 산동 일대에 전해지는 무술 기공이며 수련자가 수 만명에 이른다.

이것은 무당(武當) 공가남파(功家南派)의 무기(武技) 중 하나이며, 청 도광(道光) 원년에 무당 등종산(鄧鍾山)이 창시했다.

이외에도 철두공, 중수법(重手法), 응조공(鷹爪功), 음조공(陰爪功) 등 여러 종류가 있으나 수련법의 체계는 전체적으로 비슷하다. 얼마만큼 기를 많이 모을 수 있으며 어떻게 운기할 수 있는가에 따라서 경기공의 성패가 달려 있을 것이다.

연기공에서는 근육을 최대로 이완시키고 운기하지만, 경기공의 운기에서는 긴장과 이완을 분명하게 구분하고 제항(提肛)과 조지(抓地)를 한다.

경기공 수련은 일반적인 기공 수련과 다른데, 우선 무술(武術)에 남다른 열의와 취미가 있어야 한다. 무술 수련에 흥미가 없으면서 단지 경기공의 위력을 얻고자 한다면 그 수련은 실패하게 마련이다.

제3장 연기공과 경기공

　기공 수련의 문파는 셀 수 없을 만큼 산재해 있으며, 각 문파의 차이도 대단히 크다. 뿐만 아니라 다른 문파의 원리와 비교해 보면 서로 모순 대립되는 경우도 많다. 역사적인 원류, 지역, 실천 방법의 차이가 있기 때문에 제각각 다른 이론 체계를 세우고 있는 것이다. 아뭏든 어떤 종류의 경기공이라 하여도 빨리 성공할 수 있는 첩경은 없다. 꾸준히 배우며 고된 수련을 끊임없이 지속해야만 성공한다.

　수련 복장은 넓고 부드러우며 가벼운 종류가 좋다. 또 단전 부위를 긴장시키는 데 도움을 주기 위해 허리띠를 한다. 신발은 발 전체를 편하게 땅에 댈 수 있으면 되고, 구두의 사용은 피한다. 대변과 소변을 참고 수련할 수 없으므로 아침에 눈을 뜨면 바로 화장실에 가는 습관을 들이는 것이 좋다. 대체로 아침 인시(寅時)에 일어나서 묘시(卯時)에 수련을 마치는 편이 좋다.(3～7시)

　경기공 수련에 들어가기 전에는 먼저 권술 투로를 수련하여 경락의 소통을 돕고 근육과 관절을 영활하게 한다. 그리고 팔의 힘을 강화하기 위하여 팔굽혀펴기나 턱걸이 등으로 꾸준히 단련하며, 또 손가락을 단련하여 수지 경력(手指勁力)을 높여야 한다. 예를 들어 돌을 깨뜨리려면 비력(臂力)과 수지 경력(手指勁力)이 없으면 불가능하다. 물구나무서기도 경기공에 꼭 필요한 수련이다.

제4장
경기공(硬氣功)

경기공(硬氣功)은 무술
기공(武術氣功)이라고도 부른다. 내부의
정·기·신을 단련하고, 외부의 근육과 뼈와
피부를 단련하여 서로 결합시킨다.
장기적인 흡기(吸氣), 탑기(呑氣),
취기(聚氣), 운기(運氣), 폐기(閉氣),
붕기(崩氣) 수련과 신체 외부의 배타(排打)
등의 수련을 겸한다.

① 기의 방어력

　사실 예전에는 경기공(硬氣功)이라는 단어를 사용하지 않았으며, 1978년 중국기공휘보회(匯報會)에서 제정한 명사이다. 그 이전에는 철두공(鐵頭功), 철포삼(鐵布衫), 금종조(金鍾罩), 철지공(鐵指功), 철비공(鐵臂功), 철사장(鐵砂掌), 철두공(鐵肚功), 철슬공(鐵膝功) 등 여러 명칭으로 불렸다. 술어(術語) 통일화에 따라 지금은 경기공으로 칭한다.
　경기공 수련이 깊어지면 근육이나 피부가 극히 유연하고 곱다. 손을 보아도 무술을 하는 사람이라는 느낌을 받을 수 없을 정도이며, 체격상으로는 뚱뚱한 사람이 거의 없고 지방이 잔뜩 끼어 배가 나온 사람도 없다.
　무술을 배우기 전에 먼저 덕(德)을 쌓아야 한다. 자신의 이익만 생각하고 타인의 이익을 갈취하려는 사람이나, 자신의 주장만 옳다고 생각하는 사람, 저속한 취미가 있는 사람, 술과 담배를 좋아하고 그리고 향락을 즐기는 사람, 이성 관계에 지나친 애착이 있는 사람은 자연에 순응할 수 없는 사람이므로 수련에 임하기 전에 덕을 쌓아 인격을 갖추는 일이 더욱 시급하다. 또 이기주의자나 독단적인 고집을 갖고 있거나, 지나치게 비판적인 사람은 수련을 하여도 성공할 확률이 극히 적다. 의기(意氣) 화합하고 잡념이 없는 사람은 심신이 유쾌하여 스스로 도심(道心)이 생긴다.

경기공 수련은 오랜 고통이 따르며, 주문을 외우거나 부적으로 힘을 얻을 수는 없다.

중국 무술계에는 경기공 수련자가 엄청나게 많다. 각 문파와 수련자에 따라 연공 방법이 다르기 때문에 누구의 공력이 깊고 얕은지를 논할 수가 없다. 또 전쟁이 아니므로 굳이 사람을 죽이면서까지 그것을 판가름할 필요도 없다.

그런데 무술계의 규율이 흔들리기 시작한 요즘의 교만한 세상에 와서는 소수 인원이겠지만 가짜가 등장하여 기공이라고 속이기 시작했다. 호기심만 자극하면 돈이 된다는 물질 만능의 사기꾼 심정이 발동한 것이다. 중국 무술을 몇 단 몇 단 하며 돈으로서 증서를 사고 팔고, 심지어 기공을 단(段)으로 나눈다니…….

마술사(魔術師)는 만리 장성을 뚫고 지나가고 인자(忍者)보다 더욱 신출 귀몰한 묘기를 보이며 맨 손으로 전구에 불을 켜기도 한다. 자유의 여신상과 비행기 군함까지 나타났다 사라졌다 자유롭게 표연한다. 자기가 하고 싶은 의도대로 할 수가 있는 것이다. 그러나 그러한 마술이 진짜라고 믿는 사람이 있다면 그는 바보임에 틀림없다. 그것은 누구나 알고 있듯이 완벽한 사전 준비에 의해 속임수를 이용하는 것이다. 그 이유야 물론 관중을 즐겁게 하자는 순수한 의도이며 그 이상의 악의는 없다.

강호(江湖)의 술어(術語)에 「주수각(做手脚)」이 있는데 이런 종류의 방법을 「마술 기공(魔術氣功)」이라 한다. 기교(技巧)에 의하여 표연을 하기 때문에 일반인 누구나 기능(技能)을 배우면 가능하다.

이처럼 전 세계적으로 쿵후(꿍푸:功夫) 열기가 대단히 빠른 속도로 전파되고 있는 작금 다음과 같은 재미있는 농담까지 생겨나고 있다.

「기공을 빠르게 전수합니다. 1분이면 제자가 되고, 2분에 다 배우며, 3분이면 사부(師父)가 됩니다.」

재미있는 말이다. 옛부터 강호(江湖) 무림(武林)에는 편술(騙術)이 있긴 했었다. 지금도 일부 무술계에서는 가짜를 사용하고 조작에 의해 격파를 한다. 격파는 왜 하는가? 자신의 힘을 과시하기 위해서인가? 아니면 자기 자신을 시험하기 위해서인가?

일부 무술가는 경기공이란 있을 수 없는 속임수라고 말한다. 필자는 아무 말도 하고 싶지 않다. 왜냐하면 의학적, 과학적, 생리적인 근거를 갖고 있지 못한 현실에서 언쟁은 시간 낭비일 뿐이기 때문이다. 있다고 믿고 하는 사람은 있을 것이며 없다는 사람은 없을 것이다.

그런데 논쟁의 대상이 되는 내용은 결과가 아니다. 돌을 깬다면 분명히 깰 수 있다. 바로 그 돌을 깨는 힘이 어디에서 나온 것인가가 문제인 것이다. 외공의 수련에 의한 것인가? 아니면 내공의 힘이 어떻게 작용한 것인가? 그 근거를 댈 수 있어야 하지만 기의 이동은 눈으로 확인되지 못한다.

경기공사가 주장하는 운기(運氣)는 대체로 기공의 주천공과 거꾸로 진행하며 호흡도 역식(逆式)을 택한다. 그러나 경기공의 운기는 거짓이며 기공의 운기만 가능하다고 주장하는 것은 말이 안된다.

오랜 세월 동안 전해 내려온 경기공이 불신을 받게 된 것도 사실 이상하지가 않다. 주문을 외우고 부적을 사용하면서 종교적인 색채를 띠고, 칼 위에 올라서거나, 유리 위나 못 위에 눕거나, 유리 조각을 먹거나, 돌을 깨거나, 종이 위에 나무를 걸치고 자르거나, 계란 위에 올라서거나, 배 위에 무를 놓고 자르거나, 장갑을 낀 손에 불을 붙이는 등등 수없이 많은 기교를 공공 장소에서 또는 방송에서 볼 수 있기 때문이다. 이런 것들에 흥미를 보이는 사람도 있겠지만 이것은 경기공(硬氣功)과 아무 관계가 없다.

일반인들 사이에 전해지는 말처럼, 즉 경기공사가 한 번 치면 두꺼운 담장이 무너지며, 발로 차면 돌이 패인다는 기묘한 전설은 거짓이며 불가능하다. 그러면 기공사가 돌, 철봉 등을 깨뜨리고 자른 것도 거짓인가? 그것을 격파한 손, 팔 또는 머리는 어떻게 될까? 아프지 않을까? 상처를 입지는 않을까? 그는 이렇게 대답할 것이다. 기(氣)가 신체를 보호하고 방어한다. 방어해 주는 이 기가 위기(衛氣)라고. 기가 정말로 방어를 해서 상처가 나지 않도록 한다는 것인지 의심이 가지 않을 수가 없다. 그러나 자기 탐측기로 측정한 결과에 나타났던 사실처럼 분명하게 방어를 한다.

기공 시범에서 기공사가 크게 다쳐서 불구가 되는 경우도 있다. 그것은 자신의 능력 이상의 무리한 시도를 했던 결과이다.

표연에서 강철 침으로 살을 꿰뚫어 무거운 물건을 걸 수도 있는데, 이것은 어느 정도의 인내심만 있으면 가능하다. 체질이 지나치게 약골이 아니라면 말이다. 이런 경우 대개 팔이나 목을 찌르는데 그곳은 큰 혈관이 없으며 다른 곳보다 피부가 강하다. 통증이라고 해도 약간 아픈 정도, 즉 주사를 맞는 정도에 지나지 않는다.

많은 석학들의 연구에 의하면 인간은 스스로 마춰시킬 수 있는 능력을 지녔다고 한다. 예컨대 지극히 추운 곳에 가면 자신의 체온을 조절하여 그곳에 견디어 내고, 또 더운 곳에 가면 그곳에 견디어 내는 능력이 바로 그것이다.

기의 방어와 진통 원리는 무엇인가? 어떤 물질이나 약물을 사용하는 사람은 표연을 무사히 마치기 위하여 관객을 안정시킨다. 이 때는 「……산에서 ……스승에게 전수받은 비법으로 ……약을 제조하여 쓰고 있는데……」 등의 말을 하는데 이는 단지 자신 스스로에게 안정감을 주는 행동일 뿐이다. 그 약이 통증을 없애거나 방어력을 키우는 데 큰 역할을 하지는 않는 것이다.

인간의 뇌에는 많은 기능이 숨겨 있다. 그 가운데 마비의 구실을 하는 일종의 마비적 감수기가 있다는 학설이 있다. 즉「마비소체는 뇌에 존재하며 장벽과 정관의 벽에 이동된다」는 것이다. 1975년 동물의 마비소체를 이용하여 사람을 마취시키는 실험이 성공을 거두었다.

이 물질을 「내원성 마비상 물질」이라고 부르며 약자로 「내비소」라고 한다. 기공 수련자의 진통 작용이 과학적 근거에 의하여 「내비소(內啡素)」의 작용임이 알려졌다. 그러나 사실 침을 사용하여 마취시키는 방법이 많이 알려져 있는 오늘날 그다지 신비하지도 않다. 이 침술 마취 방법에는 몇 가지가 있다. 혈을 선택하여 침을 꽂은 뒤에, 필요한 혈에 전류를 흐르게도 하며, 침의 자격법을 이용하여 자극의 세기를 변경시킨다. 또는 단순한 유침과 기타의 자극으로 뇌의 내비소(內啡素)를 수평 이동시켜 마취를 하기도 한다. 내비소(內啡素) 수평 이동의 학설을 「침자진통내비소학설(針刺鎭痛內啡素學說)」이라 한다.

실험을 통해 발표된 내용에 의하면 정신 집중시에는 자극의 세기를 느끼는 격소가 증가하며, 동시에 뇌 속의 내비소도 증가한다. 통증을 전달하는 신호를 뇌에 보냈을 때 내비소가 증가하면 통증을 느끼지 못하며, 그대로 유지되고 있으면 쉽게 통증을 느끼게 된다.

전쟁터의 병사는 극도의 흥분 상태에 있으며 머리속에는 어떤 일념이 있다. 이 때는 상처를 입어도 평소의 통증과는 전혀 다르다. 통증이 있는 기관이나 상처의 강도에 따라 다르겠지만, 실제의 증상 강도와 정신적 상태가 혼합하여 심리적 동통(疼痛)을 느끼게 한다.

신경이 극도로 긴장되어 있을 때는 목 뒤에서 한 방울의 물방울이 떨어지는 경우 마치 주먹으로 얻어맞는 것과 같은 통증을 느낄 수 있는 것이다.

내비소는 신경 작용을 조절하는 물질 중의 하나이다. 통증을 느끼는 요소만 있어서도 안 되며, 어느 정도의 통증이 느껴지도록 조절해야 정상적인 생활을 할 수 있다. 바로 경기공의 의식 집중은 각 정신 상태를 내비소가 증가하기에 유리한 조건으로 만들어 준다.

뇌 속에 있는 마비소체가 줄면 장벽이나 정관벽에 있는 마비소체를 뇌로 되돌리게 한다. 이것은 대단히 중요한 내용이며, 복식 호흡을 하여 의식을 이동시키면 정신이 고도로 집중되어 마비소체가 항진(亢進)하기 좋은 조건이 된다. 복식 호흡을 하면서 단전의 의식을 이동시킴에 따라서 마비소체를 이동시키고 통증의 전달을 차단시키는 것이다. 외기에 의한 마취를 외과 수술에 활용하는 단계에 이르렀으니, 자신의 내기를 일정 부위에 모은다는 것은 더 쉬울 것이라고 누구나 판단할 수 있으리라 생각한다. 그러면 통증을 없앤다고 하고 충격을 견딜 수 있는 방어력은 어떻게 만들 수 있을까? 호흡과 근육과는 어떤 관계가 있을까?

첫째, 기공의 방어력은 「의식의 집중 →기(氣)의 집중 →피(血)의 집중 →팽창 →힘(力)의 생성」의 관계에서 생성된다.

둘째, 공기(空氣)는 체내와 체외에 일종의 능력을 내는데, 이 공기의 방어력이 무술적인 호신 공력(護身功力)을 내며 내력(內力)

을 증가시킨다. 사실 이보다 더욱 중요한 것은 가속도에 관한 원리
이며 뒤에서 설명할 예정이다.

기공 수련을 하는 사람이나 하지 않는 사람이나 모두 같은 공기
로 호흡을 한다. 그러나 같은 공기를 사용하지만 체내의 공기는 다
르다. 축구공을 예로 들면 공기가 빠져 쭈글쭈글하며 힘이 없는 공
이 있고 공기가 가득 들어 있어서 단단하고 힘이 있는 공이 있다.
공기가 빠진 공을 차서 유리창에 맞으면 유리창이 쉽게 깨지지 않
을 것이며, 공기가 가득 들어 있는 공을 유리창을 향해서 찬다면 깨
지게 되는 것과 같다.

자신의 주먹으로 공기가 가득 들어 있는 공을 치면 그 충격이 반
작용의 원리에 의해 되돌아온다. 이것이 방어력이다. 공기를 가득
채운 공을 고정시키고 그 위를 각목으로 친다면 각목이 부러진다.
각목이 부러지지 않으면 공이 터진다. 공이 터지지 않으려면 공을
만든 가죽이 튼튼해야 한다. 공을 만든 그 가죽이 우리 신체의 근
(筋), 골(骨), 피(皮)에 해당한다.

체내의 기압을 자유 자재로 조절할 수 있으면 그 압력을 증가시
켜 신체를 팽팽하고 강하게 만들 수가 있다. 이 책의 앞부분에서 이
미 설명한 바와 그 이치가 같다.

우리 몸의 흉부(胸部)와 복부(腹部)사이에는 횡경막(橫膈膜)
이 있어서 흉부와 복부의 압력을 조절한다. 그리고 공기의 압력에
의한 힘은 가슴과 배에 축적할 수 있다. 축전지처럼 저장하는 방법
이 아니라 복근과 횡경막 또는 내장 각 기관의 힘을 증대시켜서
필요하다면 언제 어느 때라도 강한 압력을 낼 수 있게 숙달시킨다.

지나친 흉식 호흡은 흉부 근육을 긴장시키고 수축시켜서 폐 안의
공기 압력을 증가시킨다. 그래서 폐기포를 파괴할 수도 있다. 경기

공 수련에서는 흉식 호흡을 권장하지 않는다.

공기의 압력이 강해지면 큰 위력을 발휘하며, 압력이 높은 쪽에서 압력이 낮은 쪽으로 이동하는 힘이 생긴다.

오랜 수련에 의하여 폐활량이 커지고 근육과 피부와 뼈가 단련되면, 체내의 공기가 충격을 방어하는 구실을 하여 내장을 다치지 않도록 보호한다. 이런 완충 작용은 가슴과 배의 능력에 따라 팔과 다리에까지 간접적인 영향을 미친다. 이것이 기의 방어력이다.

경기공 수련에는 공기부양선의 추진 원리나 복강내압의 원리가 적용되고 있다.

연기(練氣)에 의하여 기혈의 유통이 좋아지면 체내의 압력이 혈관과 근육에 전달되기 쉽다. 따라서 다른 사람보다 큰 호신 공력을 갖출 수 있다. 기(氣)를 일정 기간 수련하면 체내에 탄탄한 압력이 생기는 것을 누구나 느낄 수 있다. 이런 압력이 자기 자신을 보호하는 소임을 다한다. 체내의 압력, 기압(氣壓)이 호신 공력으로 나타날 때 기가 전신에 충만케 되는 것이다. 그리고 어느 일정 부위에 외부로부터의 압력이 가해지면 다른 부위의 압력이 전부 그곳으로 집중한다.

기공 수련의 호신력은 수련 후 3~6개월쯤 지나면 느낄 수 있다. 자기 체내의 압력이 강해지면 더 큰 활력을 갖게 되며 쉽게 피로하지 않는다. 바로 체내의 기압의 크고 작음에 따라 기공의 공력이 높다거나 낮다고 말하는 것이다.

공력이 월등하게 높으면 자기 체내의 압력도 월등히 커지는데, 상대보다 압력이 월등히 커지면 상대의 타격에 손상을 입지 않으며 오히려 상대가 다치게 된다. 또한 공력이 매우 커지면 도창불입의 신체가 된다. 도창불입(刀槍不入)은 칼로 후려쳐도 베어지지 않는다는 뜻이 아니며, 칼을 대고 그 위를 타격하거나 칼 자체로 신체를 때릴 경우, 신체의 탄력에 의해 해을 입지 않는다는 뜻이다. 예를 들어서 칼을 배에 대고 엎드려서 등에 큰 돌은 얹은 뒤에 그 돌을 쳐서 깬다거나 하는 정도를 가리킨다.

　마찬가지로 창이 들어가지 않는다는 것은 숙달된 무술인을 창으로 찔러도 들어가지 않는다는 뜻이 아니며, 은창자후(銀槍刺喉), 철두공(鐵肚功), 철비공(鐵臂功) 등 창을 대고 밀어서 부러뜨려도 창에 찔리지 않는 공력을 말한다. 칼로 사람을 후려치면 뼈도 잘리며, 창으로 찌르면 신체의 어느 부위라도 관통할 수 있다. 이런 큰 공력을 막을 수 있는 방어력을 갖출 수는 없다.

　총을 쏘면 사람은 죽는다. 아무리 방어를 해도 총을 막을 수는 없고 폭탄을 막을 수 없다. 그렇다면 핵무기가 존재하는 현대의 과학시대에 경기공 운운하면서 고된 수련을 한들 그 정도의 방어력은 아무 쓸모가 없다고 생각하게 될 것이다. 그러면 독자 여러분이 90세가 넘었다고 하자. 그 때에도 힘이 있을까? 어떻게 건강한 신체로 되돌릴 수 있겠는가? 청년과 같은 체력과 정력을 유지하고 싶지 않다는 말인가?

② 기공 수련과 속도

혈액 순환이 인체에 미치는 영향

기공 수련을 하면 무엇이 좋은가?
어떤 좋은 점이 없다면 기공을 수련하는 사람은 아마 없을 것이다. 기공은 치병양생(治病養生), 무술방신(武術防身)의 두 가지 효과가 수련 입문자의 학습 의욕을 북돋운다.
기공으로 질병을 치료하기 위해서는 우리 인간이 살아 가면서 왜 질병에 걸리는지 먼저 알아야 한다. 질병의 원인에는 내적인 원인과 외적인 원인이 있다.
우선 내적인 원인은 다음과 같다.
① 혈액 순환이 좋지 않다.
② 기의 순환이 좋지 않다.
③ 체내의 조절 균형이 깨졌다.
④ 정서적으로 불안하고 압박을 받았다.

외적인 원인은 다음과 같다.
① 세균에 감염되었다.
② 외부에 상처를 입었다.
③ 생활 습관과 환경이 건강을 해쳤다.

이상의 기본적인 질병의 원인은 사실 의, 식, 주와 밀접한 관계가 있다. 그리고 또 혈액 순환은 건강과 아주 긴밀하고도 직접적 영향을 미친다. 병원에서는 혈압계와 청진기가 제일 먼저 사용되고, 중의(中醫)에서는 맥박을 짚는다. 맥박이 떠있고, 가라앉고, 느리고, 빠르고, 가늘고, 세고, 짧고, 긴 등등의 구분에 따라서 신체의 상황을 판단한다. 혈액 순환이 좋지 않다고 판단되면 그 사람의 건강은 좋지 않은 상태라고 생각할 수 있다.

혈액은 적혈구와 백혈구, 그리고 혈소판 등으로 구성되어 있으며 산소를 운반하고, 영양을 공급하며, 세균에 대한 저항력을 갖고 있다. 또 혈액 자체에 외상을 입었을 경우 혈액이 응고되는 자체 공능(功能)을 갖추고 있다.

이렇듯 혈액 순환에 의해 저항력이나 영양이 전신에 공급되게 되므로 혈액 순환을 좋게 할 수 있는 노력이 반드시 필요하다 하겠다. 혈액 순환이 좋지 못하면 특히 신장의 혈액이 크게 감소하고 신장 기능이 쇠약해진다. 신장이 쇠약해지면 그 영향이 다른 내장 기관에 전파되고 나쁜 질병 상태를 유발시킨다.

기(氣)의 흐름도 마찬가지다. 기가 몸 안에서 흐를 때는 혈관과 마찬가지로 일정한 노선을 따라서 움직인다. 이 노선을 기맥(氣脈)이라 한다. 해부학을 통하여 기맥을 볼 수 없기 때문에 서양 의학에서는 기의 흐름을 인정하지 않는다. 그런데 쇠붙이나 탄소나 기타의 전도체는 제각각의 특성에 따라서 각기 다른 전류의 흐름을 나타낸다. 마찬가지로 기는 우리 신체의 신경을 따라 흐르지는 않으나 스스로 형성한 특별한 통로를 따르게 된다.

하늘을 바라보면 공기가 보이지 않는다. 바람이 분다. 공기의 흐름이 있기 때문에 바람이 생긴다. 그 바람은 우리의 감각으로 느낄 수 있으며 공기도 분명히 존재한다. 기압계를 사용하여 그 압력을 측정할 수 있으며 그 공기의 이동 방향을 알 수 있다. 체내를 흐르는 기도 이와 비슷한 원리에 의해 일정한 노선을 형성한다. 현대적 측정 기구를 사용해서 혈과 혈 사이에 미세한 전류를 흘리면 어느 노선을 따라 전도되었는지 확인할 수 있다고 한다.

　기의 흐름이 인정되어야 비로서 침구(針灸) 치료가 가능하다. 침에 의해 질병을 치료하거나 신체의 일부를 마취시키기도 한다. 따라서 기의 흐름은 신체 활력에 많은 영향을 준다.

　생체 리듬은 심장 속도와 호흡 속도를 기본으로 한다. 또 심장 속도와 호흡 속도가 변하면 자율 신경계에 많은 영향을 미쳐, 내장 각 기관의 상호 의존성이 깨져 쇠약해지거나 질병이 발생한다.

　정서적인 변화는 두뇌 활동에 크게 영향을 주고 있지만 심장 박동을 빠르게 해서 숨이 가빠지고 혈압을 상승시키기도 한다. 현대 생활의 복잡함이라든가 긴장 상태는 스트레스 반응를 일으켜 육체의 기능에 이상을 초래한다. 현대인의 노이로제와 스트레스에 의한 질병은 정서 불안에서 생기는 것이다.

　인체의 질병은 이와 같이 심리 상태에 의해 많은 영향을 받는데, 고혈압은 식생활과 심리 상태의 불안정에서 나타나는 대표적 질환이다.

　인간의 정서 생활은 자신의 활력을 증강시키고 저하시키는 구실도 한다. 남녀가 사랑을 하면 즐거움이 전신에 가득 차고 생명력이 충만되어 아름답게 보인다. 그러나 사랑하는 사람과 헤어져서 추억이 어린 어떤 거리라도 걷는 경우라면 온 몸의 힘이 빠질 것이다. 그러다가 식욕과 의욕을 잃게 되며 질병에 걸릴 수도 있다.

　◦또한 아주 듣기 싫고 시끄러운 잡음을 계속하여 듣게 되면 질병이 유발되며, 부드럽고 경쾌한 음악을 들으면 질병 치료에도 많은

도움이 된다.

　이러한 신체 외적인 질병 원인은 누구나 알고 있을 것이며, 따라서 자신의 생활 습관이나 주위 환경에 늘 신경을 써야 할 것이다. 땀이 많이 흐르거나, 좋지 않은 위생 시설, 복부의 지방 과다, 위장병, 심인성 고혈압, 허약 체질, 직업병 등은 모두 생활 습관과 환경 때문에 생긴다.

▨ 기공에 의한 질병 치료

　기공에 의한 질병 치료의 원리는 강대한 기압(氣壓)을 만들어 피의 흐름을 좋게 하고 근육에 활력을 주며, 전신의 혈액과 기의 흐름을 정상으로 만드는 것이다.

　혈액 순환이 나빠지면 혈관을 흐르는 혈액의 흐름이 느려지고 혈관벽에 많은 노폐물이 쌓인다. 혈관 상태가 나빠지면 탄력을 잃고 혈관이 굳어지며 결국 심장에 부담을 준다. 동맥 경화증이 생기면 더불어 심장 질환이 나타나는 예가 많은데, 이것은 혈관의 흐름 상태가 심장에 나쁜 영향을 주기 때문이다.

　기도 마찬가지다. 기가 단전을 지나서 전신으로 흐르면 기의 압력이 혈관에 작용하여 혈액의 흐름을 돕는다. 따라서 기력이 넘치면 혈액 순환도 개선되고, 전신의 리듬이 정상으로 돌아오며 혈압이 내려간다.

　기공 수련의 입정(入靜)은 일반 기공이나 경기공(硬氣功)이나 모두 중요한 구실을 한다. 정(靜)은 신경과 체내 기관의 리듬을 안정시키며, 장기간 반복되면 잃었던 생체 리듬을 정상으로 되돌릴 수 있다. 또한 균형이 깨진 정서를 쾌적한 느낌이 들도록 한다. 정서적 안정이 이룩되면 각 생리 현상에 미치는 나쁜 요소들이 사라져서 건강을 회복하게 된다.

▨ 기공과 속도

기공을 수련하면 기가 증가하고, 기가 증가하면 혈액의 흐름이 좋아지고, 혈액의 흐름이 좋아지면 힘이 생긴다. 일반적으로 힘이 세다거나 힘이 좋다고 하는 경우 이 힘(力)은 근육에서 나오는 힘이다.

이 힘 이외에 기력(氣力)이라는 것이 있다. 기력은 호흡에 의해 수련된 체내의 기압(氣壓)과 힘이 배합된 것으로, 기압과 근육의 힘이 함께 뭉친 것이다.

근육력은 육체미 운동과 같이 근육을 키움으로써 가능하고 그 근육에서 힘을 낸다. 기의 압력은 기공 수련 방법에 의해 압력을 높여 나간다. 근육력의 힘만 사용할 때는 몸을 긴장시키지만, 기력을 사용할 때는 몸 전체를 방송(放鬆)시킨다. 이 점이 힘과 기력의 다른 점이다.

힘과 기력 사이에는 출력의 차이가 있다. 힘이 아주 센 육체미 선수가 무거운 운동 기구를 들 수 있고, 기공 수련자는 그 운동 기구를 들 수 없다고 가정하자. 그런데 출력(出力)을 시험하기 위하여 각자 상대의 배를 힘껏 타격한다면 누가 쓰러질까?

경기공 수련자는 힘뿐만 아니라 경(勁)을 사용하여 폭발적인 속도를 내기 때문에 쇠를 자르고, 가로 세로 10cm 가 넘는 돌 기둥을 격파한다. 연필로 쓴 것을 지우는 지우개는 고무로 만든다. 아주 부드럽기 때문에 던져서 상대를 때려도 상처를 입지 않는다. 그러나 아주 압축이 센 공기총에 넣어서 쏘는 경우 큰 위력을 발휘하게 될 것이다. 압력과 가속도가 큰 힘을 주었기 때문이다.

경(勁)은 체내를 따라 움직이는 기의 추진력이며 경도(勁道)는 그 기가 밖으로 잘 작용하게 하는 외부적인 움직임이다. 그리고 그 작용하는 힘의 크고 작음과 속도에 따라서 어떤 공능(功能)이 생기는 것이 일반적인 현상이다.

그렇지만 무술적인 견지에서 보면 좀 다르다. 근육력과 기의 힘을 합하고 속도와 힘을 사용하는 각도에 따라 경도(勁道)가 형성된다. 그래서 근육의 힘과 기의 힘을 합하여 내력(內力)이라 한다. 내력이 아무리 커도 속도가 0이면 출력도 0이 된다. 속도가 커지면 그 가속도에 의하여 가속도의 제곱으로 커진다. 속도가 빠르면 지우개로도 유리병을 격파할 수 있다. 속도의 중요성은 무술가의 생명과도 같다.

무술 수련의 기본 원칙에 다음과 같은 것이 있다.
「우선 내력을 강화하고 속도를 높이고 호신력을 높여야 한다.」
「힘을 기르고 스텝을 빨리 하고 맷집을 기른다.」
내력이 강해지려면 호흡과 근육을 움직이는 동작이 잘 조화되어야 한다. 속도를 빠르게 하고자 하는 것은 모든 무술인의 소망이다. 「초식(招式)을 배우지 않으면 상대를 이길 수 없고, 상대가 빠르면 이기지 못한다」는 말이 있다. 기묘한 변화와 기가 막힌 비법이 있고, 초식의 변화가 상상을 초월할 만큼 훌륭하다고 하여도 빠른 것을 이기지 못한다. 고수(高手)는 속도가 빠르며 초보자에게는 보이지도 않는다. 자기 시선 안에 들어오지도 않는 것을 어떻게 방어하고 어떻게 피할 것인가?

그러면 출권(出拳)을 한다고 가정할 때 신체의 근육을 긴장시켜야 하는가?

무협 영화를 보면 잘 생긴 주인공이 자신의 근육을 꿈틀거리면서 전신을 긴장시키고, 소리를 지르면서 주먹을 휘두르는가 하면 사람이 날아가고 말이 나뒹군다. 정말 그렇게 대단한 공력이 나오는가? 어떤 방법을 사용해야 그런 힘과 위력과 속도를 얻을 수 있을까?

각자가 직접 확인을 하면 된다. 먼저 주먹을 세게 쥐고 전신을 긴장시켜 힘차게 휘둘러 보라. 속도가 빠를까 느릴까?

권투 경기의 중계를 들으면「너무 욕심을 부린다」,「너무 힘이 들어갔다」,「무모하다」는 말을 쉽게 들을 수 있다. 바로 위력이 없다는 뜻이다. 출수(出手) 전에 근육을 긴장시키면 각 관절이 원활하지 못하고 조여진다. 관절 운동이 좋지 못하기 때문에 속도가 줄고 힘은 줄어든다. 긴장되지 않고 탄력이 좋은 낚시대와 딱딱한 막대기를 휘둘러 보면 탄력과 속도를 실감할 수 있다. 근육을 충분히 방송(放鬆)시키고 각 관절을 부드럽게 하여 탄력을 갖춰야 속도가 생긴다. 그렇기 때문에 힘들고 고통스럽게 다리를 늘리고 관절을 풀어 주는 수련을 하는 것이다.

방송(放鬆), 이것이 속도의 요결(要訣)이다. 격판하는 방법을 설명할 때 직접 비교해 보기 바란다.

경기공 수련을 하면 1년에 3배 정도로 속도가 증가한다고 하는데, 그 증가하는 원인은 무엇인가?

총알은 극히 빠르다. 총알이 빠른 이유는 탄피 속에 있는 탄약이 폭발하면서 밀어내기 때문이다. 화약이 연소하면 기체가 발생하여 압력이 높아진다. 이 압력으로 탄알을 밖으로 내보낸다. 총알의 속도는「기(氣)」가 만들어 내는 것이다. 총알보다 더 빠른 초음속 전투기의 속도도 기체가 만들어 낸다.
 우리 신체도 기를 연료로 하여 단전에서부터 손과 팔에 이르는 기의 추진력을 양성하면 빠른 탄성을 얻게 된다. 전달되는 기의 추진력이 최대가 되게 하기 위해서는 역시 「방송(放鬆)」을 첫째로 꼽는다.
 수(手)각(脚)은 각 3절(節)로 연결되어 있다. 즉 장(掌)←완(腕)←소비(小臂)←대비(大臂). 각장(脚掌)←소퇴(小腿)←대퇴(大腿). 속도가 가장 빠른 부분은 손과 발 끝 부분이다. 팔을 회초리로 생각하면 회초리 끝이 가장 빠른 이유와 같다. 대비(大臂)와 대퇴(大腿)는 발동력을 유도하고, 소비(小臂)와 소퇴(小腿)는 튕겨내는(彈) 소임을 한다. 그런 이유로 자유 격투를 할 때 대퇴(大腿)와 대비(大臂)를 방어한다.
 탄경(彈勁)을 발휘하는 방법도 방송(放鬆)이라는 것을 다시 한 번 강조한다. 무술 수련자는 호흡을 동작과 일치시켜 각 문파의 수련 원칙을 철저히 지킨 뒤에 폐기(閉氣) 상태에서 투로(套路)를 수련하면 크게 빨라진 속도를 확인할 수 있다.

3 기공의 위력

▨ 경기공의 위력은 자신의 생명을 지키는 데 필요하다

　경기공사의 위력은 얼마나 신비롭고 얼마나 강하며, 얼마나 초능력적일까?
　기공사의 위력은 각자의 수련 항목과 수련 종류에 따라 다르다. 인간의 능력을 정확히 측정할 수 있는 방법은 없다. 동물 중에는 전기 가오리나 전기 뱀장어 등 신비한 종류도 있다. 기공을 수련하지 않은 사람 중에도 신비한 능력을 발휘하는 사람이 있다. 손으로 형광등에 불을 켜는 묘기가 있는데, 이런 묘기 중에는 마술의 속임수도 있다. 고주파 발전기를 숨기고 사람의 손을 대면 불이 켜지는 장치를 쉽게 만들 수 있기 때문이다.
　중국의 기공사 엄신(嚴新)은 220볼트 전기를 몸으로 통과시키는 표연(表演)을 한다. 또 미국의 텔레비전에서는 얼마 전에 이스라엘의 텔아비브에 있는 한 공중보건소에서 근무하는 유세프라는 특수한 기능자를 소개하였다. 그는 어느날 갑자기 이상한 능력을 갖게 되었으며 손에서 전기가 발생했다고 한다. 형광등을 켜는 것은 물론이며 전압 측정기에도 측정된다.
　단순한 전기가 아니며 복합적인 물질이 발사된다. 일정 거리에 떨어진 환자에게 손을 뻗으면 전기의 자극이 전달되어 몸을 움직이고, 공기중에서 외기(外氣)와 같이 전달된다. 그는 신경통과 류마

치스 환자를 치료하여 많은 효과를 얻었다고 전한다. 참으로 신비한 현상이다.

또한 온 세계를 떠들석하게 가짜냐 진짜냐의 논란을 일으킨 유리 겔러, 마술사로서 세계적인 명성을 얻은 데이비드 카퍼필드 등은 특별한 경우로 지능이 매우 우수한 사람들이다.

사람이 그 위력을 발휘하려고 노력했던 것은 아주 오래된 일이다. 제정일치 시대에는 절대 권력자에게 복종시키기 위한 방법으로 마술이 등장했다. 사람의 목이 잘리고 그 잘린 목이 말을 하는 등의 마술이나, 해골, 유령, 악마의 출현을 시도한 마술도 오래된 역사 속의 한 장을 장식하고 있다.

중국 역사에서도 마술은 대단한 위력을 발휘하며 권력자의 정치쇼에 가담했다. 권력자의 뜻에 따르지 않으면 신이 노해서 벌을 받게 된다는 속임수를 사용했던 것이다. 정치와 제사가 분리되어 별도의 종교로 성장하게 된 시기에는 자기 종교의 전파를 위해서 마술과 갖가지 묘기가 연구되었다. 그러다가 다시 묘기와 눈속임의 마술이 분리되었으며 별개의 영역을 확보하게 되었다.

경기공사의 위력은 신비스럽고 어려운 묘기를 표연(表演)하는 데 그 목적이 있지 않다. 일반인이 나무 젓가락을 부러뜨린다고 가정하자. 힘들이지 않고 쉽게 부러뜨릴 수 있을 것이다. 거기서 힘을 조금 더 기르면 대나무 젓가락을 자를 수 있다. 힘과 속도가 더 커지면 플라스틱 젓가락을 자를 수 있다. 더 강해지면 쇠 젓가락을 자를 수 있다. 더 강해지면 몇 개의 쇠 젓가락을 한 번에 자를 수 있다. 그보다 더 강해지면 철봉도 자른다.

이렇게 순리적으로 발전하는 것이 경기공사의 위력이다. 그리고 같은 종류의 수련을 했다면 젊은 사람이 노인보다 더 위력적이다.

영화나 무협 소설에 등장하는 백발의 노인이 되어야만 신비한 능력을 발휘하는 것이 아니다.

　무술을 수련하지는 않은 사람이라도 기와 한 장은 깰 수 있다. 힘이 세지고 속도가 강해지면 두 장, 세 장…… 열 장으로 늘려 나간다. 그래도 잘 깨지지 않으면 소금물에 담구거나 염산 등 화공약품을 섞어 강도를 크게 떨어뜨려서 더 많이 깨뜨려 관중에게서 박수를 받고자 하는 예도 있다. 깨뜨리는 순간은 1초도 되지 못한다. 그렇게 짧은 순간의 영광(?)을 위해서 자신의 양심을 속일 수 있는가?

　칼 위에 서는 방법이나, 칼로 무를 잘라도 상처를 입지 않게 하는 표연(表演)은 기공(氣功)과 아무 관계가 없다. 그것은 단순한 기교일 뿐이다. 두부를 손바닥 위에 놓고 칼을 앞뒤로 톱질하듯이 움직이면서 자르면 손을 벤다. 그러나 칼을 위에서 아래로 눌러 자르면 손을 베지 않는다. 칼이 조금 더 무디다면 더욱 안전하다. 두부찌개를 끓이는 주부들도 할 수 있는 일이다. 사과 등의 과일을 자르는 것도 같은 방법으로 가능하다. 복부는 손보다 더욱 탄력이 있기 때문에 칼이 앞뒤로 밀리지만 않으면 안전하다.

　이런 표연은 사람들의 두려움을 이용하기 위한 것이다. 설사 자동차를 사람의 배 위로 통과시킨다 해도 그것은 위력이 아니며, 물리적인 원리를 이용하면 더 쉽다. 성냥갑 4개를 놓고 60kg 이상 되는 사람이 올라설 수도 있다. 4개의 계란 위에서도 균형을 잡고 설 수 있다. 물론 이것도 공력(功力)이 아니며 요령이다.

　그렇다면 경기공의 위력은 어디에 있는가?

　경기공의 위력은 수련자 자신의 몸에 있다. 암을 치유시키고, 불치병이라는 당뇨병을 치유하며, 많은 종류의 질병에 큰 효과를 내고 있는 것이다. 기공은 현대의 의학과 어깨를 나란히 하거나 같은 위치에서 병행 치료를 할 수 있다. 자신의 몸 안에 쌓여가는 공력(功力)을 밖으로 보여줄 때, 이것을 사람들은 위력이라고 한다.

경기공사가 무술 수련에 숙달되어 있다면 상상하기도 끔찍한 폭발력을 발휘한다. 그렇다면 그 경기공사의 내면에는 큰 내력이 있을 것이고, 기혈 순환이 자유롭고 정력과 활력이 충만한 생활을 할 게 틀림없다. 결과적으로 건강하게 장수할 수 있다는 말이다.

몸을 건강하게 돌보는 일이 꼭 필요하다고 생각하는 사람은 많지 않다. 그저 되는대로 살아간다. 아직 버틸 힘이 있기 때문이다. 그러나 아직 버틸 힘이 있는 사람은 수련을 쉽게 할 수 있으며 버틸 힘이 없어 병원에 입원이라도 하면 수련하고자 노력하기도 어렵다. 돈으로 건강을 살 수 있겠는가? 건강은 곧 자신의 생명이다.

따라서 경기공의 위력은 자신의 생명을 지키는 데 있다. 자신의 생명을 지키는 경호원이 생기는 것은 참으로 든든한 일이다. 그렇다고 재물이 소요되지도 않는다. 단지 하루 몇 시간만 투자하면 족하다.

돌을 깨고 쇠를 자르는 위력을 얻기 위해서 경기공을 택해도 좋고, 왕성한 건강을 얻기 위해서 경기공을 택해도 좋다. 경기공 속에는 당신의 어떤 목표를 만족시켜 줄 위력이 있다.

경기공의 위력은 거짓 속임수가 아니다. 정말로 존재한다. 요령이 아니며 자신이 수련한 기(氣)의 보호력을 활용하는 것이다.

중국의 경기공사 중에는 불에 달구어진 쇠를 이로 잘라 내고, 끓는 기름 속에 들어 있는 동전을 손으로 찾아서 건진다. 물론 화상을 입지 않는다. 화공 약품을 이용하여 가짜로 만들 수는 있다. 그러나 고기를 넣고 튀겨 내는 진짜 기름에서 표연을 하는 것이다. 기는 이렇게 무서운 위력을 낸다.

　당신은 두 손가락으로 물구나무서기를 할 수 있는가? 더구나 엄지손가락이 아닌 둘째, 세째손가락으로.

　운기(運氣)가 없으면 불가능한 일이다. 사실 기의 위력을 표연(表演)하려면 어렵고 위험한 종목을 선택하여 관중에게 긴장감을 줄 수 있게 연구해야 한다. 일반적으로 이런 어려운 종목에는 엄지손가락으로 쇠 젓가락을 자르는 것, 손가락 하나로 돌을 자르는 것, 머리로 석판이나 석주를 깨뜨리는 것, 은창자후(銀槍刺喉), 병 한 개를 세워 두고 격파하는 것, 손가락 두 개로 물구나무서는 이지선(二指禪) 등이 있다.

　이지선(二指禪) 수련은 말 그대로 금강지(金剛指)이며 극히 어려운 수련이다. 필자는 어릴 때 이지선(二指禪)의 수련을 할 기회가 주어지지 않아 아쉬운 마음을 간직하고 있었는데 몇년 전에 그 진수를 터득하게 되었다. 그 때 그 수련이 하루 아침에 이룩할 수 없는 무공(武功)이란 것을 실감하게 되었다.

　이지선(二指禪)은 점혈(点穴)에 사용된다. 무술 수련 입문자나 무술에 전혀 문외한이라면 「점혈(点穴)」은 반드시 존재한다고 말한다. 그러나 어느 정도 깊이 있는 수련을 하면 「점혈」은 가짜이며 속임수 또는 과장된 헛소리라고 생각하게 된다. 그러다가 더 깊이 있게 연구하면 「점혈(点穴)」이 존재한다는 확신을 다시 갖는다. 그러나 점혈에는 극히 어려운 수련법이 요구되며 고된 경기공의 수련이 뒤따르지 않으면 불가능하다. 어릴 때부터 수련을 한다면 14~15세쯤에도 가능하겠으나 필자의 생각으로는 6~7년 이상의 전문 수련이 필요하다고 판단된다. (사진 3)

186

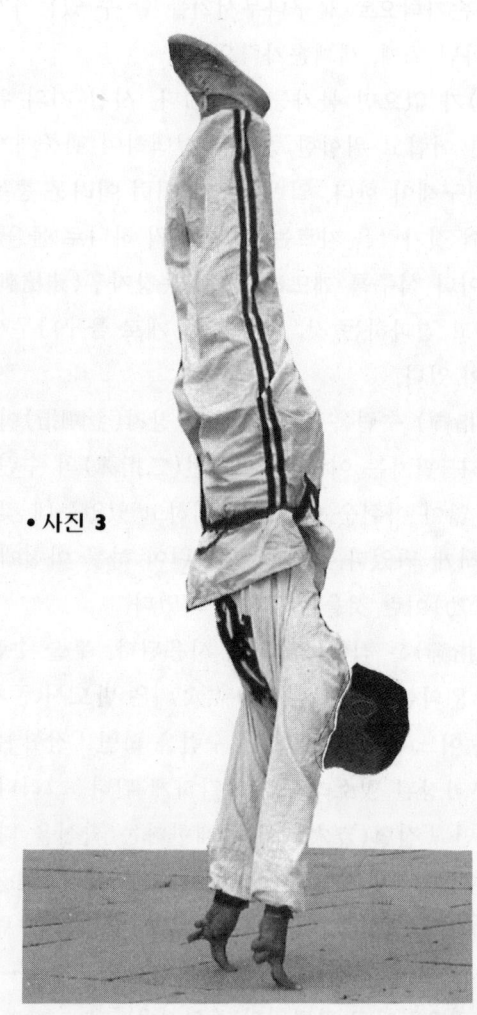

• 사진 3

그렇다면 점혈이 도대체 무엇인가?
 점혈은 무협 영화나 소설에 많이 나오지만 무술 수련자들은 거의 다 이것을 불신한다. 소설에 있는 것이지 사실상 존재할 수 없다고 생각한다. 점혈을 하려면 먼저 경락을 정확하게 알아야 하며, 경락과 경락이 교차되는 곳이나 혈관과 혈관이 교차되는 곳을 잘 알아야 한다. 그리고 정확하고 신속하게 취혈을 할 수 있어야 한다.
 점혈이란 혈(穴)을 점(点)하는 것이며, 지력(指力)을 사용한다. 지력을 발휘할 수 없는 사람은 아미자(峨嵋刺) 등의 점혈침(点穴針)을 사용한다.
 점혈의 위치는 사람의 크고 작고, 뚱뚱하고 마른 차이에 따라 달라진다. 그에 맞춰서 정확한 혈을 찾으려면 유명한 침구사에게 조금도 뒤지지 않는 실력을 갖춰야 한다.
 혈을 정확하게 찾을 수 있다면 특별한 초식(招式)으로 혈을 공격하는 법을 배운다. 그러나 가장 중요한 것은 손가락의 위력이다. 혈을 손으로 눌러서 움켜잡으면 통증이 전해진다. 그러나 그것은 점혈이 아니라 지압이다. 손가락으로 찍으면 혈관이 터지고 신경이 잘리며 근육이 파열될 만큼의 위력이 있어야 한다. 그렇기 때문에 이지선(二指禪) 등의 어려운 수련을 한다. 그리고 손가락으로 움켜쥐면 근육과 혈관이 으깨질 정도의 위력이 있어야 하기 때문에 응조공(鷹爪功)을 수련한다.
 어떤 혈을 공격하여 그곳의 근육이 파열되고 혈관이 터졌다면 내출혈이 생기고, 2일 뒤나 1주일 뒤에 멍이 생기는 것은 당연하다. 시간이 경과하면 목숨까지도 뺏을 수 있는 곳이 분명히 있겠지만, 점혈에 관해 출간된 서적을 지나치게 믿는 것도 어리석다 하겠다. 이처럼 점혈은 위력이 있는 경기공의 수련이 뒤따르지 않고는 불가능하기 때문에 대부분의 무술가들이 존재 자체를 불신하는지도 모른다.

▓ 중국 무술의 바른 이해

중국 무술가의 일화를 소개한 책이 여럿 있다. 그러나 그 내용 전체를 다 믿을 수는 없다. 일반인이 시비 끝에 싸움을 해도 이가 부러지고 갈비뼈가 부러지며 팔다리가 부러지기도 하고 죽기도 한다. 하물며 무술과 경기공을 수련한 사람의 위력이 어떨지 쉽게 상상할 수 있을 것이다.

중국 무술을 잘 이해하지 못하는 사람들은 중국 무술은 거짓 투성이 허풍뿐이라고 말한다. 그것도 맞다. 그렇게 말하는 사람을 보고 듣고 느낀 것일 테니까. 그러나 중국 무술은 몇 천가지가 넘으며 축구와 배구가 전혀 다르듯, 권투와 레슬링이 전혀 다르듯, 각 유파마다 특징이 있다.

구퇴(扣腿), 추퇴(楸腿), 등탑(蹬揚)과 충권(衝拳)을 연결하거나, 주(肘)법을 연결하면 타격을 받은 사람은 몇m를 날아간다. 신체를 보호하기 위한 보호 장비를 착용했다고 해도 얼마든지 쳐서 날릴 수 있다. 샌드백을 안고 있는 사람을 쳐서 쓰러뜨리기도 한다.

그러나 이러한 위력은 상대가 이쪽 기법의 정확한 시간과 위치에 걸렸을 때만 가능하다. 그런 이유로 격파와 격투는 다른 위력을 낸다. 위력을 과시하기 위해서 고정된 물체를 파괴하는 노력을 계속하면 무술에서 얻은 움직이는 물체를 공격하는 능력이 쇠퇴한다.

유도나 레슬링 선수가 상대를 몇m 정도 나뒹굴게 하는 일은 아주 쉽다. 그런데 무술인이 그렇게 한다면 믿기지 않는다는 뜻인가?

강(剛) 하나뿐인 무술을 보았거나 자신의 판단 기준으로 의심을 하는 것은 아닌가?

깊은 산 속에서 승려에게 무술과 기공을 배운다? 깊은 산속의 행정 구역은 무슨 도 무슨 군이가? 승려는 부처님 공부 안 하고 무술만 하나? 무술은 무술관에서 배우는 것이다. 권투 선수가 되겠다는 사람이 산에 들어가서 샌드백이나 소나무를 두들기고 있으면 챔피언이 될 수 있겠는가?

기공과 무술에 대한 올바른 인식을 갖추기에 노력해야 하며, 무술 영화의 망상 속에서 한시 바삐 탈출하기를 부탁한다. 순수하고 안정된 마음이 이루어지면 경기공의 위력이 저절로 눈앞에 나타나게 될 것이다.

제5장
경기공(硬氣功) 수련(修練)

경기공 수련법에는 많은 종류가 있고 제각기 다른 원리를 갖추고 있다. 또 경기공 수련을 하는 동안 지켜야 할 일과 주의 사항이 아주 많다. 수련법을 단계적으로 구분하면 좌공(坐功), 참공(站功), 동공(動功) 등이며 흡식(吸息)과 폐기(閉氣)를 주로 수련한다.

1 경기공의 종류

 1978년 이전 경기공이란 용어를 사용하지 않았을 때는 철두공(鐵頭功), 철포삼(鐵布衫), 금종조(金鍾罩), 철사장(鐵砂掌), 홍사수(紅砂手) 등으로 불렸다. 또 장(掌)으로 격파를 하거나, 손가락으로 격파를 하거나, 머리로 격파를 함에 따라서 표연(表演)의 명칭이 달라졌다. 은창자후(銀槍刺喉), 흉전격도(胸前擊刀), 일지화개석(一枝花開石), 쌍봉관이(雙峯灌耳), 복와강차(腹臥鋼叉), 두당석비(頭撞石碑), 복탁천근(腹托千斤), 장지쇄석(掌指碎石), 기차과신(汽車過身), 이지금(二指金) 등이 대표적인 표연 종목이다.
 경기공 수련의 종류는 이보다 더욱 복잡하다. 한 가지 예를 들면 배 위에 넓은 돌을 올려 놓고 망치로 쳐서 깨뜨리는 표연, 또는 깨진 유리 위에 눕거나 못이 많이 박힌 판 위에 눕는 표연 등을 위한 수련에 대해 홍콩 유공문(柔功門)의 곽영창(郭永昌)은 이렇게 설명했다.
 「제일 먼저 필요한 수련은 유연 체조이며, 이것으로 혈관이나 신체 세포의 강인함을 높인다고 한다.
 둘째는 참공(站功)으로 운기를 하여 몸을 보호하는 능력을 키운다.
 셋째는 기구를 사용하여(역기・아령 등) 운동을 한다.
 네째는 달리기를 하거나 줄넘기를 하여 호흡력을 키운다.

다섯째는 팔굽혀펴기를 하여 팔 힘과 허리 힘을 키우고 폐의 호흡력을 키운다.
최후에는 참공(站功)을 한다.」
막문단(莫文丹)은 ≪팔보경기공천비(八寶硬氣功闡秘)≫에서 「머리와 등과 다리 부분만 의자 등에 걸쳐 바르게 눕고 허리는 바닥에 대지 않는다. 그리고 하나에는 머리와 등 부분이 지탱되고, 또 하나에는 하체가 지탱되며 허리는 공중에 뜬다. 그런 다음 가슴 위에 150kg 정도의 넓은 돌을 놓는다. 석판의 두께는 10~15cm가 좋다. 위에서 망치로 내려칠 때는 빠르고 힘있게 친다. 치는 것은 일순간이므로 숨을 들이쉬고 배를 오목하게 한다. 돌이 깨져도 신체에는 충격이 전달되지 않는다. 당연히 위에서 치는 사람의 기교가 있어야 한다」고 설명하고 있다.

필자의 생각으로도 약간의 자신감이 있는 건강한 성인이면 누구나 가능하다고 본다. 그러나 관중들은 특이한 수련에 의한 공력이 있다고 믿을 것이다.「깨진 유리 위에 눕는데 왜 다치지 않는가」,「못 위에 누웠는데 왜 찔리지 않는가?」하고 생각하는 것이다.

관중을 긴장시키는 수단일 뿐이다. 유리는 세워져 있지 않으며 옆으로 누워 있고, 한 개가 아니고 아주 많기 때문에 서로 밀려나 평평하게 된다. 따라서 만일 현장에서 유리를 깨뜨려 표연을 할 때는 아주 많은 물을 부어서 작고 예리한 유리 조각을 아래로 떠내려 보낸다.

마찬가지로 못을 하나, 둘 듬성듬성 박는다면 표연자의 몸을 뚫게 될 것이다. 그러나 아주 많이 박아서 빽빽하기 때문에 체중을 골고루 나누어 지탱하기가 쉽다. 이런 종류들도 경기공이라고 한다면 한도 끝도 없이 설명해야 한다.

나무를 종이에 걸쳐 놓고 위에서 내려치는 표연도 어렵지 않다. 잘 부러지는 나무를 선택하여 그 나무의 중간 부분을 내려치면 그만이다. 몇 번이고 연습하여 속도가 생기면 남녀노소 누구나 할 수 있다. 내려치는 속도만 빠르면 물리적인 원리에 의해서 양쪽 끝의 힘이 위로 작용하는 것이다.

같은 명칭의 수련법 중에서도 중국 무술을 수련하는 사람이 가장 배우고 싶어하는 인기(?) 종목이 철포삼(鐵布衫)이었다. 「IRON-SKIN WORK」라고 광고를 내고 "신체 어느 곳을 타격하거나 높은 곳에서 뛰어내려 누워 있는 사람을 밟는다 하여도 전혀 상처를 입지 않는다. 200일이면 누구나 가능하다"고 동남아 각지에 선전을 하며 엄청난 돈을 요구하며 지도한 사람이 있었다. 서양에서 2만$를 가져온 수련 희망자가 있을 정도라면 그 인기를 짐작하리라고 본다.

철포삼은 어떻게 수련하는가?

그것은 지도자 마음이다. 다시 말해서 일정한 투로나 일정한 공법이 없다는 뜻이다. 경기공은 어느 한 가지 기법을 배우는 요술이나 마술이 아니기 때문이다. 어떤 하나를 할 수 있는 내력이 있으면 다른 것도 다 할 수 있다. 이런 이유 때문에 수련 방법이 많다. 결과만 나오면 되는 셈이다.

한 가지의 예로 붉은 벽돌을 깬다고 가정하자. 가라데를 배운 사람이 깼고, 중국 무술가가 깼고, 프로 레슬러가 깼고, 경기공사가 깼다면 「그 벽돌을 깨는 방법은 무엇인가」하는 질문에 어떻게 대답할 수 있을까?

대답은 제각기 다르다. 그리고 여러 명의 경기공사가 모여서 벽돌을 깼을 경우 벽돌을 깨는 방법을 수련하려면 어떤 방법이 좋고 나쁘다고 할 수가 없다. 모든 경기공사가 다 깼기 때문이다.

이렇듯 기공에는 수천 종류가 있다. 아니 어쩌면 수천만 종류가 될지도 모른다. 수련자 개개인이 전부 다른 기공을 한다고 생각할 수도 있다. 상대와 겨루기를 하는 것이 아니며 자기 자신 혼자서 느끼고 깨닫고 쌓아가는 수련이므로 충분히 다를 수가 있는 것이다.

그러면 이제 가장 알고 싶어하는 철포삼(鐵布衫)에 대해 설명하기로 한다.

[연공(練功)-1]

① 기세(起勢)

양손을 위로 들어올리고, 좌측 장심(掌心:손바닥)을 아래로 향하여 배꼽 아래로 내리누르는 형태를 취하며, 우장은 손가락이 코 높이에 이르면 입장(立掌)이 된다. 자세를 낮춰 마보(馬步)가 되며, 정신을 가다듬고 호흡을 자연스럽게 하여 의식을 단전에 집중한다. 고정된 자세 그대로 4식(息)을 한다 일호일흡(一呼一吸)을 일식(一息)이라 한다.

② 고수반근(枯樹盤根)

양손을 오른발등 위로 내린다. 숨을 들이쉬며 양손을 장심이 위로 향하게 하여 오른다리를 따라 단전으로 향하며 의식을 단전에 모은다. 제항(提肛)을 하고 폐기(閉氣)하며 전신에 운기한다. 숨을 내쉬면서 왼발등 위로 손을 내민다. 4회 반복한다.

③ 해저노월(海底撈月)

고수반근에 이어서 양손을 오른발등을 따라 위로 올리며 입으로 숨을 들이쉬고(가늘게) 젖가슴에 이른다. 양팔꿈치를 뒤로 당겨서 가슴을 확장한다. 숨을 멈추고 제항(提肛)하며 기를 전신으로 운행시킨다. 숨을 내쉬면서 양손을 발등으로 내린다. 교대로 4회를 한다.

④ 라한거정(羅漢擧鼎)

마보(馬步)를 취하고 가슴을 편다. 양손을 머리 위로 들어올린다. 호흡은 앞의 방법과 같이 제항(提肛)과 운기 행공을 한다. 의식을 백회(百會)에 모은다. 단 고혈압 환자는 용천혈에 의수(意守)한다.

⑤ 금강노목(金剛怒目)

라한거정에 이어서 양손을 아래로 내리고 태양혈(관자놀이) 높이에 위치한다. 운기(運氣) 행공(行功)을 한다.

⑥ 회중포월(懷中抱月)

양손을 권으로 바꿔 허리에 댄다. 의념을 집중하여 양손을 양젖가슴까지 끌어올린다. 제항(提肛)을 하고 폐기(閉氣)한다. 기를 이끌어 운기를 하고 양권으로 등쪽 신장 부위를 친다. 그후 전신을 이완시키며 숨을 내쉰다.

⑦ 선학봉시(仙鶴逢翅)

양손의 손등을 마주대고 머리 위로 올린다. 전신으로 운기하고 나중에는 의식을 노궁에 집중시킨다. 다시 가슴을 따라 내려서 좌우로 벌리고 양다리(大腿)를 두드린다.

⑧ 천지상회(天地相會)

허리를 굽혀 좌로 틀고, 오른손으로 왼발등을 짚는다. 왼손은 등 뒤로 올려 갈고리 모양의 구수(拘手)가 된다. 기를 전신으로 운행시킨다. 다시 몸을 일으켜 양손을 앞으로 편다. 의식을 노궁에 집중한다. 좌, 우 교대로 4회 한다.

⑨ 패왕개궁(霸王開弓)

몸을 좌로 돌려 허보(虛步)로 서고 양손은 활을 당기는 자세로 선다. 이 자세에서 기를 전신으로 운행시킨다.
우권을 유엽장(柳葉掌:손가락을 모은 장)으로 바꿔서 내리친다. 의식을 노궁혈에 집중한다. 좌, 우 교대로 4회 한다.

⑩ 대성등로(大聖蹬爐)

바르게 서서 양손을 권으로 바꾼다. 운기를 하여 전신으로 이동시킨다. 오른발을 들어 맹렬하게 옆으로 찬다. 다시 거둬들여 좌, 우 교대로 8회 한다.

⑪ 합장수공(合掌收功)

양손을 합하여 단전에 운기하고 기를 전신으로 보낸다. 양손을 가슴 앞에서 합하고 자연 호흡으로 회복한다.

⑫ 배타공(排打功)

장으로 몸을 두드리다가 공력이 깊어지면 권으로 두드린다. 그 다음은 나무, 철판 등으로 바꾼다. 초보자의 경우 등 부분은 타인에게 부탁한다. 오랜 시일을 두고 점진적으로 변경한다.

☞ 주의 사항

기세는 자연 호흡으로 행하며, 기타의 수련은 입으로 가늘게 흡기하고 코로 호기한다. 흡기(吸氣)시 근육을 긴장시키고 힘을 쓰며, 호기(呼氣)시는 전신을 이완시킨다.

아침에는 3시～7시, 저녁에는 9시～1시에 수련한다. 아주 추운 날은 실내에서 수련한다.

[연공(練功)-2]

① 고수반근(枯樹盤根)

바르게 서서 양발을 좌, 우로 벌린다. 앞발의 앞부리는 전방을 향하고, 뒷발의 앞부리와 앞발의 앞부리는 수직이 된다. 앞발의 뒤꿈치와 뒷발의 뒤꿈치는 약 10cm 정도의 거리를 둔다. 양팔은 아래로 내리며 양장의 손가락을 마주하고 장심은 아래를 향한다.

서서히 허리를 굽히고 손바닥으로 땅을 짚는다. 동시에 코로 숨을 내쉬는데 손바닥이 땅에 닿으면 숨을 더 강하게 내쉰다.

양장을 돌려 장심을 위로 향하게 하며 손 끝을 마주하고 서서히 허리를 편다. 동시에 균일하고(勻), 깊고(深), 긴(長) 흡기(吸氣: 여기서는 입을 사용하며 이빨 틈 사이로 숨을 들이쉰다)를 한다.

몸이 완전히 펴지며 양장을 위로 끌어올리는 형상을 만든다(爪心은 위로 향한다). 양겨드랑이로 당길 때 숨을 가득 들이쉰다.

음식을 삼키듯이 단전에 기를 모으고 양손을 아래로 내려 숨을 내쉰다. 이상의 동작을 3회 한 뒤에 다시 발을 바꿔서 3회 한다.

② 해저노월(海底撈月)

바르게 서서 양발을 약간 벌려서 팔자형이 되게 하고 양팔을 내린다. 이 때 손가락은 마주대하며 장심(掌心)은 아래로 향한다. 고수반근과 같이 3회 수련한다.

③ 기관단전(氣貫丹田)

바르게 서서 양발을 약간 벌려 팔자형이 되게 한다. 양팔은 좌, 우로 펼치고 장심이 아래로 향하게 한다. 숨을 전부 코로 내쉰다. 장을 조(爪)로 변형시켜서 아래로 내리는데, 균일하고, 깊고, 긴 흡기를 하며, 양조(爪)를 다리 옆으로 내린다.

다시 팔꿈치를 굽혀 양조(爪)를 위로 올려 숨을 가득 들이쉰다. 숨을 멈추고 우권으로 가슴을 세 번 친다.

다시 좌권으로 바꿔 가슴을 세 번 친다. 단전에 기를 모은다. 양손을 내리며 숨을 내쉰다.

④ 라한탁천(羅漢托天)

바르게 서서 양발을 팔자로 벌린다. 양팔은 좌우로 펼친다. 장심은 아래로 내리고 코로 숨을 내쉰다. 손가락을 굽혀 조(爪)로 바꾸고 팔을 펴면서 밖으로 내린다. 동시에 균(勻), 심(深), 장(長)의 흡기를 한다.

가슴을 자연스럽게 내민다. 양조(爪)를 다리 바깥쪽으로 내리고 팔꿈치를 굽혀 위로 올리면서 장심이 위로 향하게 돌린다. 계속하여 양손을 머리 위로 올리고 숨을 가득 들이쉰다. 기를 아래로 내리고 양손을 풀며 숨을 내쉰다.

⑤ 금강노목(金剛怒目)

라한탁천의 기본과 같은 동작을 한다. 양장을 위로 잡아올리다가 가슴에 이르면 팔을 돌려 양장심을 마주대하여 손가락을 위로 향하게 한다. 양손을 올려 귀 옆에서 멈춘다. 기를 가득 들이쉰다. 숨을 멈추고 눈을 위로 떠서 흰 부분이 나오게 하며 기를 내리고 양눈을 감는다. 양손을 내리고 숨을 내쉰다.

⑥ 회중포월(懷中抱月)

바르게 서서 양발을 팔자로 벌린다. 양팔을 좌, 우로 펼치고 어깨보다 약간 낮춘다. 장심은 앞으로 향하고 코로 숨을 내쉰다.

장을 조(爪)로 바꿔 팔을 펴고 안을 향해 앞으로 호를 그린다. 균(勻), 심(深), 장(長)의 흡기를 한다. 양팔은 평행이 되며 장심이 서로 상대한다. 팔목을 굽혀서 조심(爪心)이 뒤로 향하게 한다. 팔꿈치를 굽혀 껴안는 동작을 취한다.

흡기를 가득하고 기를 아랫배에 내린다. 양조심(爪心)은 뒤로 향한다. 양팔을 뒤로 펴서 강력하게 친다. 동시에 「하아~」라는 소리를 지르고 팔을 내리면서 숨을 내쉰다.

⑦ 패왕개궁(霸王開弓)

바르게 서서 양발을 앞 뒤로 벌리고 정보(丁步)가 된다. 오른팔을 우측으로 펼치고 장심은 위로 향한다. 우장의 장심을 위로 향하고 팔꿈치를 굽혀 좌측 옆구리에 둔다. 서서히 숨을 내쉰다.

오른팔을 좌측으로 내려 왼손 위에 올린다. 동시에 균(勻), 심(深), 장(長)의 흡기를 한다.

기를 아래로 내리면 오른팔을 안으로 돌린다. 장심은 아래로 향한다. 신속하게 우장을 좌측 아래로 향하게 하고 좌장 위를 비벼 친다. 즉시 팔을 돌려 장심을 위로 향하여 우측으로 치면서 「하아~」라는 발성을 한다. 양손을 내리고 숨을 내쉰다.

⑧ 대성등격(大聖登擊)

바르게 서서 양발을 벌려 팔자로 선다. 양팔을 좌우로 펼치고 장심(掌心)은 아래로 향한다. 서서히 숨을 내쉰다.

장을 조(爪)로 바꿔 아래로 내리면서 균(勻), 심(深), 장(長) 흡기(吸氣)를 한다.

양조(爪)를 다리 옆으로 내리면 장으로 변한다. 손가락이 아래로 향하며 장심(掌心)은 뒤로 향한다. 이 때 흡기를 가득 한다.

좌로 허리를 돌리고 오른발을 들어서 왼무릎 안쪽으로 당긴다. 오른손은 왼손과 함께 모아서 좌측 대퇴부 옆에 두며, 양장심은 우로 향한다. 기를 단전에 모으고 옆차기를 낮게 하듯이「하아～」라는 발성을 하며 강하게 찬다.

☞주의 사항

이상 8동작 중「고수반근」과「패왕개궁」,「대성등격」은 6회를 하고, 기타 동작은 3회 수련한다.

흡기시에는 전신의 근육을 긴장시키고 호기시에는 전부 방송(放鬆:완전한 이완)시킨다. 중간에 동작이 정지해서는 안 된다.

〔연공(練功)-3〕

입으로 숨을 들이쉬고 내쉬며 기를 단전에 모은다.

그후 양손은 권(拳)이 되어 단전 앞에 위치한다. 의식과 힘으로 양권을 쥐고 아랫배에서 아래로 누른다.

양권을 좌,우로 벌려서 양측으로 올리며 가슴 좌우에(겨드랑이)까지 숨을 들이쉬는 동작과 보조를 맞춘다. 이 때는 코로 숨을 들이쉰다. 다시 양겨드랑이에서 아랫배로 돌아오면서 코로 숨을 내쉰다.

기를 위로 올린다. 양권은 아랫배에서 위로 올려 위(胃)를 지나고 가슴과 목 근처에서 정지한다. 코로 숨을 들이쉬며 동작과 호흡을 배합한다.

다시 아래로 내리면서 숨을 내쉰다. 양손을 허리 옆에 둔다. 3회 반복.

입으로 숨을 들이쉬고 내쉬며 기를 단전에 모은 뒤, 좌장의 노궁혈(손바닥 한가운데)을 단전 부위에 대고 우장의 노궁혈을 그 손

등 위에 둔다. 의념과 기를 위로 올리면서 좌장도 가슴 위로 올린다. 왼팔을 위로 곧게 펼치면서 장심으로 하늘을 치듯이 올린다. 가슴으로 끌어올릴 때 숨을 들이쉬고 좌장을 쳐 올릴 때 내쉰다.

숨을 코로 들이쉬면서 우장의 장심을 단전에 대고 의념을 따라 오른옆구리 위로 올린다. 다시 왼가슴 앞으로 옮겨 멈추고 코로 숨을 내쉰다. 다시 오른가슴을 지나고 오른옆구리를 지나 단전으로 내려간다. 이 때 오른손을 따라서 좌, 우 옆구리 주의에 기력을 세 바퀴 돌린다. 그 뒤 우장을 권으로 바꿔 좌측 옆구리 위에서 아래를 향하여 단전을 12번 때린다. 다시 권을 장으로 바꿔서 단전 위에 둔다.

좌탁천장(左托天掌)을 안으로 돌려 장심이 몸을 향하도록 하여 임맥을 따라 우권 위로 내린다. 다시 우권도 장으로 바꿔 장심을 단전 위에 대고 우장을 좌장과 같은 방법으로 임맥을 따라 위로 올리고 우장을 탁천식(托天式)으로 바꾼다.

왼손도 단전에서 오른옆구리를 향해 위로 올리는데 오른가슴 앞까지 올리며 다시 왼가슴을 지나 왼옆구리 아래로 내리며 단전에 이른다. 이 때 왼손을 따라 좌, 우 옆구리 주위를 3바퀴 운기한다. 호흡과 의념은 좌측과 동일한다.

다시 왼손을 권으로 바꿔 오른겨드랑이 위에서 아래를 향해 단전을 12번 친다. 좌권도 변하여 단전 위에 둔다. 우탁천장(右托天掌)을 안으로 향하도록 하여 아래로 내리며 단전에 이르고 좌장 위에 둔다.

그후 몸을 앞으로 굽히고 양손을 아래로 내려 교차시켜 코로 숨을 내쉰다. 다시 코로 심호흡을 하고 양팔을 위로 들면서 상체를 든다.

양팔꿈치를 굽혀서 들어 가슴에서 정지한다. 신체를 약간 뒤로 제끼며 상체를 완전히 세운다. 양손을 머리 위에서 벌린다. 3회 수련한다.

[연공(練功)-4]

통나무로 된 마루 위에 누워 자고, 자갈밭에 누워 자는 등의 기본 훈련을 한다. 몸이 딱딱한 곳에 잘 적응하면 철봉 위에서 모래밭으로 몸을 던져 등, 가슴 등 신체를 단련한다. 그리고 나무로 몸을 두드리는 배타공을 한다.

철포삼(鐵布衫)의 수련법은 이외에도 많다. 그리고 어느 방법이 진짜인지 가짜인지, 효과가 빠른지 느린지 모른다. 그렇다면 그런 수련 방법은 왜 생겨났을까?

앞에서 설명한 수련법을 아무리 열심히 흉내낸다 해도 아무런 성과를 거두지 못할 수도 있다. 그렇다면 결국 쓸모없는 수련법인가?

경기공 수련은 좌공(坐功), 참공(站功), 동공(動功)으로 나뉜다 했다. 좌공에 의해 단전에 기를 모으는 수련을 충분히 한 뒤에 참공(站功)에 의해 운기(運氣) 수련을 한다. 그리고 동공(動功)에 의해 기를 모아 운기하는 과정을 숙달시킨다.

연공(練功)-1부터 연공(練功)-4까지는 좌공(坐功)과 참공(站功)을 완전히 숙달시킨 사람만 가능하다. 양기(養氣)와 운기(運氣)가 충분히 숙달되면 자신의 운기 상태에 따라 얼마든지 많은 종류의 동공(動功)을 창조할 수 있다. 따라서 결론적으로 「내련일구기(內練一口氣) 외련근골피(外練筋骨皮)」를 완성할 수 있다.

필자에게 철포삼, 금종조, 철사장, 홍사수…… 등을 어떻게 수련하는지 묻는다면 좌공, 참공, 동공을 거쳐 경기공을 완성하면 된다고 대답할 것이다. 철사장은 두드리고 약물을 사용한다고는 하지만 경기공의 속도 양성법을 응용하지 않고는 성공할 수 없을 것이다. 근대 무술가 중에서 철사장으로 유명했던 고여장(顧汝章)도 수 십 년을 수련하여 그 명성을 얻었다.

그렇다면 철포삼 수련은 어떻게 하는가?

축기(築氣)가 충분하면 운기(運氣)가 쉽고, 축기가 되지 않은 상태에서는 운기(運氣)를 할 수 없다. 축기와 운기의 수련이 깊어지면 보조 수련에 의하여 폐활량을 증가시키고 근육과 신경의 반응 속도를 단련해야 한다.

철포삼 수련이 수십 종류, 아니 어쩌면 개인 수련자마다 다를 수 있다는 사실을 이해했는지 궁금하다. 그러므로 경기공의 종류는 표연 종목에 따른 종류와 수련 방법에 따른 종류로 분류되며, 표연 자체가 목적이 아니기 때문에 한도 끝도 없이 많은 종류가 있다고 할 수밖에 없다.

권법(拳法) 수련자의 대부분은 투로(套路)를 시작하기 직전에 기세(起勢)를 하고 마지막에 수세(收勢)를 한다. 제대로 구성된 투로라면 그 투로의 수련 자체가 경기공이 될 수 있다. 그러므로 운기 원리에 맞는 호흡법과 투로의 초식(招式)이 정확하게 배합되어야 한다.

태극권(太極拳)이나 공력권(功力拳)을 호흡에 맞춰서 수련한다는 정도는 기본 상식으로 알고 있다. 그외의 권법도 마찬가지다. 따라서 어떤 한 가지 투로를 완전히 자기 것으로 만들기 위해서는 몇 년이 소요되기도 한다. 동작과 호흡과 운기(運氣)를 일치시키고 더욱 큰 내력과 속도를 양성하기 위한 노력이 계속되어야 한다. 투로 구성은 짧다면 30여 식, 길다면 80~100식 정도가 대부분이다.

태극권 등의 느린 수련을 제외하면 몇 십초부터 몇 분 안팎의 수련 시간이 소요되는데, 그 외적인 동작만 외운다면 며칠 아니면 몇 시간밖에 소요되지 않을 것이다. 그런 경우 그 외형은 자신에게 약간의 체육적인 도움은 되겠지만 무술적인 공력과는 아무 관계도 없다는 사실을 알아야 한다. 기공과 경기공을 수련하고 있거나 수련하기를 희망하는 모든 사람들은 자신의 수련법을 스스로 분석하고 판단하는 능력을 키우지 않으면 안 된다. 그런 분별 능력을 키우려면 사기나 허풍이 섞이지 않은 진실한 이론과 경험담을 참고하면 좋으리라 본다. 몸으로만 실천하려는 어리석음으로는 성공할 수 없다. 자신의 내면 세계를 수련하는 공부는 수도(修道)하는 사람과 크게 다를 바 없다.

그렇게 볼 때 기공을 완벽하게 성공시키려면 인(仁), 덕(德), 인(忍), 선(善)의 기본적인 내면 세계를 튼튼한 기초로 삼아야 한다. 자신의 마음을 알고, 또 조절할 수 있는 사람만이 기공을 수련할 수 있기 때문이다.

권법(拳法) 수련의 기세(起勢)는 숨을 들이쉬어 단전에 기를 모으는 수련이며, 수세(收勢)는 수련에 의해 팽창된 내기를 단전에 되돌려 기운을 안정시키는 수련 방법이다.

경기공이나 기공 수련 동작을 보면「어어, 어디서 본 것 같은데……」,「겨우 이거야?」,「이까짓 수련으로?」등등 크게 의아해 하며, 동작 하나하나가 쉽기도 할 뿐 아니라 어처구니 없다고 생각하는 사람이 많다. 그러나 그런 사람이라도 실제의 수련 원칙에 맞는 수련을 하려면 얼마나 어렵고 많은 시일이 필요한가를 알게 된다.

지금까지 설명한 내용을 충분히 이해한다면 열심히 수집하고도 별 가치가 없다고 생각한 기공 자료들이 새삼스럽게 느껴질 수 있을지도 모른다.

② 경기공 수련의 주의 사항

경기공은 대단히 힘들고 위험한 고도의 수련법이 많다. 더구나 약물을 사용하는 방법일 경우 지도자가 없다면 수련이 곤란하다. 수련을 진행하는 동안 각 단계에 따라 주의할 사항이 있겠으나 대표적인 주의 사항은 다음과 같다.

① 자신의 신체 조건에 맞는 공법(功法)을 선택하라.
② 동시에 여러 종류의 공법(功法)을 수련하지 말라.
③ 연공 시간은 자시(子時 ; 11-1)와 인시(寅時 ; 3-5)로 하고, 1시간~2시간 이상 수련하지 말라.
④ 공기가 신선하고 환경이 좋은 곳에서 수련하라.
⑤ 연공 전에는 정신이 집중되고 정서적으로 안정되어 있으며 심신이 유쾌해야 한다. 지나친 흥분, 분노, 슬픔이 있을 때는 연공하면 안 되며, 대변과 소변을 참고 연공하지 말라.
⑥ 연공 전에는 입으로 크게 심호흡을 하라.
⑦ 천둥 번개가 치는 때에는 연공하지 말라.

⑧ 배가 지나치게 고프거나 술을 마신 뒤에는 연공하지 말라.

⑨ 기온이 너무 높거나 너무 낮거나 아주 습한 곳에서는 연공을 피하고 따뜻하고 쾌적한 곳에서 연공하라. 또 수련 후 땀이 흐르면 옷을 갈아입어야 하며, 찬물로 씻는 것은 금한다.

⑩ 단전 내공시에는 의복과 허리띠를 느슨하게 하라.

⑪ 고의적으로 호흡을 강하게 하거나 배에 힘을 주면 편차가 생기므로 주의하라.

⑫ 연공을 시작하여 100일 안에는 성생활을 해서는 안 되며, 그 후에라도 절제하는 생활을 하라.

⑬ 연공 원칙을 반드시 지켜야 하며, 배타(排打)시에는 호흡과 일치시키고, 아무렇게나 두드리거나 지나치게 세게 치는 무모함을 금하라.

⑭ 지나치게 근육이 피로하면 연공을 중단한다.

⑮ 경기공 수련에서는 대량의 에너지가 소모되므로 연공 시간이나 영양 관리, 수면과 휴식 시간을 조절하여 체력 관리에 유념하라.

⑯ 단전에 기가 모이지 않은 상태에서 운기 수련을 하지 말라.

⑰ 경기공 표연(表演) 연습을 하지 말라. 성급한 수련을 금하며 근육이 지나치게 딱딱해지지 않도록 하라. 기력이 부족한 상태에서 무모한 표연을 시도하면 근육과 뼈가 상하고 내장까지 상한다.

⑱ 고통스런 수련을 고집해서도 안 된다. 한 방울씩 떨어지는 물방울이 바위에 구멍을 뚫는다는 것을 명심하고 자연적으로 공이 이루어지도록 하라.

⑲ 하루를 억지로 수련하면 10일의 공이 후퇴함을 명심하라.

⑳ 고혈압, 뇌 질환자, 허약자는 지도자가 없는 경우 수련을 금한다.

㉑ 배타(排打)는 약물을 복용하고 약물로 씻는다. 배타공 후 찬물을 대지 말라(6시간).

㉒ 경기공사의 표연을 흉내내지 말라.

㉓ 연공자는 술과 담배를 멀리 하고, 냄새가 짙은 음료수나 지나친 육식을 피하라. 술은 의지를 약하게 하고, 담배는 기력을 약화시키며 육식은 정신을 흐리게 한다.

㉔ 여성 수련자는 월경 시기에는 수련을 정지하거나 자연 호흡을 하며 의식은 중단전에 집중한다. 하단전에 의수하면 생리 기간이 변하고 양이 증가한다.

㉕ 유정(遺精)이 생기지 않도록 나쁜 생각을 품고 잠을 청하지 말라.

㉖ 수련을 계속하여 10년 이상이 되지 않은 사람은 표연을 하거나, 다른 사람에게 경기공을 전할 수 없다.

㉗ 수련을 항상 계속하라. 다만 기후, 환경, 질병 등 악조건이 생길 때에는 정지한다.

㉘ 수련 도중에 편차가 생기거나 몸에 이상이 생기면 즉시 연공을 중지하라.

㉙ 정확하게 알 수 없는 내용은 스스로의 판단에 의해 수련하지 말라.

㉚ 삼소(食少, 思少, 言少)를 실천하라.

㉛ 폭음, 폭식을 하는 자에게는 경기공을 전하지 말라.

㉜ 지나치게 이성을 좋아하는 사람에게는 경기공을 전하지 말라.

㉝ 정직하지 못한 사람에게는 경기공을 전하지 말라.

㉞ 게으르고 자신만 아는 사람에게는 경기공을 전하지 말라.

㉟ 술과 노래와 춤을 좋아하는 사람에게는 경기공을 전하지 말라.

㊱ 성질이 급하고 포악한 사람에게는 경기공을 전하지 말라.

㊲ 비관주의자에게는 경기공을 전하지 말라.

㊳ 손해 득실에 지나치게 민감한 사람에게는 경기공을 전하지 말라.

㊴ 가족들과 함께 유쾌하게 수련하라.

 수련시 주의 사항은 자신의 육체와 정신을 지키기 위한 것이므로 소홀하게 생각해서는 안 된다. 또한 아무도 없는 곳에 혼자 숨어서 수련하면 자칫 자기 도피적인 사람이 될 수 있으므로 밝고 쾌적한 곳, 마당이나 정원 등 집안에서 수련하며, 가족들과 상의하여 같이 수련하면 습관화하기 좋고 화목한 가정을 이루는 데도 도움을 준다.

③ 좌공(坐功) 양기(養氣)

 지금부터는 경기공의 실제적인 수련법에 대하여 설명하려 한다. 그리고 이 수련 방법은 수많은 경기공 공법 중에서 필자의 주관과 경험에 의해 선별한 내용으로 재구성하였음을 알려 둔다. 초보자의 수련 체계에 맞추기 위해 효과가 좋다고 판단되는 내용을 엄선한 것이다.

 좌공(坐功)은 필수적인 수련 방법이며, 가장 많은 시간이 소요되는 수련 단계라 볼 수 있다. 일반적인 기공과 경기공의 수련은 서로 다르기 때문에 둘 중에서 어느 한 가지 수련법만을 선택해야 한다. 두 가지 수련을 병행하면 신체 내부에 혼란이 생긴다.

조신(調身)

 자세를 정확하게 취하면 수련이 힘들지 않고 진보가 빠르다. 자세에는 처음 수련하는 사람을 위한 강제 호흡 자세와 기본 자세가 있다.

 ① **강제 호흡 자세**:무릎 높이보다 약간 낮은 등받이가 없는 사각형 의자를 선택한다. 너무 푹신하거나 딱딱하면 좋지 않다. 적당한 의자가 없으면 나무 상자를 (보통 50cm×50cm 크기)를 만들어서 그 위에 얇은 방석을 깐다. 앉을 때는 무릎이 직각이 되면 좋고, 오금이 의자에 닿지 않도록 주의한다.

 허리를 곧게 세우고 두 손은 대퇴부나 무릎에 둔다. 손바닥은 아래를 향하거나 위를 향해도 무방하다. 자신의 신체를 보다 많이 이완시킬 수 있는 상태면 된다.

 두 무릎은 어깨 넓이로 하며 발은 앞으로 나란하게 딛는다. 고개를 바로 세우고 좌우로 기울이지 않는다. 어깨의 힘을 빼고 아래로 내리며 가슴을 내밀지 않는다. 이 자세에서 정신을 안정시키며 잡념을 없애고 입으로 크게 심호흡을 3회 정도 한다.

 다음은 왼손의 장심(掌心)을 단전 부위에 대고 오른손의 장심을 왼손등에 댄다.

② **자연 호흡 자세**:두 손을 무릎 위에 놓고 어깨와 팔꿈치를 충분히 내린다. 신체의 어느 곳에도 힘이 들어가면 안 된다.

③ **긴(緊)송(鬆) 호흡 자세**:숨을 들이쉴 때 긴(緊)하고, 숨을 내쉴 때 송(鬆)한다. 긴(緊)은 발가락 전체에 힘을 주고 땅을 움켜쥐며 파고들듯이 힘을 주는 것이다. 항문[조지(抓地)와 제항(提肛)]을 조여 위로 당긴다.

무릎 위에 있던 양손을 무릎 위로 주먹 하나 정도 간격을 두고 가볍게 든다. 그리고 조지(抓地)와 제항(提肛) 외에는 신체의 어느 부분에도 힘을 넣지 않는다.

▨ 조식(調息)

경기공(硬氣功)에서는 역식(逆式) 호흡을 기본으로 하며, 흡기(吸氣) 위주의 수련과 폐기(閉氣)를 한다.

① **강제 호흡**:좌장의 장심을 단전 부위에 대고 우장을 그 위에 겹친다. 흡기(吸氣)를 하면서 가볍게 양장으로 단전을 누른다. 아주 느리고 균일하면서도 깊은 호흡이 되도록 가늘게 들이쉰다. 혀를 윗니의 안쪽 입천정에 댄다. 눈을 가볍게 감고 입을 다물며 코로 들이쉰다. 아랫배가 최대로 들어간 상태에서 멈추지 말고 천천히 숨을 내쉰다. 역시 코로 호흡한다. 이 때 양장에 너무 강한 힘이 들어가면 좋지 않다.

숨을 들이쉴 때는 단전의 기운을 가슴 위로 끌어올리고 숨을 내쉴 때는 다시 단전으로 내린다. 그리고 숨을 들이쉴 때나 내쉴 때 중간에서 숨이 탁탁 멈춰서는 안 된다. 처음에는 들이쉬는 데 약 15초 정도, 내쉬는 데 약 15초 정도가 되도록 노력하며, 1초부터 15초까지 균일한 공기량과 균일한 속도를 유지해야 한다. 1식(息)을 하고 자연 호흡을 한 뒤에 다시 1식(息)을 하는 순서로 1시간 정도 수련한다.

단 들이쉬고 내쉴 때 배에 힘이 들어 가거나, 배가 푹 들어갔다가 푹 내미는 식이 되지 않고 서서히 같은 속도로 들어가고 서서히 같은 속도로 나오도록 수련한다.

초보자는 이 수련을 3개월~6개월 정도 수련하면 역식 호흡의 감각을 익힐 수 있을 것이다. 기본적인 숙달이 되면 1분 동안 흡기(吸氣)하고, 1분 동안 호기(呼氣)하는 정도로 늘려 나간다.

② **자연 호흡**:물론 역식 호흡이며, 일반적인 기공의 자연 호흡이 아니다.

강제 호흡이 숙달되면 양장을 대퇴부나 무릎 위에 올려 놓고 전신을 이완시킨다. 자연 상태에서 역식 호흡이 되도록 강제 호흡과 같은 방법으로 수련한다. 15초 호흡부터 시작하여 잘 되면 1분 정도로 늘린다.

③ **긴(緊)송(鬆) 호흡**:자연 호흡을 1분 정도 할 수 있으면 긴송 호흡을 할 수 있다. 흡기(吸氣)하면서 양발의 발가락으로 땅을 움켜쥐듯이 힘을 주면서 모으고, 양장의 힘을 풀고 가볍게 들어올린다. 항문을 완전히 조여 올린다. 물론 이어서 정지하지 않고 자연스

럽게 내쉰다. 15초부터 시작한다.

  1식(息)부터 수련하며 식(息)을 점차 늘려 나간다. 숙달되면 1분 정도로 늘려 나가고 30분 정도 반복해서 수련하며, 잠시 휴식을 취한 뒤 다시 수련한다. 내쉴 때는 손을 내리고 조지(抓地)도 풀며 제항(提肛)도 푼다. 그래서 긴(緊) 송(鬆) 호흡이라 한다.

  긴송 호흡이 숙달되면 긴(緊) 흡기 뒤에 폐기(閉氣)를 하여 1분 정도 그대로 정지한다. 긴(緊)이라 해도 신체의 다른 부분을 긴장시키면 절대로 안 된다. 보통 이완 상태에서 흡기 후 4~5분 정도 폐기(閉氣)할 수 있으면 긴(緊) 흡기 후에 1분 정도 정지할 수 있다.

  긴(緊) 1분 → 송(鬆) 1분.
  긴(緊) 1분 → 폐기(閉氣) 1분 → 송(鬆) 1분.

  폐기(閉氣)에서 힘이 들었기 때문에 송(鬆)에서 급히 호기(呼氣)하고 싶겠지만 급히 내쉬는 습관을 들여서는 안 된다. 긴(緊)→폐(閉)→송(鬆)을 자연스럽게 할 수 있을 때 긴(緊)흡기를 하고, 급격히 입으로 호기(呼氣)하며 기를 단전에 진동시키는 수련을 한다.

  긴(緊) 송(鬆) 호흡은 고도로 어려우며 오랜 시일이 소요된다. 긴(緊) 흡기는 2분, 3분, 4분 늘려 갈수록 좋다. 참공(站功)을 수련할 때에도 긴(緊) 송(鬆) 호흡을 계속하므로 수련의 순서를 잘 지켜야 한다.

긴송 호흡이 숙달되면 다음 호흡법만 택하여 매일 수련한다. 이 때는 강제 호흡과 자연 호흡이 필요없다.

긴(緊) → 폐(閉) → 송(鬆).(코로 호흡)
긴(緊)(코) → 폐(閉) → 호(呼).(입)
긴(緊)(코) → 호(呼).(입)

긴(緊) 송(鬆)의 호흡을 하면 단전 부위가 꿈틀거리거나 진동을 느끼거나 열기를 느낀다. 또는 손바닥에서 크게 열이 나다가 떨리기도 하지만 잡념을 갖지 않고 강제적인 힘이 들어가지 않도록 특별한 주의를 한다.

긴송 호흡은 경기공에서 아주 중요한 수련이므로 소홀히 여기면 안 된다. 흡기(吸氣)시 단전의 기운을 위로 끌어올리고 급격히 호(呼)하면 단전에 진동이 생기면서 팔에 기력이 전달된다. 의식으로 기를 하장시키면 다리에 힘이 간다. 큰 돌을 들어서 잔잔한 물에 던지면 그 충격으로 물이 튕겨나와 진동이 전파되는 원리처럼 생각하면 좋다.

4 참공(站功) 운기(運氣)

참공(站功)은 입식(立式), 춘공(椿功), 장공(樁功)으로 불린다.

흔히 참장(站庄, 站㽙, 站樁), 참춘(站椿)이라 하는데 중국에서는 站庄, 站桩으로 쓰고 「zhànzhuāng」으로 발음한다. 일본에서는 「たんちゅん(tan chiyun)」이라고 하며 站庄으로 쓴다.

춘(椿)은 곧게 서있다는 나무 이름이며, 樁은 말뚝이다. 말뚝을 세운다. 말뚝 위에 선다. 즉 고정 자세로 움직이지 않는다는 의미를 갖고 있다.

장(樁)은 장(杙)과 같다. 친다거나 두드리는 의미로는 당(撞)과 같은 의미이며, 이 때는 용(樁)이라고 읽는다. 우리 실정으로는 입식(立式)이라고 부르고 싶으나 일본식이기 때문에 중국식으로 참장(站庄, 站桩), 쫜쭹이라고 통일했으면 하는 것이 필자의 바람이다(庄, 桩은 樁의 簡字). 참공(站功)은 경기공뿐 아니라 무술의 기본공으로 매우 중요하다.

▨ 마보참공(馬步站功)

양발을 어깨 넓이보다 약간 넓게 벌려 자세를 낮춘다. 처음에는 등을 벽이나 나무에 기대고 수련하며, 전신을 이완시키고 자연 상태에서 역식(逆式) 호흡을 한다. 역식 호흡은 좌공(坐功)에서 숙달한 자연 호흡을 한다. 이 자세를 몇 분이고 유지할 수 있으면 흡기(吸氣)와 제항(提肛)만을 배합한다.

흡(吸)(코) → 호(呼)(코)
제항(提肛)　　　(이완)　　흡(吸) 호(呼)는 같은 길이

이로써 하체를 단련할 수 있으며, 단전에서 팔과 다리로 기를 운

행시키는 기초를 만든다. 무술 전문 수련가는 30분~1시간 정도로 수련하고 있다.

  단전을 중심으로 진동이 생기고 손바닥 중앙에 있는 노궁혈에서 심한 열이 나오고 팔이 저려 오는 감각을 느끼게 된다.

  기가 충만되면 단전에서 치솟는 기운을 팔과 다리로 운기하는 수련을 한다. 숙달된 뒤에는 말뚝 위에 서서 수련한다. (사진4)

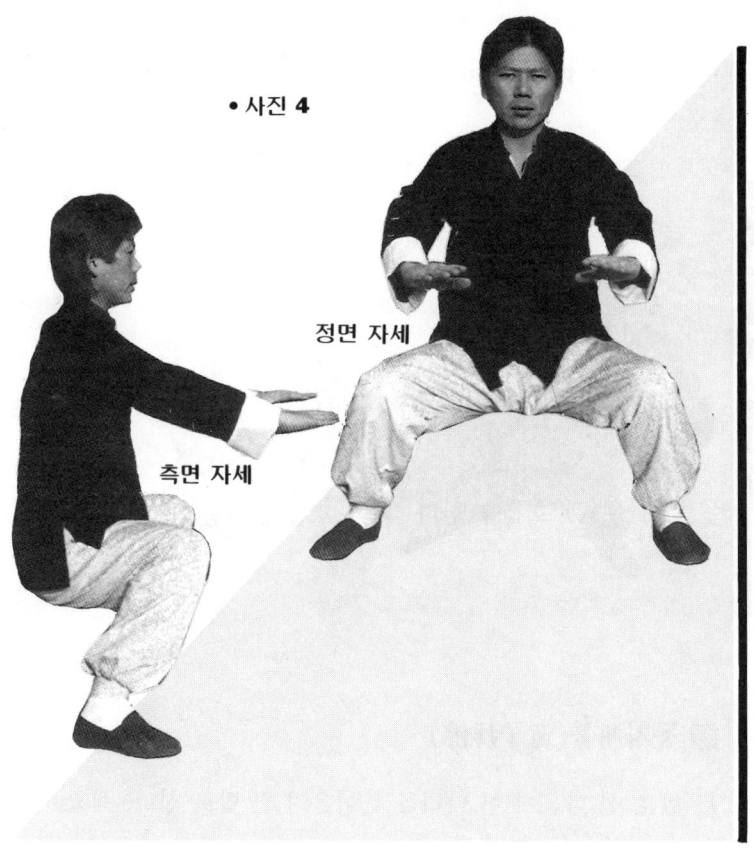

• 사진 4

정면 자세

측면 자세

라한수각(羅漢睡覺)

체중을 지탱하고 있는 팔꿈치와 다리에 기력을 집중하여 자세를 고정시킨다. 소림 계열의 수련에서 채용하고 있는 유명한 공법이다

흡(吸)(코) → 호(呼) 코

호흡이 중간에서 멈추지 않도록 수련하고 균일하며, 가늘고, 긴 호흡을 깊게 한다. 모든 호흡의 원칙은 좌공(坐功)과 같다. 좌, 우 교대로 수련한다. (사진5)

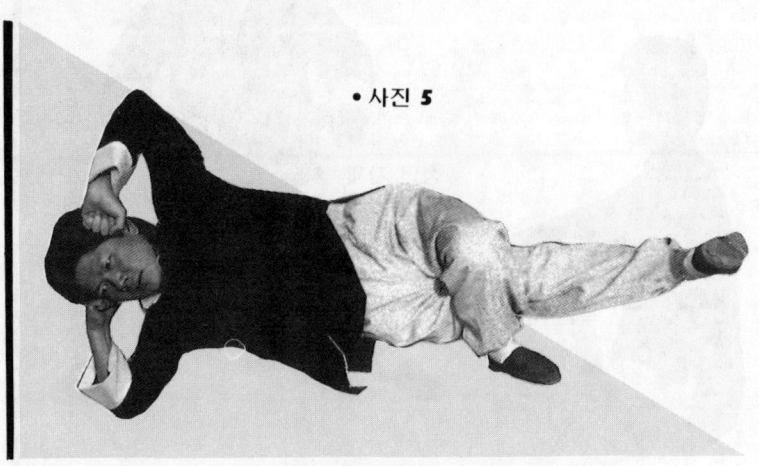

• 사진 5

동자배불(童子拜佛)

두 발로 선 다음에 한 다리를 들어올려 한 발로 선다. 체중을 지

탱한 발의 무릎을 낮춘다. 양손을 장으로 하여 힘을 뺀 상태에서 약간의 간격을 두고 유지한다.

흡(吸)(코) → 폐(閉) → 호(呼)(입)
제항(堤肛), 조지(抓地)

아주 느리게 흡기(吸氣)한 뒤 제항(提肛)과 조지(抓地)를 하고 숨을 멈춘다(閉). 더 이상 견딜 수 없을 때까지 정지한 뒤, 입으로 크게 숨을 내쉬고 바르게 서서 휴식을 취한다. 좌, 우 교대로 행한다. (사진6)

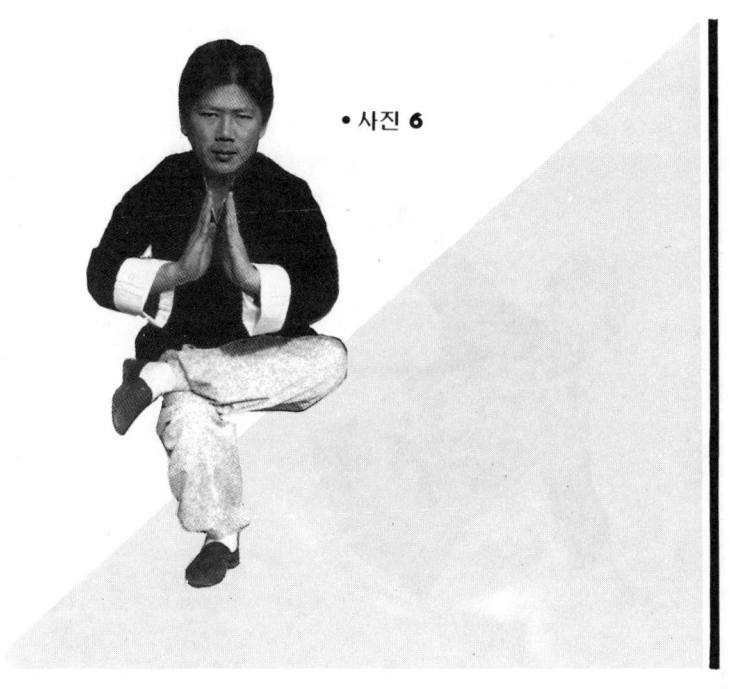

• 사진 6

단비부탱(單臂扶撑)

옆으로 몸을 기울여 한 손으로 체중을 유지한다. 다른 손과 발은 몸에서 약간 뗀다. 체중을 지탱한 손은 다석 손가락만 땅에 닿게 한다.

흡(吸)(코) → 폐(閉) → 호(呼)(입)
제항(提肛)

흡기와 함께(勻, 細, 深, 長) 제항(提肛)을 하고 숨을 멈춘다. 견딜 수 있을 때까지 폐기한 후 입으로 크게 숨을 내쉬고 자세를 일으키며 휴식을 취한다. 좌,우 교대로 수련한다. (사진7)

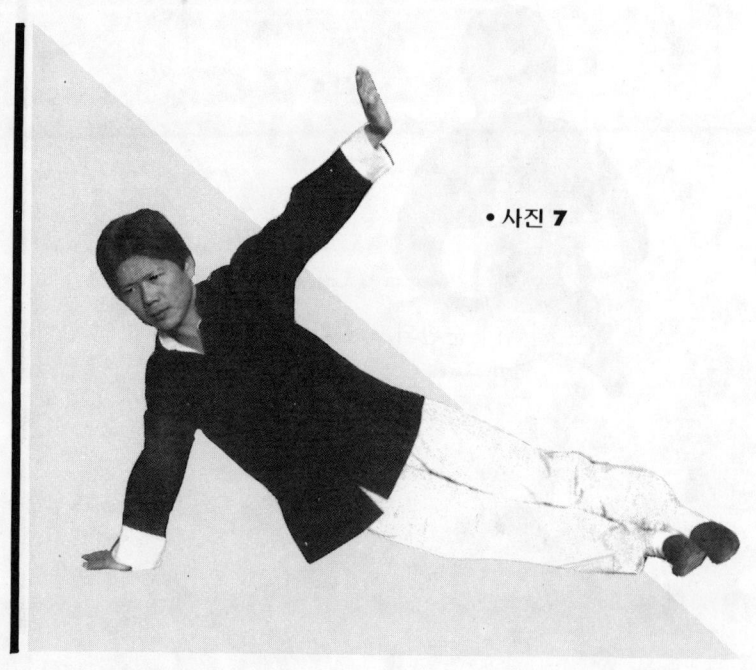

• 사진 7

지천태(地天泰)

주역(周易)에 지천태의 괘(卦)가 있다. 이 괘는 하늘의 건(乾)이 밑에 있고, 땅의 곤(坤)이 위에 있다. 하늘은 양(陽)이므로 위에 있어야 하며, 땅은 음(陰)이기 때문에 아래에 있는 것이 자연스런 형태이지만 지천태는 천지가 거꾸로 되어 있다. 그럼에도 불구하고 이 괘는 천지 화합하여 만물을 낳은 형상이고, 안정과 번영을 주는 태평의 도(道)를 나타내는 이상적인 형태로 해석한다.

하늘의 기는 양이며 불에 비유되고 위로 올라가는 성질을 갖고 있다. 땅의 기는 음이며 물에 비유되며 아래로 내려가는 성질을 갖는다. 하늘이 위에 있으면 하늘의 기가 더욱 상승되고, 땅이 밑에 있으면 땅의 기는 더욱 더 하강한다. 따라서 천지의 두 기는 더욱 더 멀어진다.

만물은 천지의 화합에 의해 태어나서 커지며 번영한다. 괘를 지천태로 바꾸면 양과 음이 완전히 일치 화합되기 때문에 만물이 생기고 모든 일이 순조롭게 운영되는 대길(大吉)이 된다. 신체에서는 머리와 발의 위치가 거꾸로 되며, 양의 기(心氣)와 음의 기(腎氣)를 화합하여 두한족열(頭寒足熱)의 상태가 된다.

인체에는 많은 혈액이 순환되고 있다. 이 중 복부에 모인 혈액은 복근의 압력에 의해 심장으로 되돌려보내지지만 그러기 위해서는 상당한 복압이 필요하다. 배가 볼록한 사람은 복압이 약해지기 때문에 혈액이 심장으로 잘 돌아가지 못하고 절반 가량이 복부에 울혈 상태로 머물게 된다. 그리고 전신의 혈액이 부족되어 빈혈 상태가 되며 머리에 충분한 혈액과 산소를 공급하지 못한다. 따라서 말초의 혈행이 나빠지고 혈액이 상승하여 고혈압 증상이 나타난다.

지천태는 양장이나 양권을 강하게 하는 수련에 응용되며, 격파 수련을 하려면 매일 5~6분 이상을 연습해야 한다. 금강권(金剛拳)과 이지선(二指禪)의 기본 수련이 된다.

지천태(地天泰)에서는 호흡에 신경쓰지 않고 호흡을 되는대로 자연스럽게 유지한다. (사진8)

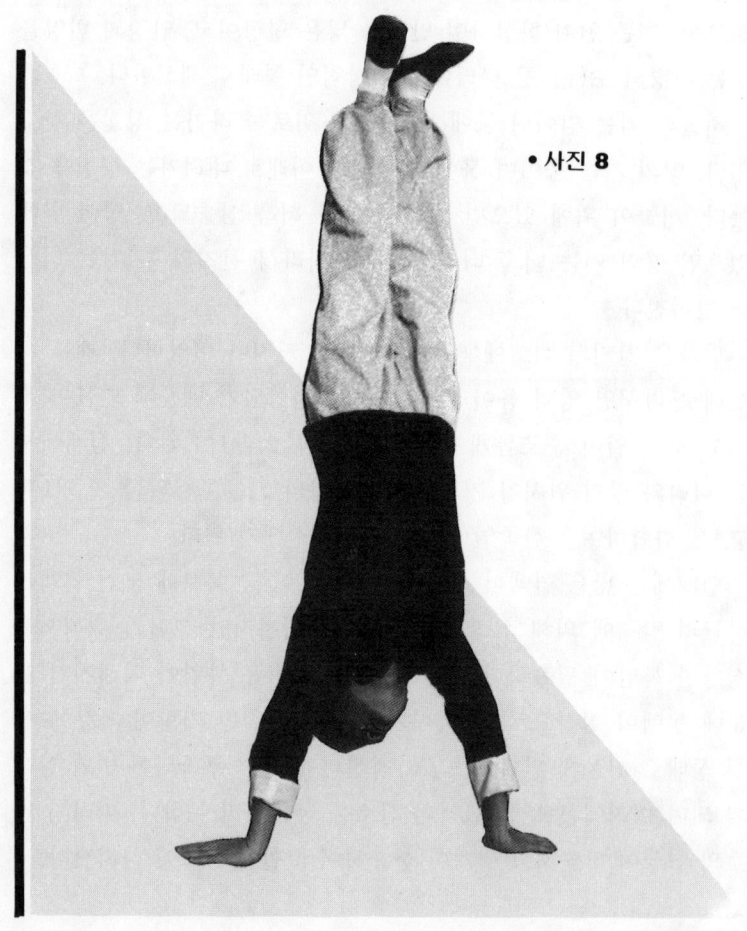

• 사진 **8**

옥환복호(玉環伏虎)

이 수련은 순발력을 양성하는 방법이며 하체의 힘을 키워 준다. 전신을 이완시키고 아주 가벼운 역식 호흡을 한다. 손바닥 노궁혈에 심한 열이 나는데, 좌우 교대로 수련한다.

수련 시간은 길수록 좋으며 자세가 위아래로 오르내리지 않도록 한다. (사진9)

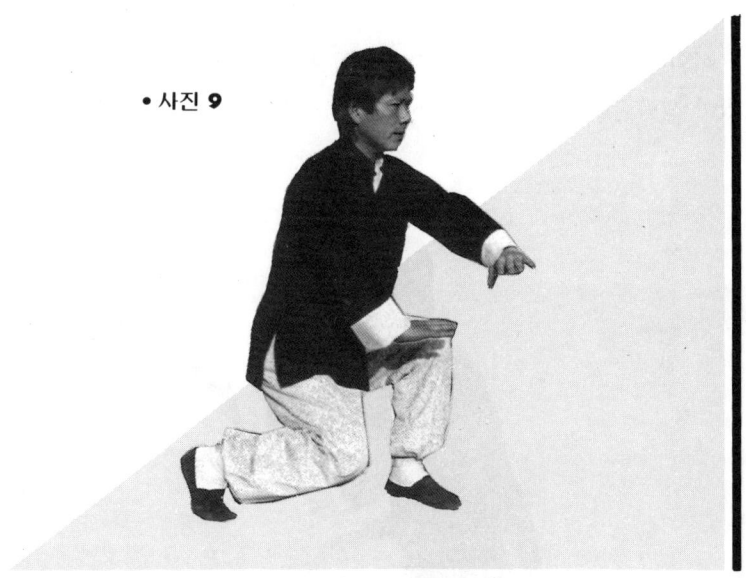

• 사진 9

허보참공(虛步站功)

앞발은 앞부리만 땅에 대고 체중을 싣지 않는다. 뒷발은 체중을 완전히 싣고 자세를 낮춘다. 우장은 아래를 향하고 좌장은 전방을 비스듬히 향한다. 상체를 완전히 이완시키고 자연스럽게 선다.

노궁혈과 팔에 저린 감각과 열기가 전해진다. 가끔 단전에서 좌장으로 기가 흐르는 것을 느낄 수 있다. 좌,우 교대로 연습한다. 호흡은 흡기와 호기의 길이를 같게 하며 코를 사용하여 역식 호흡을 한다.

일반적인 기공에서는 호흡시 입을 사용해서는 안 된다는 이론이 많으나 경기공에서는 입으로만 호흡하는 문파도 있음을 참고로 알아 두기 바란다.

이외에도 수백 종류의 연공법이 있으나 혼란만을 초래할 우려가 있어 생략한다. (사진10)

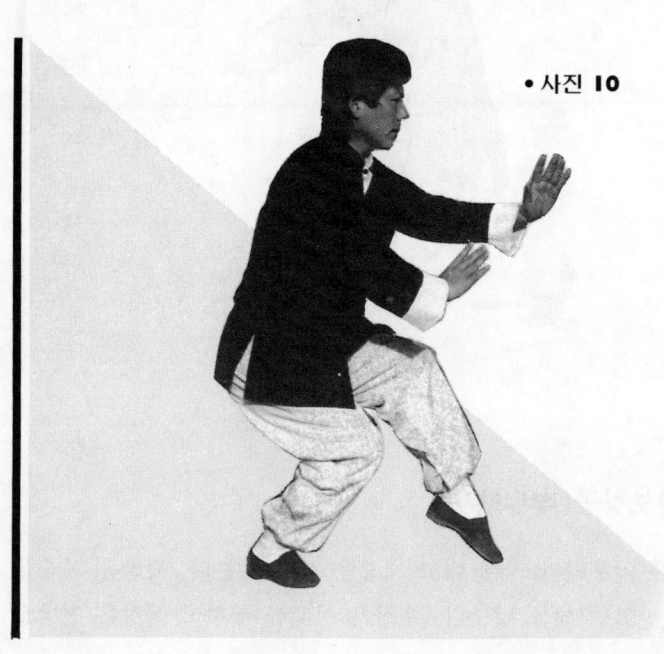

• 사진 10

5 동공(動功) 운기(運氣) 발력(發力)

참공(站功)에서 충분히 숙달되면 동공(動功) 수련을 할 수 있다. 정지 상태에서도 제대로 운기할 수 없으면 움직이면서 하는 수련은 불가능하다.

움직임과 호흡과 운기와 의념을 일치시키는 것은 대단히 어렵다. 의(意), 기(氣), 식(息), 동(動)이 일치되지 않은 상태에서는 여러 가지 동작을 계속해서는 안 된다.

처음에는 단순한 동작을 수련하고, 숙달되면 여러 가지 동작을 조합한다.

황룡출수(黃龍出手)

① 두 발을 모으고 바르게 선다. 전신을 이완시키고 심호흡을 하여 기를 단전에 모은다. (사진11)

② 숨을 전부 내쉰 뒤 왼발을 옆으로 벌려 어깨 넓이 정도의 간격을 유지한다. 서서히 양장을 어깨 높이 정도로 올린다. 장심(掌心)은 아래를 향한다.

동작과 호흡을 일치하여 기를 중단전으로 끌어올린다. 충분히 흡기하면 숨을 멈춘다. (사진12)

③ 서서히 자세를 낮추면서 양손을 단전 부위로 내린다. 숨은 멈춘 상태 그대로 유지한다. 양장은 공을 껴안은 형상을 하고 장심을

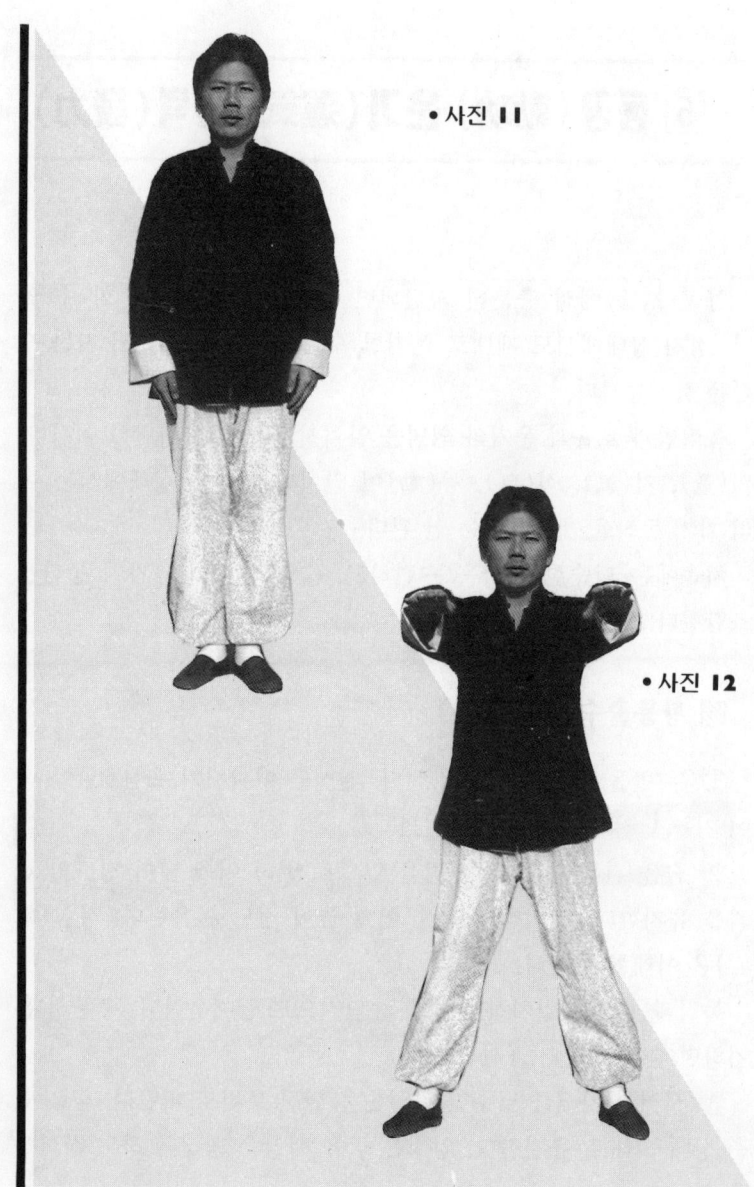

•사진 11

•사진 12

서로 마주대한다. 폐기를 더 이상 견디지 못하면 단전의 기를 위로 끌어올리면서 양장을 위로 뻗는다. (사진 13, 14)

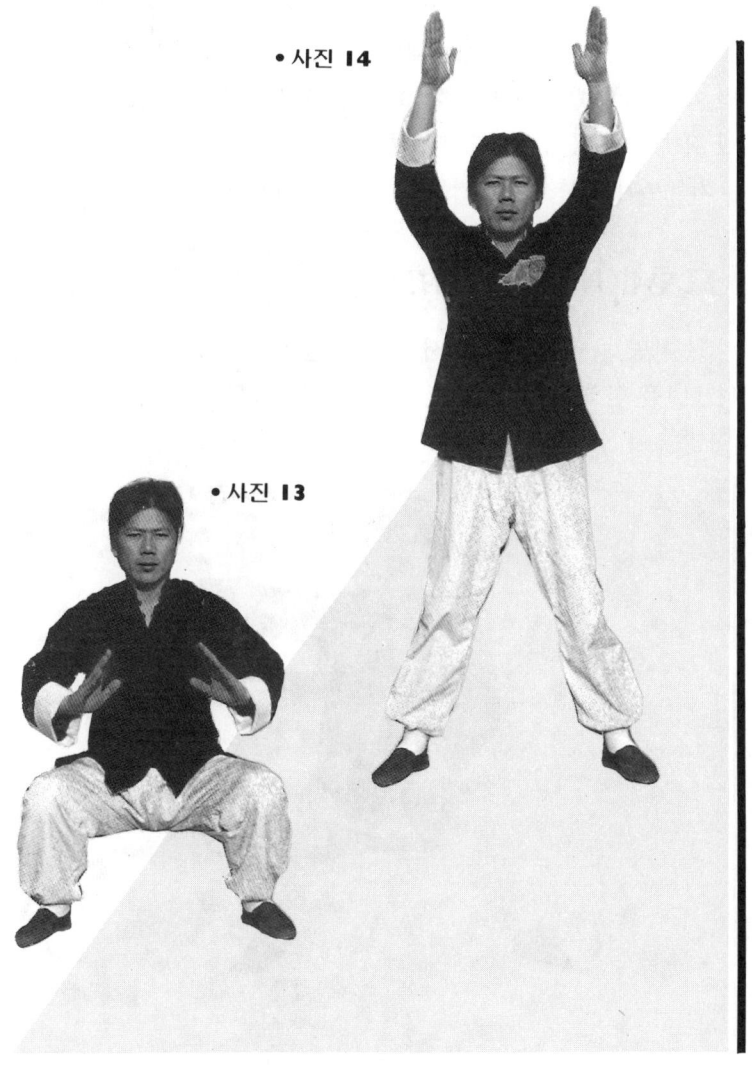

• 사진 14

• 사진 13

④ 자세를 낮출 때, 중단전의 기를 하단전으로 내렸다가 자세를 급격히 일으키면서 폭발하듯 양장을 뻗쳐 올린다. 양장심은 서로 마주대한다.

손 높이에 따라 기를 오르내릴 수 있게 숙달시킨다. 호흡은 코로만 하며 균(勻), 세(細), 심(深), 장(長)의 흡기(吸氣)와 폐기를 한 뒤에 코를 통해 강하고 빠르게 숨을 내쉰다.

처음부터 다시 반복하기를 50회 수련한다.

단전(丹田) 배타(排打)

① 자연 자세로 서며 서서히 숨을 들이쉬고 조지(抓地)와 제항(提肛)을 한 뒤 폐기(閉氣)한다.

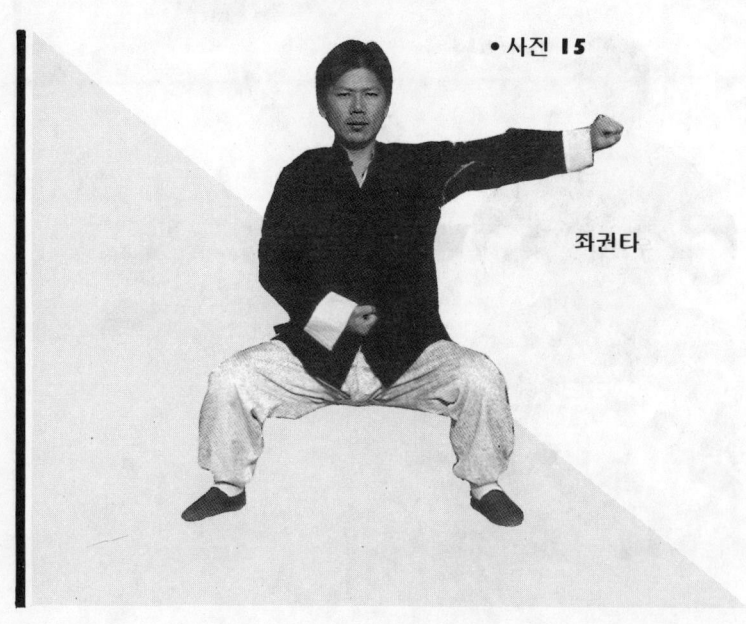

• 사진 15

좌권타

왼발을 벌려 약간 높은 마보(馬步)를 취하여 좌,우의 권으로 단전을 두드린다. 폐기(閉氣)가 가능할 때까지 두드리고 휴식 후에 다시 반복한다. (사진 15,16)

단 처음부터 강하게 두드려서는 안 된다. 어느 정도 익숙해지려면 1년 이상이 지나야 한다. 점차 공력이 커지면 나무 봉(棒)이나 철판으로 친다. 그러나 단전 배타를 하려면 몇 년 정도의 기본 수련이 있어야 하며, 혼자 수련할 수 없다. 지도자에게 정확한 방법을 배워야 하는 것이다. 단전 배타를 잘못하면 심한 두통을 일으킨다.

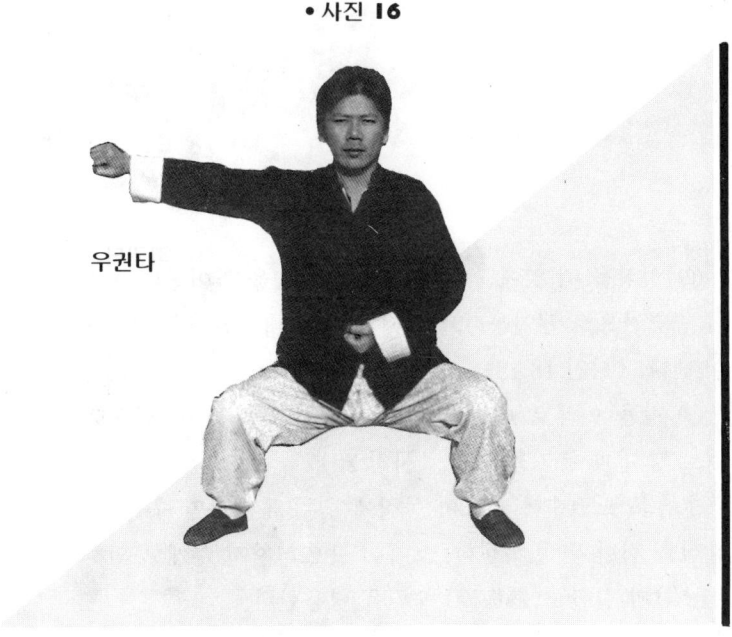

• 사진 16

우권타

🮕 와룡추주(臥龍推舟)

① 등받이가 없는 의자 위에 다리를 뻗고 앉는다. 몸을 약간 뒤로 눕혀 중심이 단전에 이르게 한다. (사진 17)

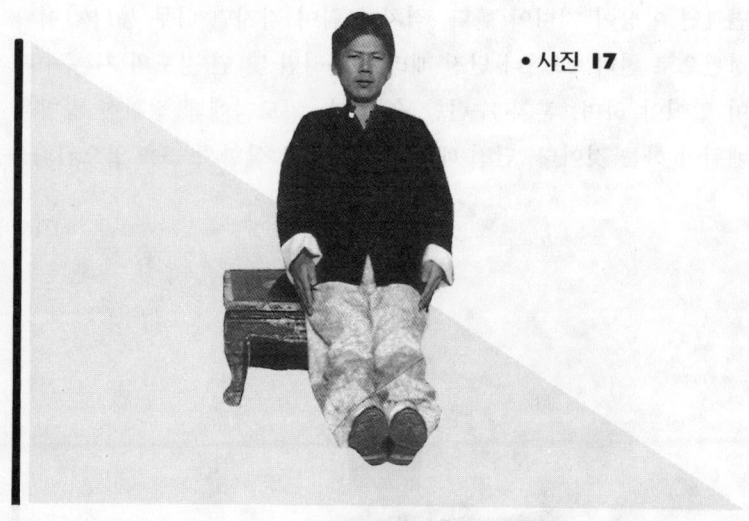

• 사진 17

② 양장을 귀 옆에 올리면서 서서히 숨을 들이쉰다. 하단전의 기를 중단전으로 끌어올리고 서서히 숨을 내쉬면서 양장을 앞으로 밀어 낸다. (사진 18,19)

③ 장을 아래로 내리면서 뒤로 당기고 다시 귀 옆으로 올린다. 뒤로 당길 때 흡기를 한다. (사진 20)

호흡은 느릴수록 좋으며 동작에 힘이 들어가면 수련을 정지하고 휴식을 취한 뒤 반복한다. 호흡이 흩뜨러지지 않게 주의하며, 상장(上椿)과 철판교(鐵板橋) 수련을 병용한다.

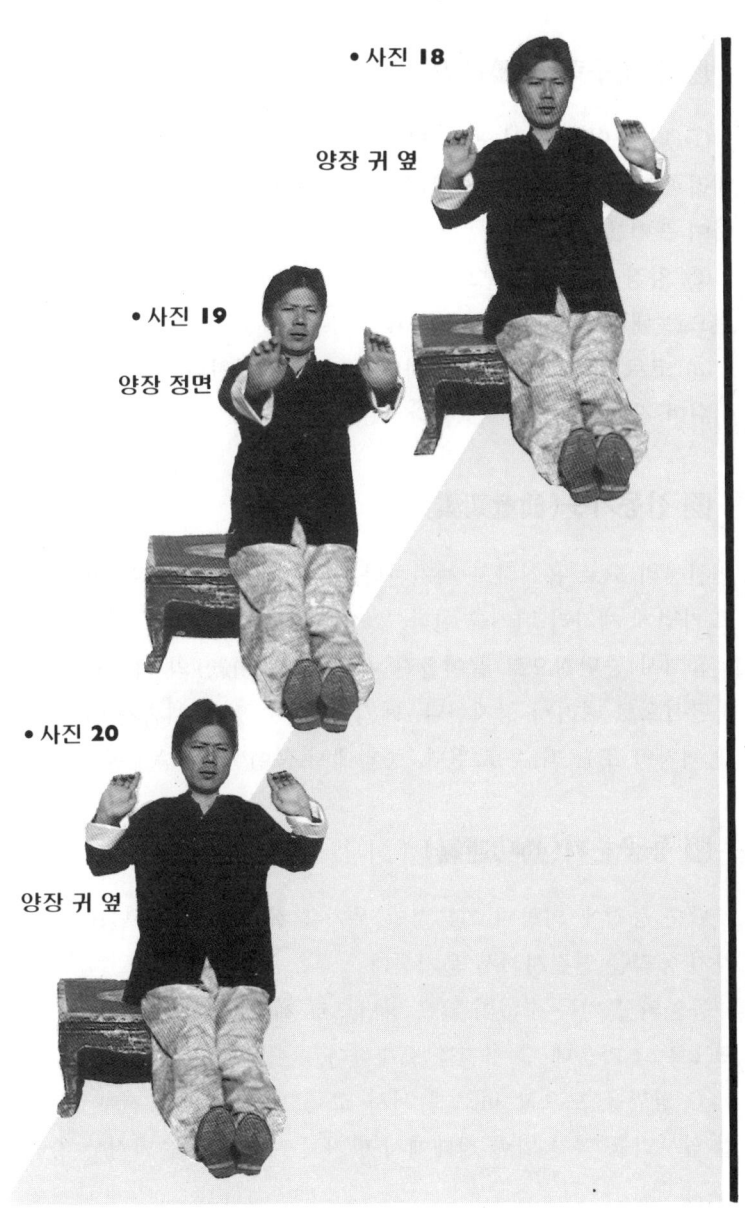

• 사진 18
양장 귀 옆

• 사진 19
양장 정면

• 사진 20
양장 귀 옆

▨ 금계두력(金鷄抖力)

① 나무 앞에 서서 몸을 앞으로 숙여 단전 부위를 나무에 댄다. 내려 있던 양장을 옆으로 벌려 어깨 높이가 된다. 느린 동작과 배합하여 흡기를 한다.
② 양장을 가슴에 모으고 장심을 마주대한다. 가슴의 기를 하단전으로 내리고 폐기(閉氣)한다.
③ 코로 급히 호기(呼氣)하면서 양장을 펼친다. 천천히 숨을 들이쉬며 장을 가슴 앞에 모은다. 50회 반복한다.

▨ 선동가운(仙童架雲)

천천히 코로 흡기하고 폐기한다. 그 폐기 상태에서 두 발을 모으고 가볍게 제자리 뛰기를 한다.
흡기시 중단전으로 끌어올린 기는 폐기(閉氣)의 시작과 동시에 하단전으로 내려서 정지한다. 폐기를 할 수 있을 때까지 아주 가볍게 제자리 또는 좌, 우로 뛴다. 중간에서 숨이 새지 않게 주의한다.

▨ 동공운기(動功運氣)

단순 동작에 의하여 기본적인 운기를 할 수 있게 숙달되면 여러 가지 동작을 연결시켜서 운기한다.
동공의 운기는 수없이 많은 방법으로 제각기 다르게 수련하고 있으므로 그 가운데 한 가지를 소개한다.
① 양발을 모으고 바르게 서서 코를 통하여 숨을 전부 내쉰다. 발 앞부리를 약간 벌린 상태에서 발가락으로 땅를 움켜쥐듯 강하게

오그린다(抓地). 양다리에 강한 힘을 넣어 서로 붙인다. 상체와 팔의 힘은 모두 뺀다. (사진 21)

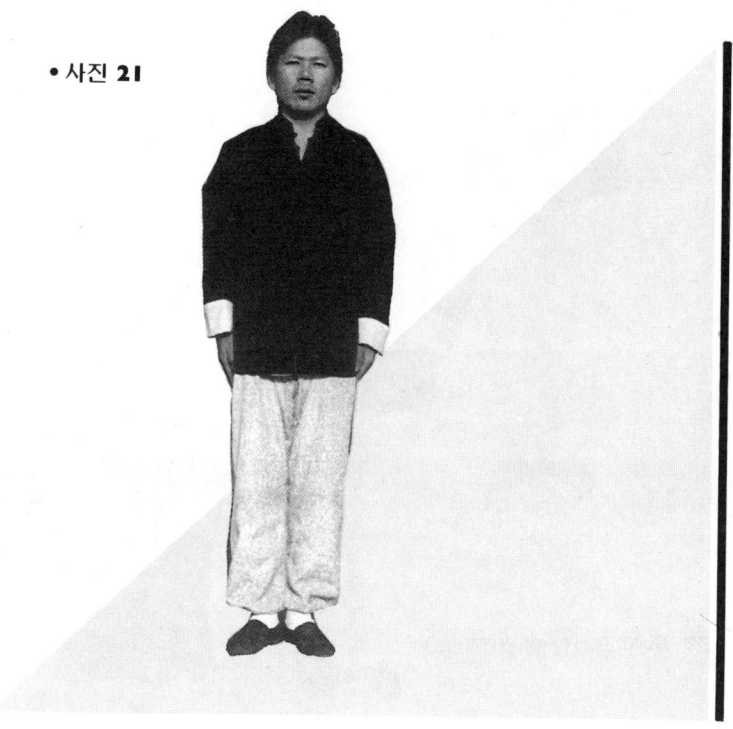

• 사진 21

② 양장(掌)을 단전 앞으로 돌려 손바닥은 위로 향하고 가운데 손가락을 서로 마주댄다.

코로 숨을 들이쉬면서(느리고, 가늘고 균일한 역식 호흡) 양장을 가슴까지 들어 올린다. 이 때부터 마지막 동작까지 혀 끝을 윗니의 안쪽 입 천정에 댄다. (사진 22)

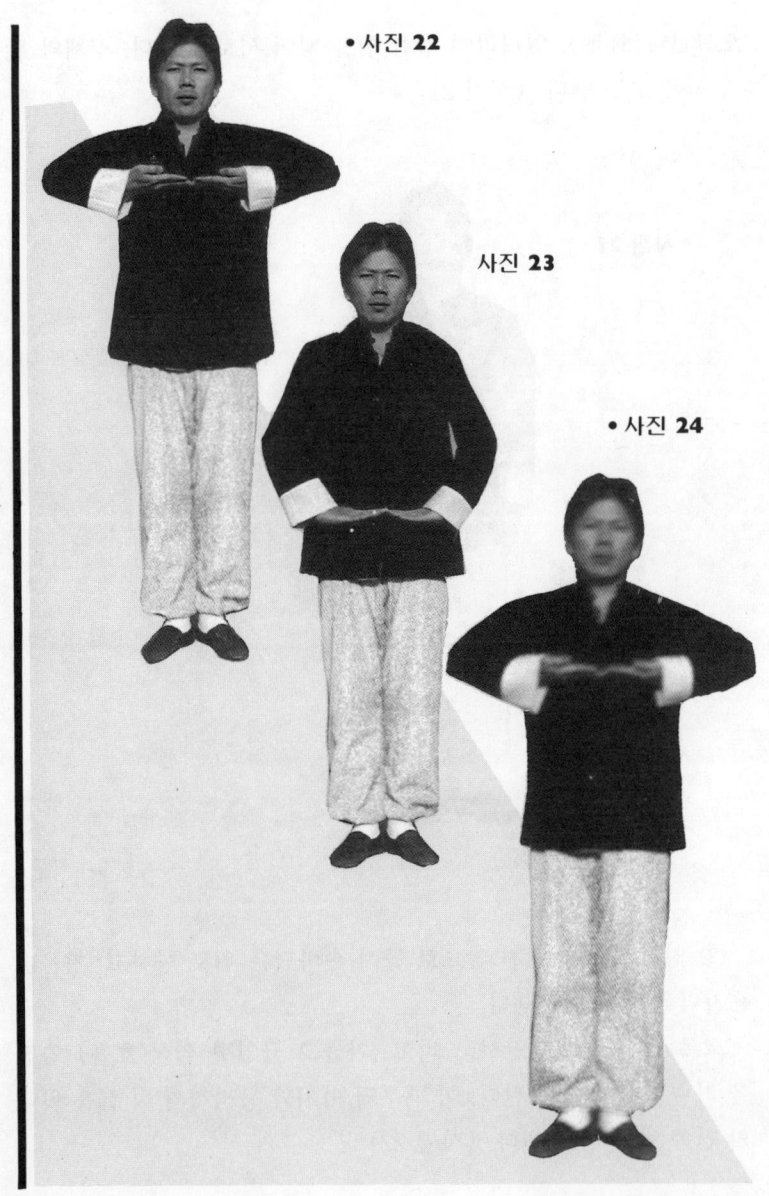

•사진 22

사진 23

•사진 24

③ 양장(掌)을 아래로 돌려 장심(掌心)이 밑을 향하게 단전까지 내리면서 코로 숨을 내쉰다(느리고, 가늘고, 균일한 역식 호흡). (사진 23)

④ 다시 장심(掌心)이 위로 향하게 돌려 가슴까지 장(掌)을 올린다. (사진 24)

⑤ 느린 동작으로 장을 내린다. 이렇게 4회 반복 수련하며, 필요에 따라서는 기를 모으기 위해 임의로 수련 횟수를 조절할 수 있다.

동공 운기(動功運氣)는 처음부터 마지막까지 조지(抓地)와 제항(提肛)을 한다.

⑥ 양장(掌)을 단전 앞에서 손등이 마주하도록 앞으로 뻗은 뒤 다시 장심을 위로 향하게 한다. 이 때는 잠시 동안 숨을 멈춘다. (사진 25)

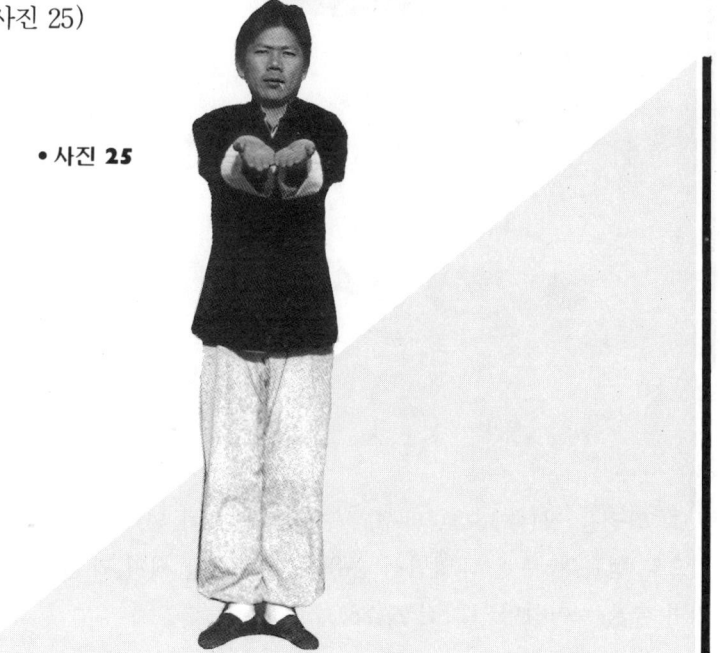

• 사진 25

손을 완전히 뻗친 상태에서 숨을 들이쉬고, 권(拳)이 되어 허리 양측면으로 당긴다. (사진 26)

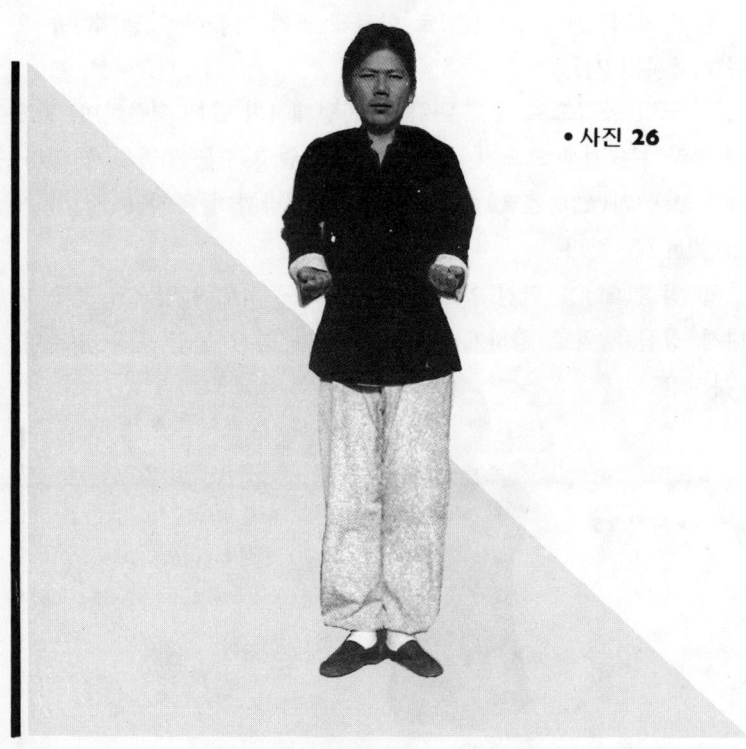

• 사진 26

⑦ 좌권을 장(掌)으로 바꾸고 장심(掌心)이 위로 향한 상태로 앞으로 뻗는다. 손을 내밀면서 숨을 내쉬고 장을 세워 귀 옆으로 당기며 숨을 들이쉰다. (사진 27,28)

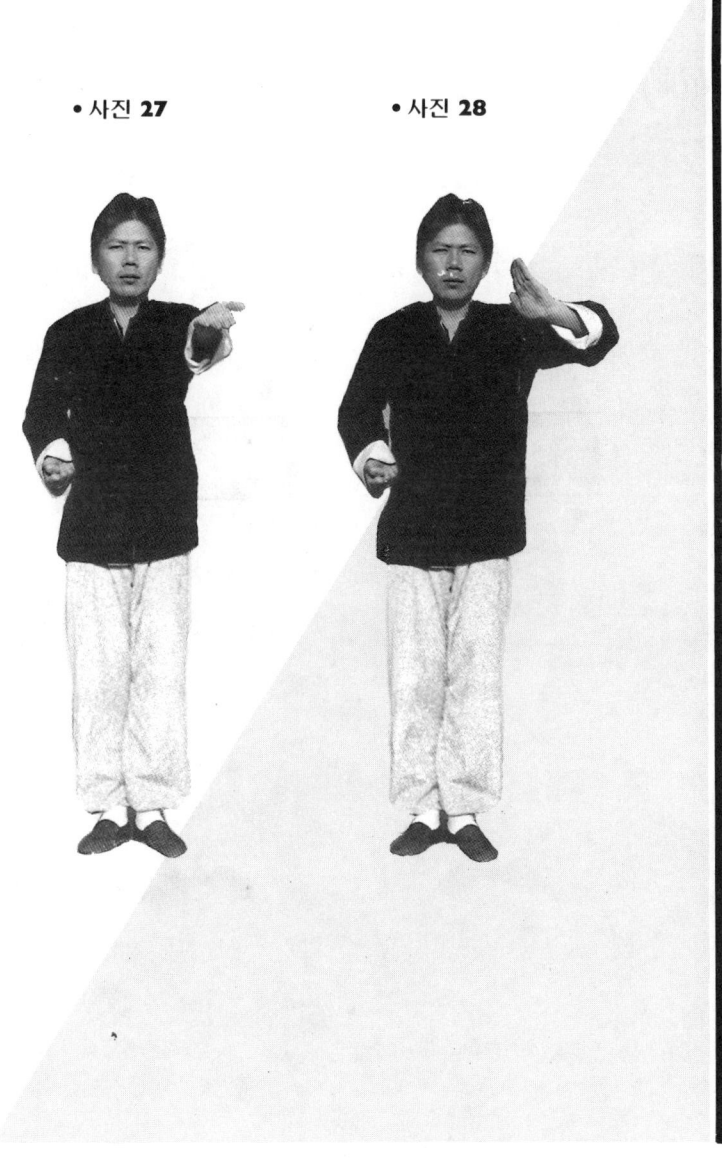

• 사진 27　　　• 사진 28

⑧ 장을 세운 상태에서 전방으로 장을 밀고 숨을 내쉰 뒤에 멈춘다. 이 때 단전에 강한 반동을 주며 장을 아래로 내리찍고 단전의 기(氣)를 장(掌) 끝으로 이동시킨다. (사진 29,30)

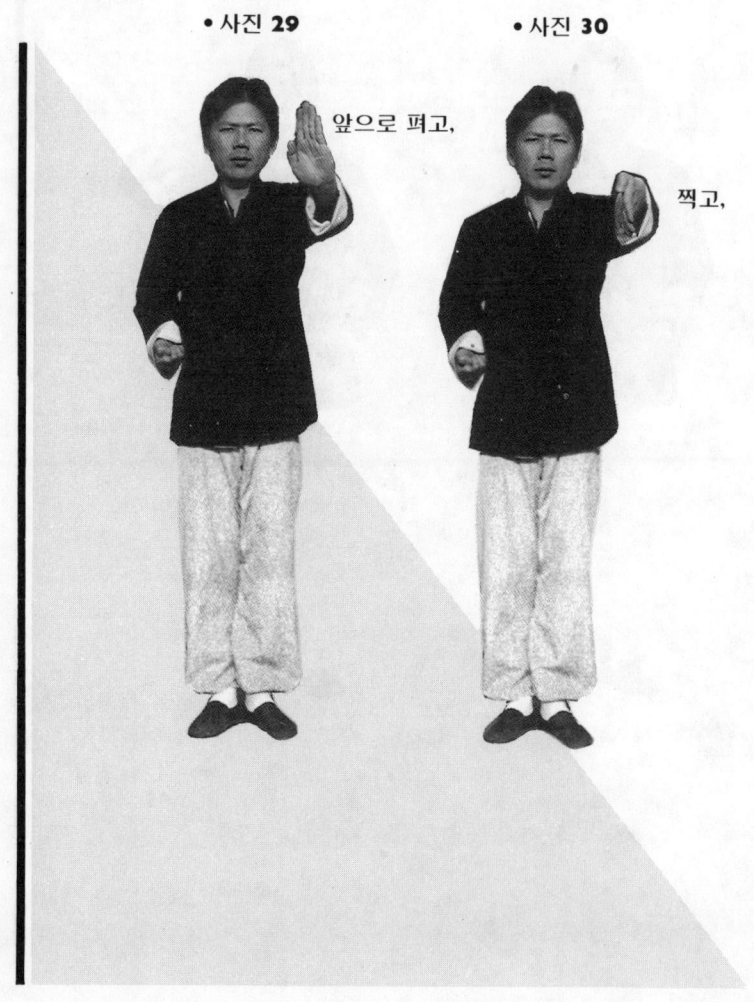

• 사진 29   • 사진 30

앞으로 펴고,

찍고,

장을 구수(拘手:갈고리 손)로 바꾸고 기를 다시 단전으로 되돌린 뒤, 구수를 비트는 동작과 함께 단전에서 기를 돌린다(滾氣). (사진 31)

• 사진 31

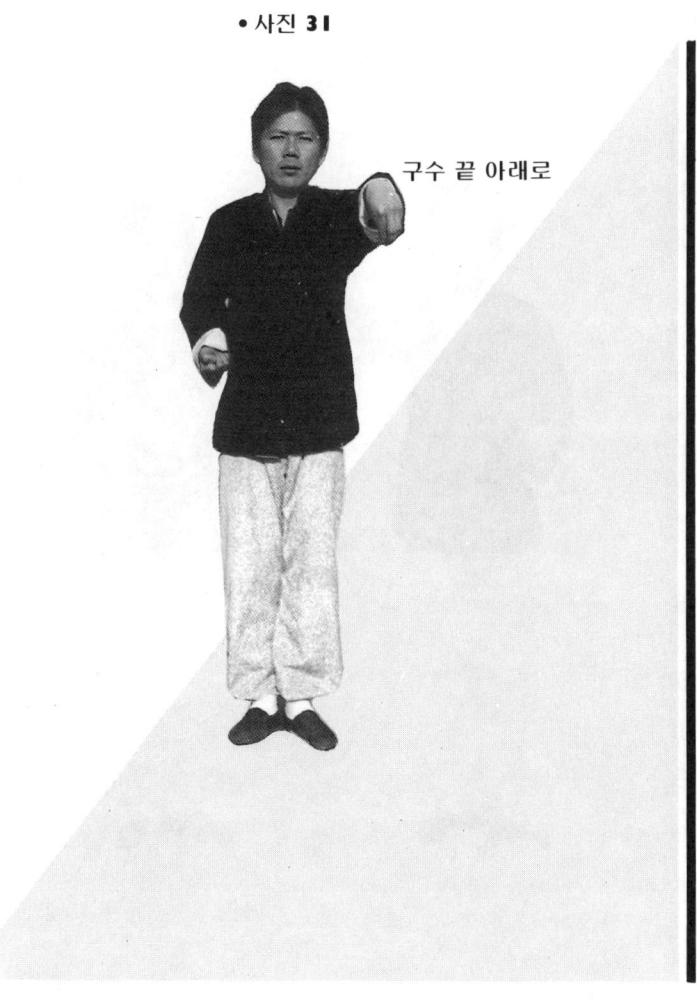

구수 끝 아래로

⑨ 구수(拘手)를 틀어서 장(掌)으로 바꾸고 장심(掌心)이 위로 향한다. 이 때까지 잠시 동안 폐기(閉氣) 상태를 유지한다. (사진 32)

⑩ 서서히 숨을 들이쉬며 장(掌)을 권으로 바꾸고 허리 측면으로 당긴다. (사진33)

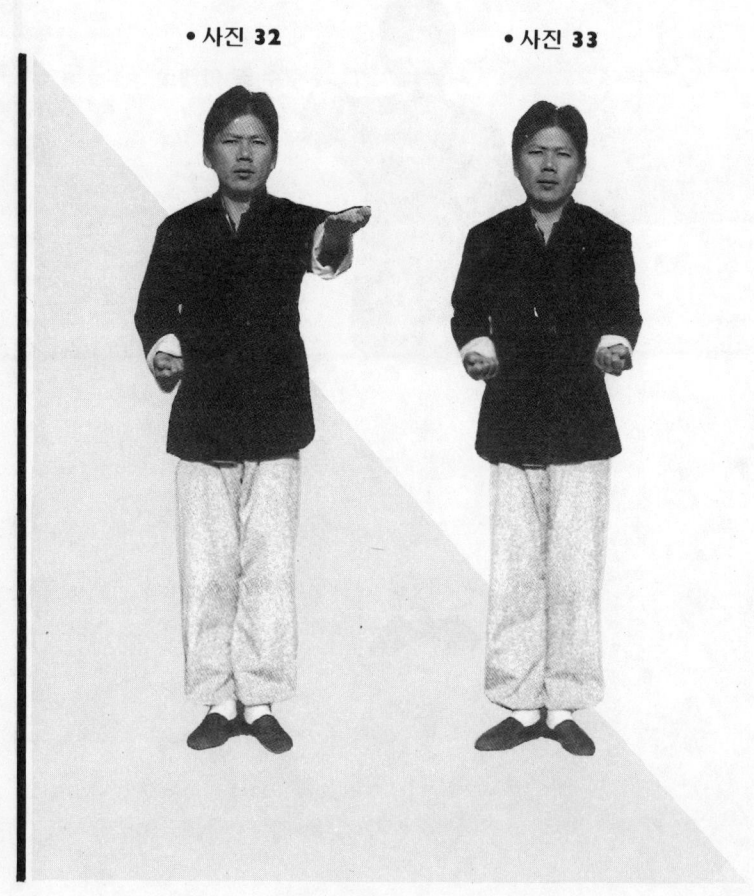

• 사진 32   • 사진 33

⑪ 다시 우권도 같은 방법으로 수련하며, 좌, 우의 수련 횟수는 자신의 수련 공력에 적절하게 맞춰 임의로 조절한다.

⑫ 양권을 허리의 양측면에 대고 왼발을 옆으로 돌려 벌린 뒤, 다시 오른발을 옆으로 돌려 벌리고 자세를 낮춰 마보(馬步)가 된다. 마보(馬步)가 유지된 뒤에도 제항(提肛)과 조지(抓地)를 한다. (사진 34)

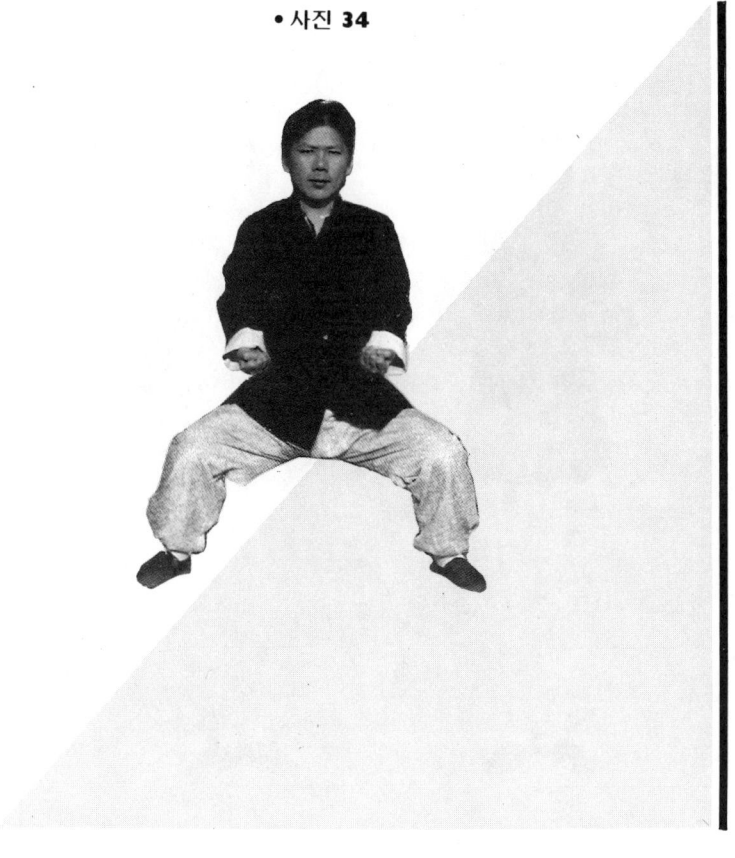

• 사진 34

⑬ 양장을 동시에 앞으로 내면서 앞에서 수련한 방법과 동일하게 양손으로 수련한다. 호흡법과 동작 방법은 한 손으로 수련할 때와 같다.

수련 횟수는 자신의 체력과 공력에 맞춰서 임의로 정한다.

⑭ 왼발을 먼저 당겨 모으고 오른발로 발의 위치를 조정하며, 양권은 위로 올리며 숨을 들이쉰다. (사진 35)

⑮ 양권을 장으로 바꾸면서 장심을 아래로 향하도록 하여 내리 누르며 숨을 내쉰다. (사진36)

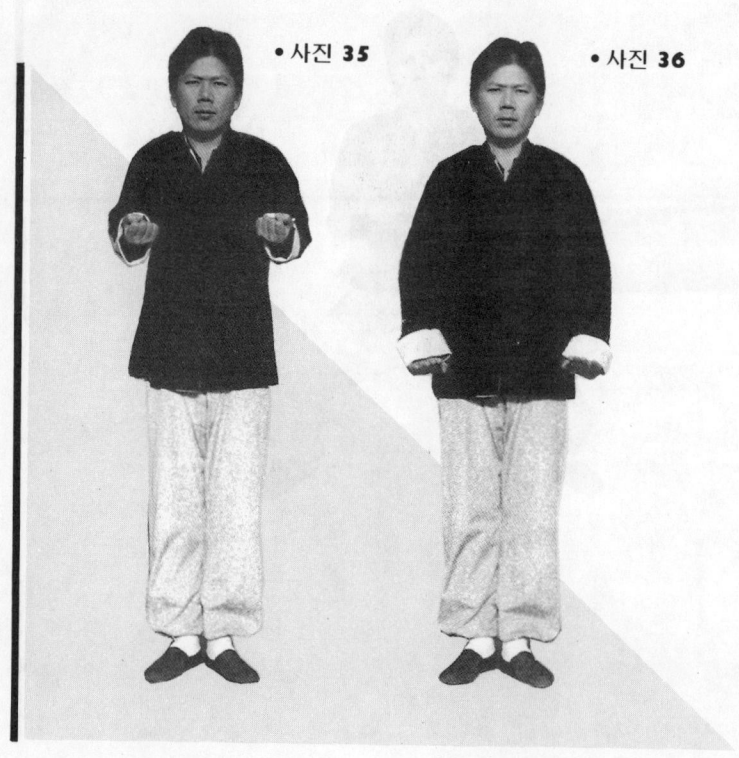

• 사진 35   • 사진 36

⑯ 동작을 멈추지 않고 양장(掌)을 단전 앞으로 되돌리며, 가운데손가락을 마주대고 장심을 위로 향한다.

숨을 들이쉬면서 가슴까지 끌어올리고, 숨을 내쉬며 아래로 내린다. 호흡과 기의 흐름이 평온을 되찾을 때까지 반복한다. (사진 37, 38, 39)

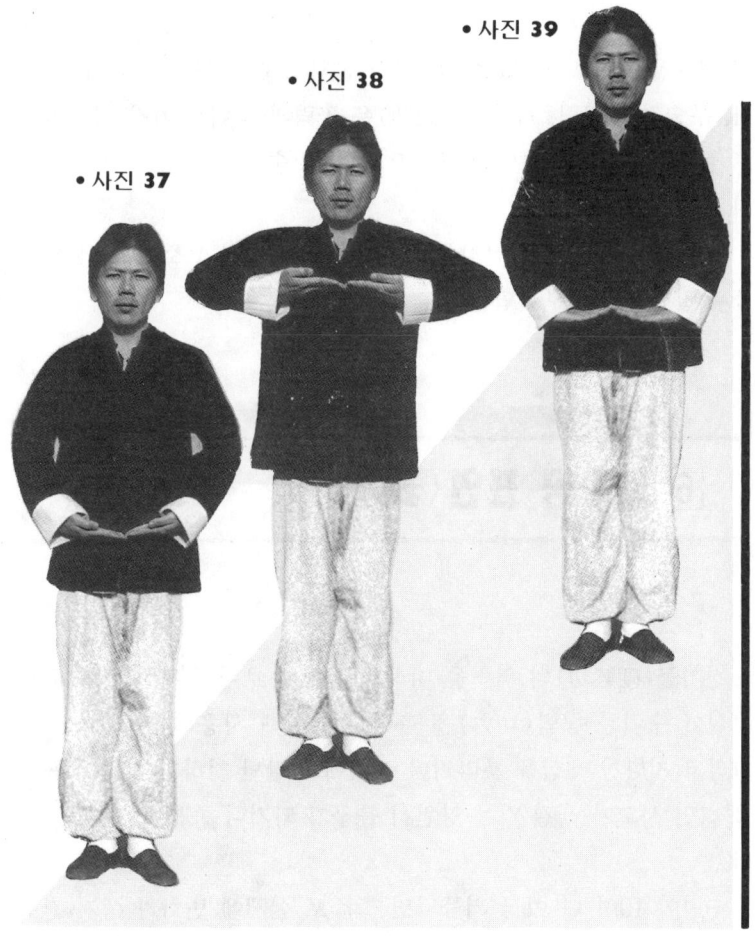

• 사진 37
• 사진 38
• 사진 39

동공 운기는 무술(武術)에서 사용되는 동작과 비슷한 종류가 많다. 정확한 호흡과 투로를 오랜 세월 동안 수련하면 경기공과 같이 큰 위력을 양성할 수 있다. 이런 경우는 무공(武功)이라 칭한다.

경기공과 무공에는 공통된 내용이 있으나 완전히 일치하지는 않는다. 경기공 수련의 경우 무술적인 수련 요소를 많이 채용하고 있지만 공격과 방어의 개념을 포함하고 있지는 않으며, 건강을 지키고 질병을 치유할 수 있는 정·기·신의 조화에 큰 의미를 두고 있다. 무술적인 공력, 즉 무공(武功)은 공력과 방어를 가장 위력적으로 실행할 수 있는 방법을 목적으로 삼고 수련되고 있는 점이 기공과 크게 다르다.

무공(武功) 수련은 건강을 헤칠 수 있는 위험 요소가 많아 노년층과 일반인에게 부적합하다.

6 경기공 표연(表演)

경기공(硬氣功)의 위력을 여러 사람에게 보이기 위한 방법인데, 자신이 수련한 공력(功力)을 측정하기 위해 사용해서는 안 된다. 그리고 지나친 욕심을 부리거나 상대에게 잘난 척하기 위하여 표연을 하면 사고가 생길 경우 영원히 불구가 되거나 죽음에 이를 수 있다.

수련이 10여 년 이상 거듭되면 스스로 신체에 변화가 생겨 강한 위력을 느끼게 된다. 그러나 그런 사람이라도 표연(表演) 전에는 지도자에게 표연 요령과 주의 사항을 듣고 자신의 수련 깊이를 확인받을 필요가 있다.

은창자후(銀槍刺喉)

경기공(硬氣功) 수련자는 누구나 표연하는 기본적인 항목이다. 창(槍), 철근, 곤(棍) 등을 인후부에 대고 다른 한쪽은 땅에 고정시킨다. 단전의 기(氣)를 인후부에 집중시키면서 상체를 앞으로 밀어 휘거나 부러뜨리는 표연이다. 대개는 상대의 인후부에 대고 둘이 함께 표연하는 방법을 많이 선택한다.

동공 운기(動功運氣)의 비법을 반복하여 기를 인후부로 이끌어 올리는데, 기가 집중되면 기가 흩어지지 않도록 양팔을 벌려서 기를 고정시킨다.

기가 단전에서 인후부에 집중되면 그 때부터 표연을 마칠 때까지 폐기(閉氣)를 유지한다. 만일 중간에서 숨을 들이쉬거나 내쉬면 기가 흩어져서 목에 큰 상처를 입는다.

기가 단전에 모이지 않는 사람은 운기할 수 없어 기를 인후부에 집중시킬 수 없지만 아주 약하고, 잘 휘어지는 나무를 사용하여 은창자후를 흉내낼 수는 있다. 그러나 실제의 은창자후는 매우 위험하고 힘들며 창이 휘어지거나 부러지기 전에 표연자가 자꾸 뒤로 밀려나기 때문에 양쪽에서 지탱시켜 주는 보조자가 있어야 한다.

은창자후는 누워서도 표연할 수 있으며, 운기된 어느 곳에도 같은 표연을 할 수 있다. 팔, 겨드랑이, 배 등을 같은 방법으로 표연한다. 처음에는 손가락으로 눌러 기가 모였는지 확인하고, 기가 강해

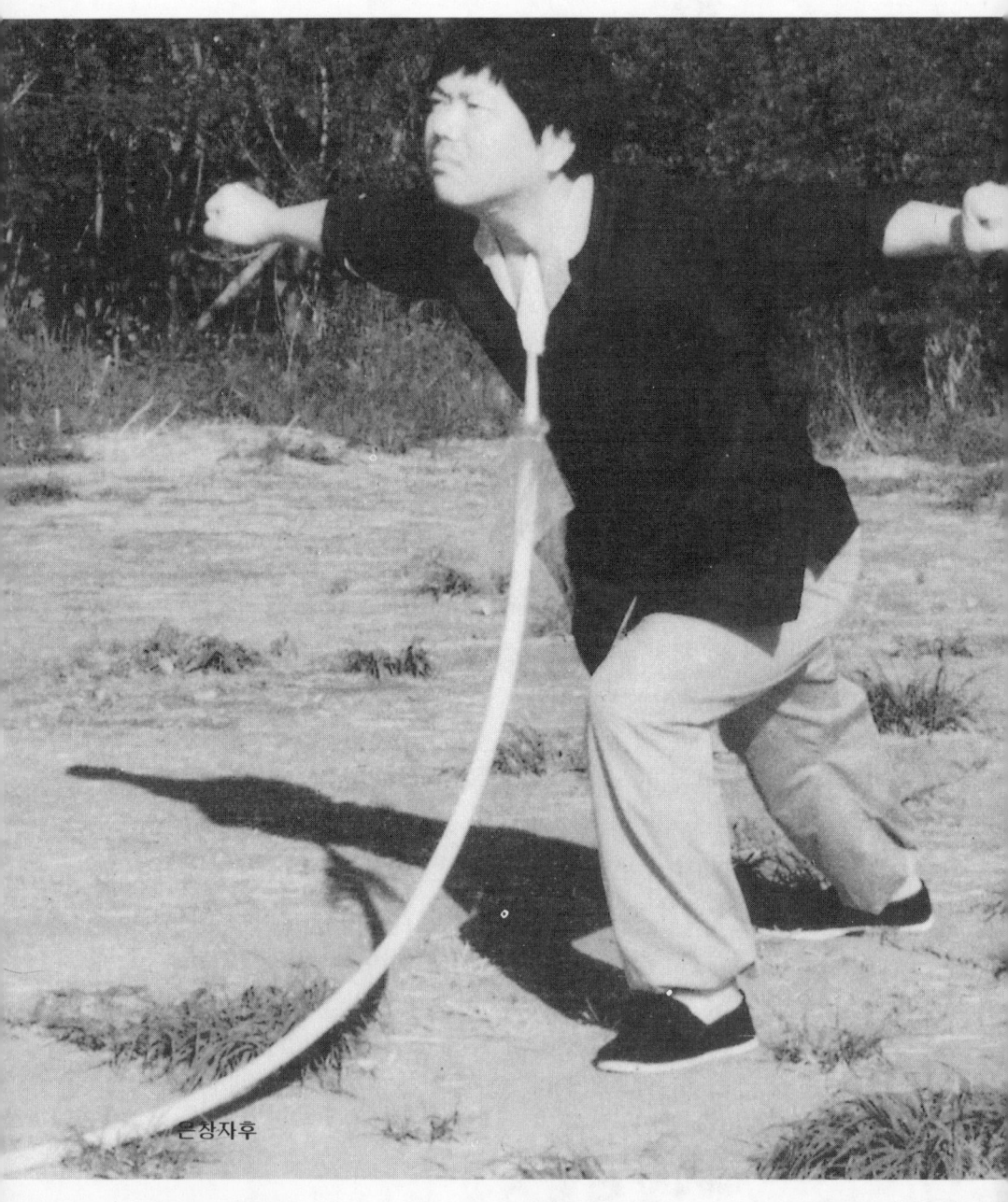

은창자후

졌으면 곤(棍)으로 표연 요령을 배운다.

양기와 운기 단계를 수련하지 않고 표연을 흉내내려는 어리석은 생각으로 사고를 일으키는 일이 없기를 다시 한 번 부탁한다.

응조공(鷹爪功)

무술 수련자라면 누구나 습득하고 싶어하는 수련법이다.

무술에는 손가락 힘이 강조되는 기법이 대단히 많기 때문에 응조공이 더욱 중요시된다. 점혈(点穴)을 연구하거나 수련하려면 응조공과 금지점석의 위력을 습득하는 것이 가장 기본이다.

기(氣)의 이동에 의한 응조공을 수련하면 단전에서 손 끝에 이르는 기(氣)를 느낄 수 있다.

응조공에는 여러 가지 보조 수련이 필요하며 보편적으로는 무거운 병이나 무거운 쇠 공을 손가락만으로 움켜쥐고 팔을 앞이나 옆으로 뻗어 고정시키는 수련을 선택한다.

고정 자세를 유지하고 장시간 수련하면 근육과 인대가 매우 강인해져서 운기를 할 수 있으면 큰 위력이 생긴다.

① 손을 가볍게 뻗고 단전의 기(氣)를 손 끝으로 이동시킨다. (사진 40)

손 끝에 기와 힘이 모이면 서서히 손가락을 오그리며 힘을 이끌어 낸다. 힘이 최고점에 이르면 잠시 숨을 멈춘다. (사진 41)

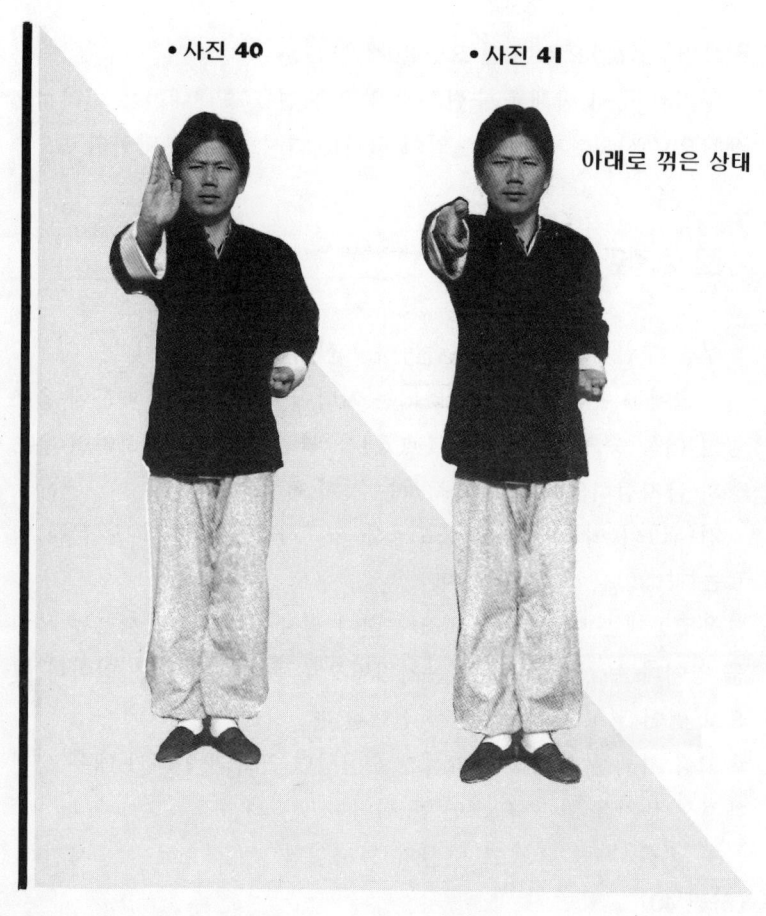

• 사진 40   • 사진 41   아래로 꺾은 상태

② 빠른 동작으로 가슴 앞으로 당겨 다시 같은 동작을 반복한다.
(사진 42, 43, 44)

제8장 경기공 수련 • 249

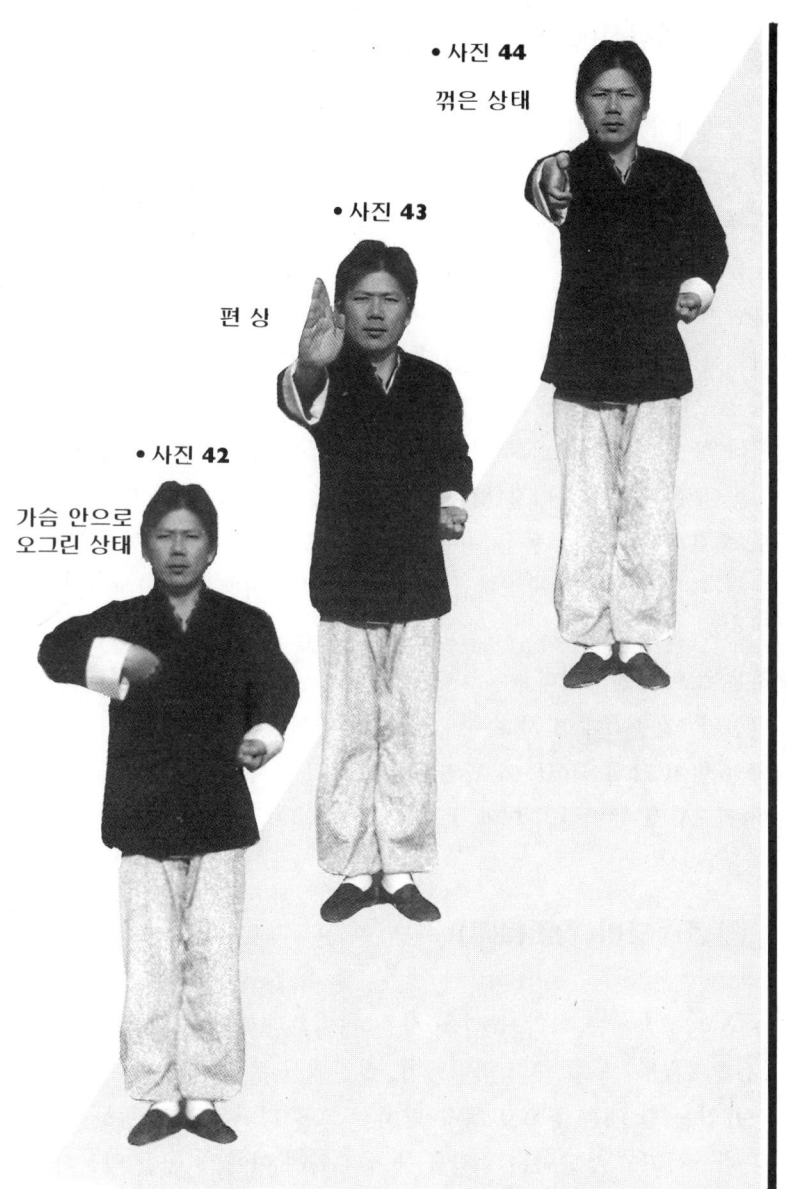

• 사진 44
꺾은 상태

• 사진 43
편 상

• 사진 42
가슴 안으로
오그린 상태

📓 금지점석(金指点石)

금지점석은 점혈(点穴)에 필요하며 무술 수련자의 기법을 다양하게 변화시킨다. 두 손가락으로 물구나무서기를 하는 이지선(二指禪)이나 손가락으로 격파하는 위력을 양성하는 금강지(金剛指) 등을 수련한다.

금지점석은 한 번 자른 돌을 다시 자르고, 그 조각을 다시 자르는 식으로 점점 작은 조각을 만든다. 손가락만으로 팔굽혀펴기를 하거나 물구나무서기 등을 하지만 초보자는 절대로 과욕을 부려서는 안된다. 초보자가 과욕을 부리면 손가락이 부러지는 위험을 당한다.

돌을 손가락이나 벽장(劈掌)으로 자를 때는 내려치는 쪽의 충격도 중요하겠지만 그 돌을 지탱하는 반대쪽 손에 아주 심한 충격이 전해진다. 놀이터의 시소처럼 한쪽의 큰 힘이 아래를 향할 때, 반대쪽은 아래에서 위로 치고 올라온다. 그러므로 깨지는 위력이 지탱하는 쪽으로 전해진다.

만일 그 충격에 밀려 손이 들리거나 상처를 입게 되면 내려치는 쪽의 힘이 크게 줄어들어 표연은 실패한다. 양손 모두 손상될 위험이 있으므로 특별한 주의가 필요하다.

📓 표두당비(豹頭撞碑)

중국 무술에는 머리 공격을 사용하는 문파가 많다. 심의육합권(心意六合拳)도 그 중의 하나이며, 실전에서 큰 위력을 발휘한다.

표연을 할 때는 천으로 목을 받쳐서 그 충격이 등으로 향하는 것을 감소시키고 부딛히는 충격을 줄이기 위해 이에 그 끈을 악문다.

제5장 경기공 수련 • 251

표두당비

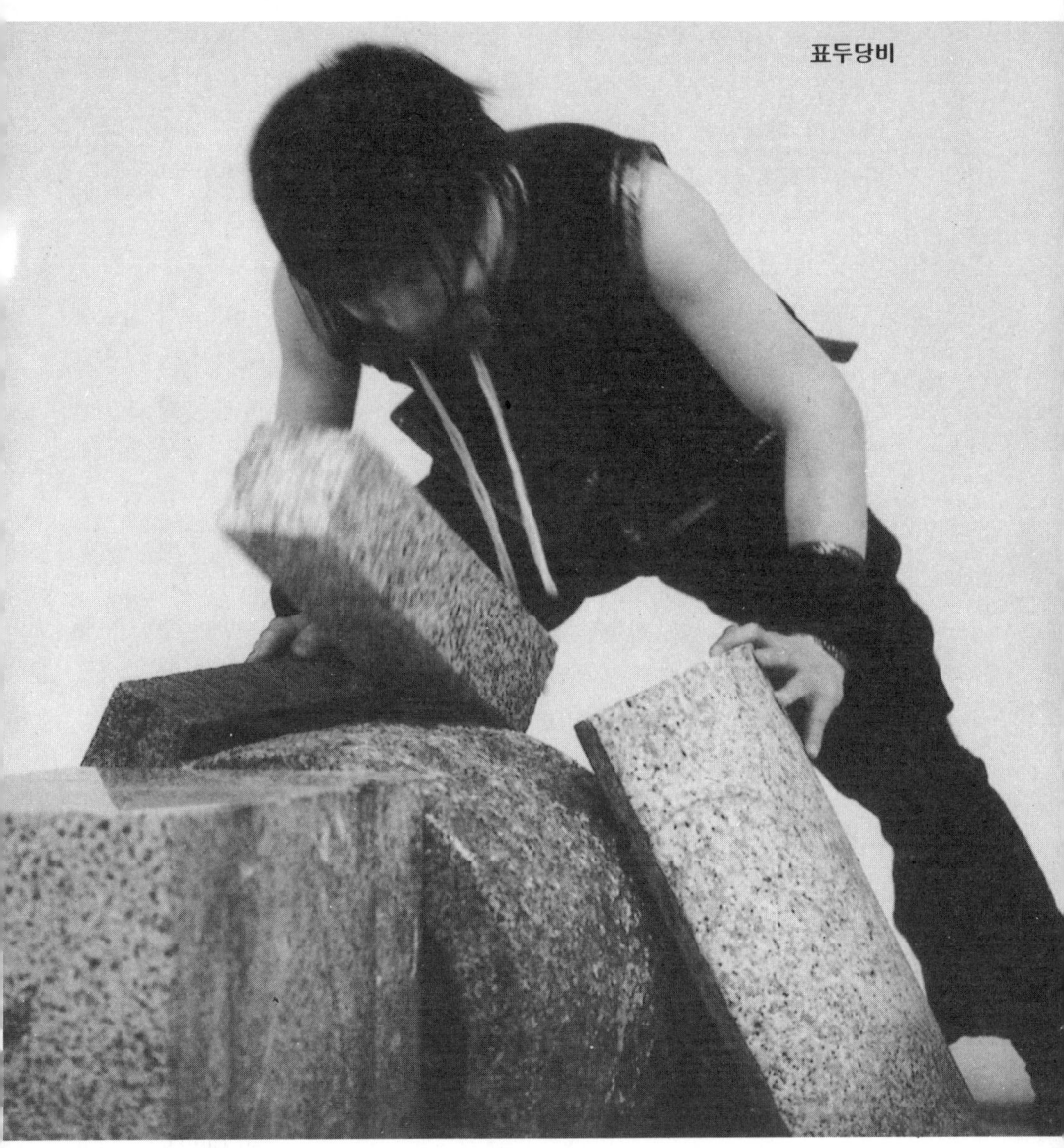

머리로 석판을 격파하는 표연은 화강암이나 대리석을 사용한다. 10cm가 넘는 두꺼운 화강암을 격파하기는 지극히 어렵다. 특히 우리 나라 화강암은 다른 나라 화강암보다 훨씬 강하며 비석을 사용하는 재료로 쓰인다. 대리석은 화강암에 비해 약하다. 표연용은 다듬이 돌을 만드는 석재나 비석 등 산소에 쓰이는 돌을 선택하며, 표면이 고르고 전체의 두께가 어느 정도 일정한 석재가 좋다.

표연을 할 때 아무리 공력이 쌓인 기공사라 해도 등을 타고 충격이 전해지면 척추가 손상될 수 있고, 이가 서로 부딛히는 충격이 생기면 이가 부러진다. 머리가 돌을 격파하는 순간 눈에 큰 충격이 전해져서 실명했던 실례도 있었다. 따라서 기를 특정 부위에 고정시키는 별도의 수련을 터득해야 한다.

그러나 머리에 전달되는 충격은 어떤 방법으로도 제거할 수 없기 때문에 물구나무서기 등 역립(逆立) 자세에서 기를 운용할 수 있는 능력을 키워야 한다. 하북성 창주 지방에는 나무를 머리로 받는 수련법이 유행하고, 대만 일부 지방에는 소림십팔동인 수련법에 쇠기둥을 머리로 받는 수련법이 전해지고 있다.

충권파비(衝拳破碑)

가장 일반적인 위력 표연 방법인데, 실제로는 어려운 많은 과정을 거쳐서 단계적 수련을 한다.

충권파비 ▶

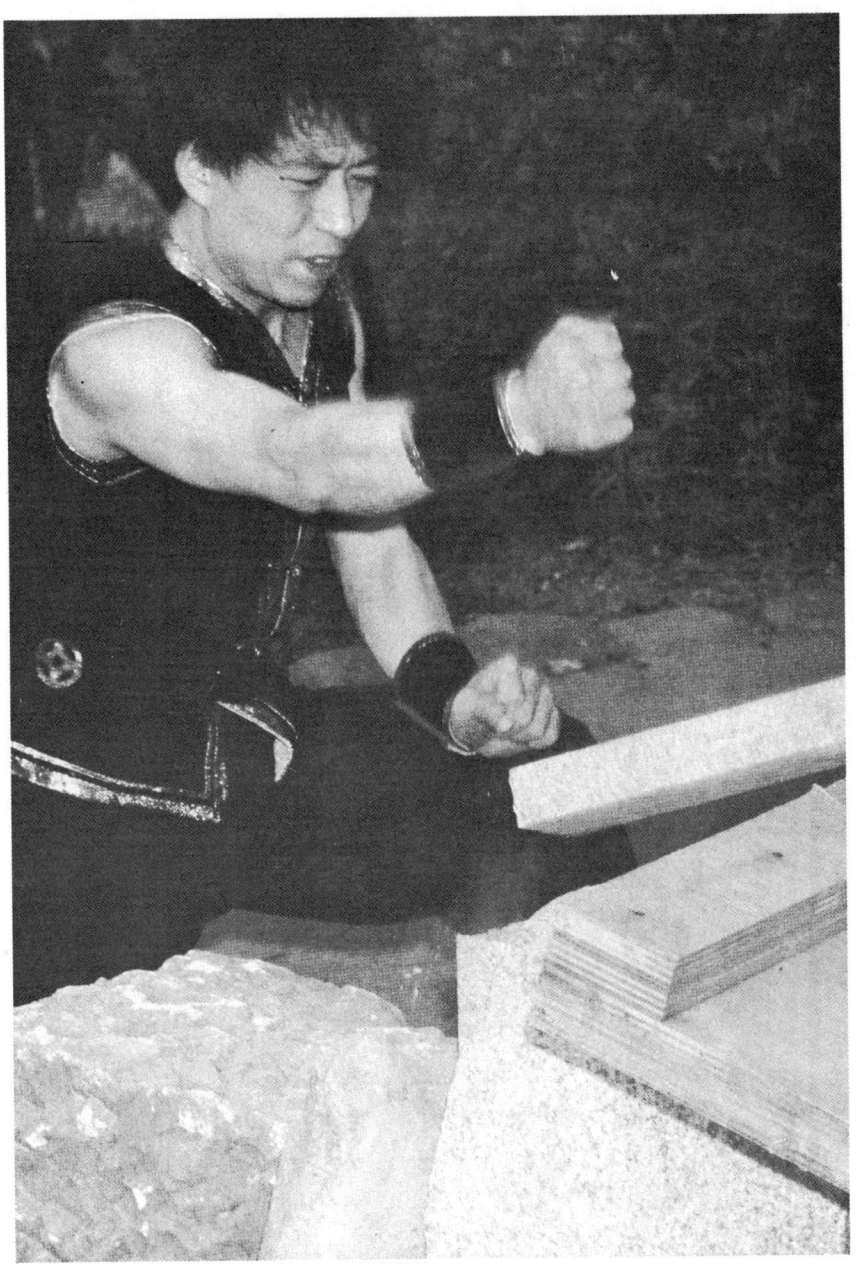

① 장(掌)을 펼쳐 앞으로 내면서 숨을 전부 내쉰다. (사진45)
② 장을 허리로 돌려 끌어당기면서 역식 호흡으로 숨을 들이쉰다.
③ 허리에서 앞으로 뻗으면서 단전을 진동시켜 권(拳)에 기가 전달되도록 수련한다. 왼손을 팔목에 대고 기의 운기를 돕는다.

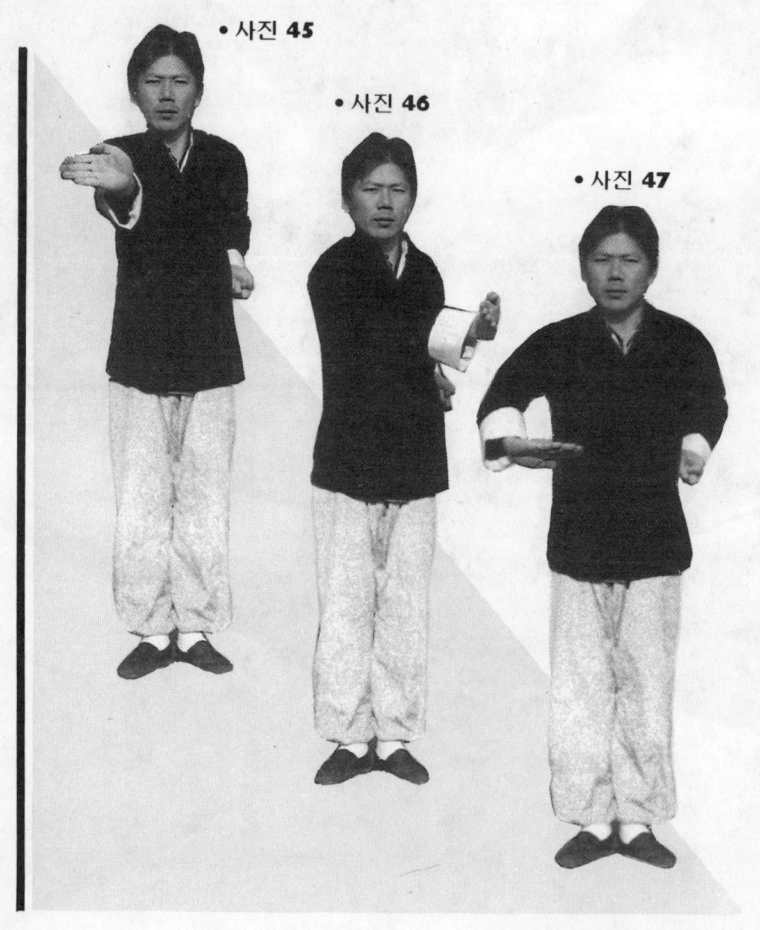

• 사진 45
• 사진 46
• 사진 47

④ 거리를 짧게 끊어 나누면서 기의 전달 수련을 하고, 한 번에 길게 전달하는 수련도 한다.
⑤ 단전을 진동시켜 기를 전달할 때는 허리의 회전을 더하여 기가 전달되는 것을 돕고, 어깨의 힘을 빼고 유연한 자세를 유지한다. (사진 46~51)

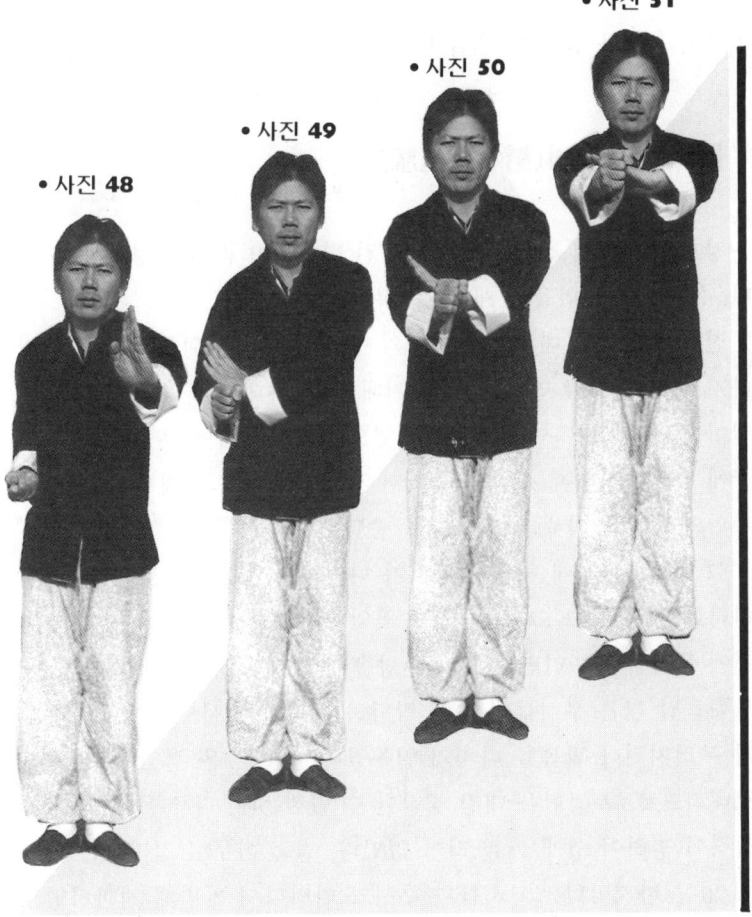

표연 때는 팔목을 강하게 묶어서 충격이 팔꿈치와 팔 위로 전달되지 않게 대비한다.

석판과 권이 닿는 부분은 전체적으로 고른 면이 되어야 하며, 어떤 특정한 곳에 집중되면 권면이 다친다. 팔목과 팔, 손등이 일직선이 되도록 충분한 연습이 되지 않으면 팔목을 다칠 염려가 있다.

권(拳)은 세로로 세워 입권(立拳) 상태일 때 기가 잘 전달되기 때문에 표연을 할 때는 권을 비틀어 치지 않는다.

벽장파옥병(劈掌破玉瓶)

강호 무림계에 전설적으로 전해진 비법이며 좀처럼 성공할 수 없다. 실제의 수련법을 공개하는 사람이 거의 없다.

전설에 의하면 대부호가 자신의 무역 대상을 호위할 무사를 선발하기 위하여 황금 만냥을 걸고 거대한 무예 대회를 개최했는데, 며칠이 지나자 많은 사상자가 발생했으며 무예 경연장은 전쟁터를 연상케 되었다. 이 때 사람을 죽이지 않고도 위력을 측정할 수 있다는 주위의 충고에 의해 잠시 대회를 중단했다.

그 날 저녁 늦게 허름한 무사가 나타나서 옥(玉)으로 만든 꽃병 하나를 세워 두고 그 속에 꽃을 꽂았다. 그리고 그 꽃이 땅에 닿기 전에 옥병을 깨뜨리면 자신이 만냥을 내겠다고 장담을 했다.

다음날 많은 무사들이 호언 장담하며 격파를 시도하였으나 손뼈가 부러지거나 팔목을 다치기 일쑤였다. 옥(玉)은 경도 7~8을 오르내리므로 그 강함을 대강 짐작할 수 있겠는데, 다른 돌과 달리 인장력이 강하여 쉽게 깨질 리가 없었다. 결국 아무도 격파하는 사람이 없는 마지막날 그 허름한 무사가 나타나서 가볍게 격파하였으

제5장 경기공 수련 • 257

벽장파옥병

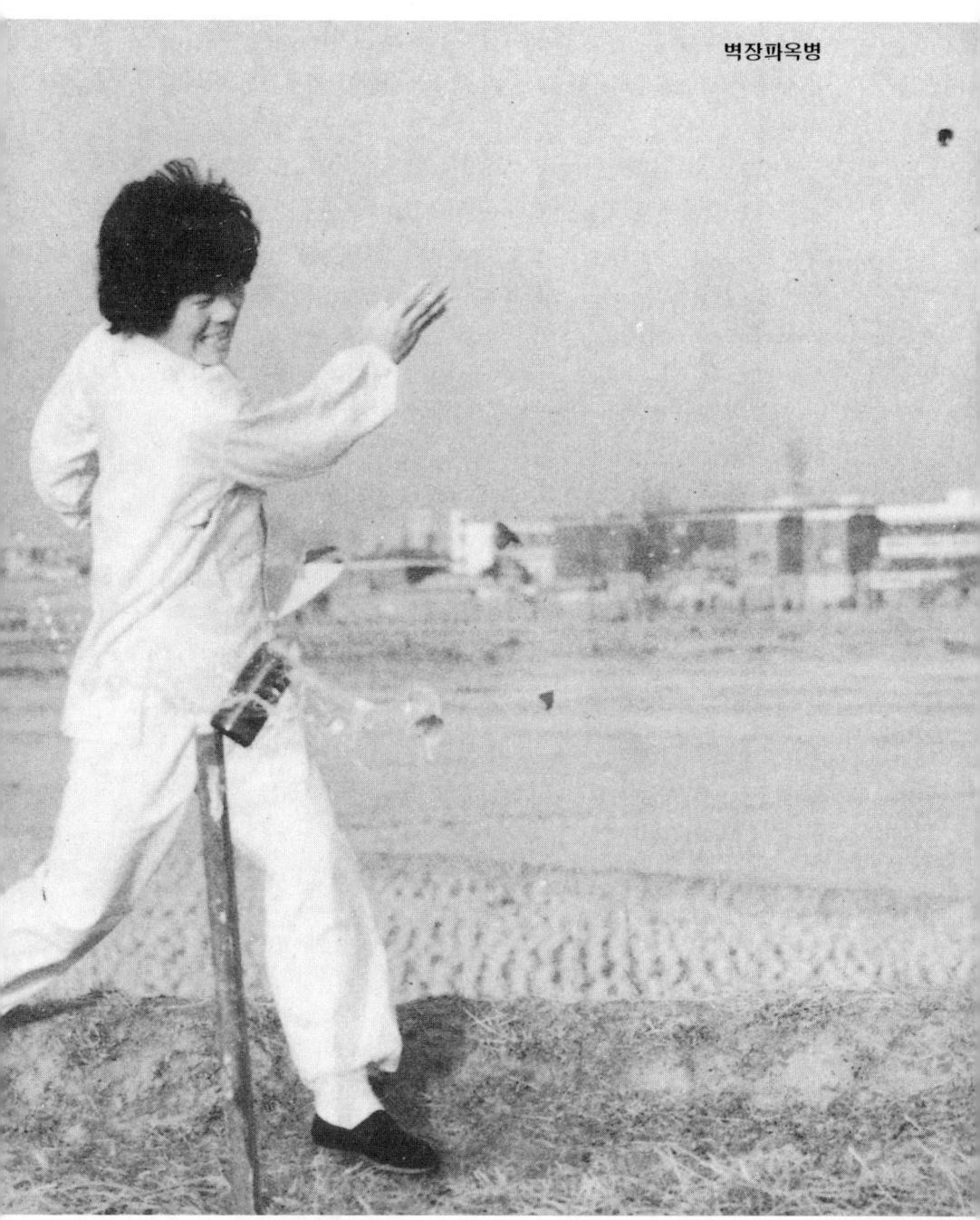

나 깨진 아랫쪽에는 그대로 물이 남아 있었다고 한다. 모든 사람들이 어안이 벙벙해 있을 때 그는 깨진 윗조각만을 가져갔고 어디론가 떠났다.

정신을 차린 사람들이 깨진 부분을 주워 전국에 수소문을 하고 그 무사를 찾기에 전력을 다했다. 세월이 많이 흐른 어느날 그 조각과 일치하는 조각을 가진 소년을 만났으나 이미 그 무사는 죽고 난 뒤였다. 그러나 그 소년이 이 기법을 전수받았을 것이라는 생각은 꿈에라도 할 수 없었다.

그 다음 해가 되어 다시 표사를 선발하는 대회를 열었을 때 그 소년이 그 기법을 표연하여 세상을 놀라게 했다. 그러나 그는 끝내 그 기법을 전하지 않았다고 한다.

다소 과장된 부분이 있겠지만 지극히 어려운 표연이다. 아주 숙달된 기공사라 하여도 성공 확률이 지극히 적다. 홍콩에서 이 기법을 실행하는 사람이 있다는 소문이 있어 여러 번 찾으려고 노력하였으나 허사로 끝났다.

지금은 옥(玉)을 사용할 수 없어 맥주병, 소주병 등 석영의 강도로 대신한다. 두 개 이상의 병을 세워서 격파하는 방법은 병이 서로 부딛혀서 깨지기 때문에 공력이라기보다는 단지 흉내내는 요령이라 하겠다. 속도가 느린 초보자는 손을 다치므로 재미로 흉내내는 어리석은 일이 없기 바란다. (사진 52~56)

제5장 경기공 수련 • 259

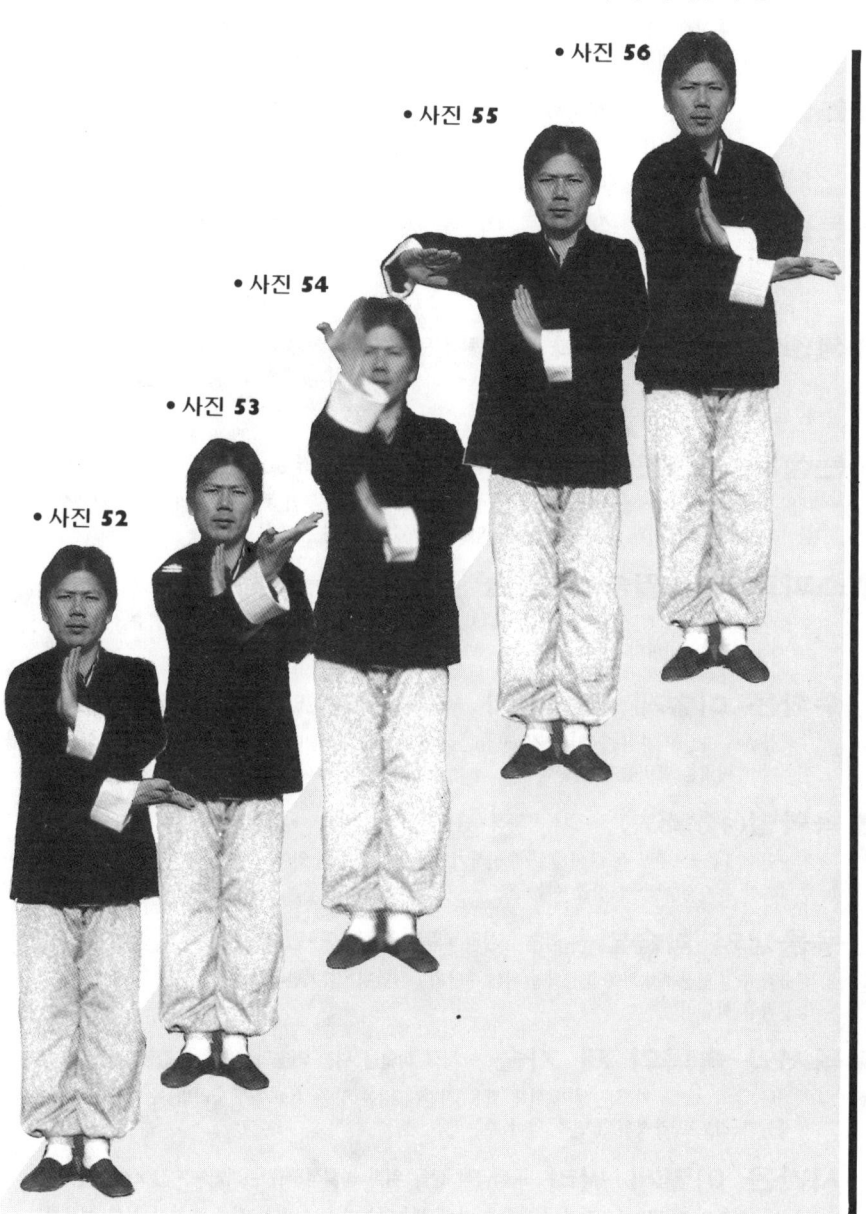

• 사진 52
• 사진 53
• 사진 54
• 사진 55
• 사진 56

서림능력개발총서

- 이 한 권의 선택으로 승자가 되지 않으시렵니까?
- 진실로 좋은 책은 서서히, 그리고 조용히 알려집니다.

○ **고사성어 사전** —동양 지혜의 샘, 지식의 보고— • 값 15,000원

중국 고전의 고사·성어 3,000여 항목을 가려 뽑아 그 뜻을 우리말로 풀이하고, 출전과 함께 원문·번역·유사구 등 해설을 곁들인 사전.

● **논술을 위한 과학 이야기** —과학적 사고의 훈련법— • 값 5,000원

과학을 단순히 막연하고 추상적이라고 여기는 학생들에게 논술적 측면에서 그 개념과 수수께끼들을 속시원하게 풀어 주는 교양신서.

○ **논술의 방법과 실제** —대학 논술고사의 길잡이— • 값 4,000원

논술고사의 실제적 경향을 분석한 자료와 함께, 각 단원마다 연습문제를 곁들임으로써 논술의 이해와 실전능력을 키워 주는 수험안내서.

● **생명의 탄생과 진화** —과학탐험 문고①— • 값 6,000원

생명의 탄생과 생물의 진화, 영장류의 탄생과 인류의 출현에 대한 궁금증을 흥미로운 대화체로 풀어 본 소설 속의 만화 같은 이야기책.

○ **논설문 심층분석** —대학 수학능력시험 대비책— • 값 9,000원

대입 수험생들의 언어영역 정복의 길잡이. 논설문의 구조적 분석(제1장), 글의 요약·재구성·제목 붙이기에다 연습문제와 모범답안을 곁들인(제2장 종합편) 수험도서.

● **스파르타식 필승 합격술** —수험생들의 정신력 강좌— • 값 3,500원

수험관문의 패스는 결코 학습에만 좌우되지 않는다. 불굴의 투지와 정신력이 곧 학습 이상의 힘이요, 그 힘을 기르는 비법의 강좌.

○ **수학은 이렇게 공부하라** —수학 공포증의 원인과 치료법— • 값 4,500원

수학공부에 자신을 가질 수 있는 길, 고득점을 향한 신세대의 새로운 학습원리, 수학공부의 공포증을 이겨내는 비법을 흥미롭게 서술한 책.

● **독학법(獨學法)** —입학·자격·승진시험의 안내서— • 값 4,000원

직장인·재수생·주부 등 나이 때문에 진학기회를 놓친 분들의 입학·자격·승진시험에서부터 외국어 통달까지 혼자서 패스의 길을 여는 책.

○ **우등생의 학습법** —학습 현장의 과목별 공략법— • 값 4,000원

학습과 수업 현장에서 과목별 공략을 위해 주단위·월단위·학기단위로 시간표를 짜는 데에 실전적이고 능률적인 학습비법.

● **독서와 속독의 새 기술** —지적 작업을 위한 기술과 비결— • 값 7,000원

책이나 글의 자료·지식을 쌓기 위해 짧은 시간에 많은 양을 소화시키는 비법. 수험생들의 논술, 대학생들의 리포트 작성의 고민을 덜어 주는 책.

○ **시간은 이렇게 써라** —적극적 삶을 위한 능률적 시간관리법— • 값 4,000원

당신은 하루의 마지막 1초까지 스케줄을 짜서 행동하는가. —보람찬 삶을 위하여 보다 여유롭고 능률적으로 시간을 관리하며 사는 비결.

서림문화사

⑪⑩-⑫⑥ 서울특별시 종로구 종로6가 213-1(영안빌딩 405호)
전화 (02)763-1445 · 742-7070／팩스 (02)745-4802

서림능력개발총서

- 이 한 권의 선택으로 승자가 되지 않으시렵니까?
- 진실로 좋은 책은 서서히, 그리고 조용히 알려집니다.

세일즈와 화술 －거절의 종류와 대응법－ • 값 4,500원
세일즈는 고객의 갖가지 거절에 대한 응수를 얼마나 능숙하게 잘 하느냐에 달려 있다. 이 책이 곧 고객이 요구하는 상품의 조건・종류・정보 등을 파악하여 만족을 주는 화술 비법.

화술과 자기표현 －나를 어필하는 기술－ • 값 4,000원
인간관계의 기본은 대화이다. 그 대화로 상대의 마음을 열고, 그를 감동시키며, 나를 돋보이게끔 하는 데에 자신과 용기를 심어 주는 책.

화술과 3분 스피치 －3분에 끝내는 기술－ • 값 4,000원
훌륭한 스피치는 청중의 가슴에 영원히 새겨진다. 각종 회의・행사・연회에서 단 3분에 할 수 있는 스피치 원고 작성의 지침서.

설득의 화술 －나를 이해시키는 기술－ • 값 4,000원
설득은 자기 방어의 최대 무기이다. 통치자・지도자・기업인・관리인・교사・세일즈맨 등 누구나 갖추어야 할 설득력의 묘법을 일깨워 주는 책.

사랑받는 여성의 화술 －자신 있게 사는 여자의 길－ • 값 4,000원
직장에서, 사교에서, 전화에서, 연애에서, 또 아내로서, 며느리로서 화통하고 사랑스러운 여자가 되기 위해 꼭 한번은 읽고 싶은 책.

설득에의 도전 －나를 믿게 하는 기술－ • 값 4,000원
대인관계에서 설득력을 발휘하려면 상황을 바꾸고, 나 자신도 바꾸어야 한다. 그 조건을 충족시키기 위한 다양한 테크닉의 실례들을 총망라하여 엮은 책.

업무관리의 능률적 스피치 －업종별・상황별 사례집－ • 값 4,000원
나의 생각을 명쾌하게 전달시키는 짧은 스피치 기술, 그것은 어느 비즈니스에서나 필수적이다. 그 스피치 기법을 업종별・상황별로 사례와 곁들여 분석해 놓은 책.

명언・명구 활용사전 －즉석활용 스피치 사전－ • 값 9,500원
약혼・결혼・수연・회갑・초대・환영・취임・송별・연수・연구・조례・입학・졸업・동창・추도 등 행사에서 즉흥적으로 활용할 수 있도록 명언과 명구를 사전식으로 분류한 책.

세계 명연설 활용사전 －사전식 세계 연설문집－ • 값 12,000원
고금의 정치・경제・교육・종교 등 각 분야에 걸쳐 전세계를 감동시켰던 명연설을 가려 뽑아 희랍・로마시대편, 근세편, 최근세편, 현대편으로 구분하여 엮은 책.

식사・스피치 활용사전 －훌륭한 인사말의 화술－ • 값 13,000원
세미나를 비롯하여 결혼・졸업・개업・기념식 등 각종 행사에서 인사말을 어떻게 할 것인가, 그 실례의 본보기들을 모아 사전식으로 엮은 책.

서림문화사 １１０－１２６ 서울특별시시 종로구 종로6가 213-1(영안빌딩 405호)
전화 (02)763-1445・742-7070 / 팩스 (02)745-4802

우슈 중국무술 비디오 테이프 판매

무술서적 전문 출판! 서림문화사

110-126
서울시 종로구 종로6가 213-1 (영안빌딩 405호)
☎ (02)763-1445 · (02) 742-7070
FAX : 745-4802

■ 우슈 태극권
태극권의 가장 기본이 되는 24식 태극권을 비롯하여 48식 태극권, 진가태극권, 양가태극권 등 태극권의 많은 내용을 알 수 있도록 편집하였다.
태극권은 중국을 대표하는 건강법인 동시에 무술로써의 가치가 매우 높은 권법이다. 전 세계에 가장 많이 알려진 중국무술의 한 문파이며 장기간 수련하면 기공(氣功)의 효과를 얻을 수 있는 신비의 권법임에 틀림없다.
- 비디오테이프 ₩ 25,000
- 교본 ₩ 5,000

■ 우슈 남권
남파 소림(少林)으로 불리어진 여러종류 남파 무술들의 특징을 재 정리하여 구성한 풍격의 우슈가 남권이다.
중국, 일본, 싱가폴, 필리핀, 홍콩 등 동남아 각국의 대표 선수들이 기량을 한 눈에 볼 수 있도록 구성하였다.
국제규정 남권과 자선남권 무기술까지도 포함하여 편집하였으며 여러 선수들을 비교하여 남권 특유의 품격을 쉽게 터득할 수 있게 하였다.
- 비디오테이프 ₩ 25,000
- 교본 ₩ 5,000

■ 우슈 장권
동작이 크고 매우 화려한 자세가 많이 포함되어 있는 북방무술의 특징을 모아서 새롭게 편성한 것을 장권(長拳)이라 한다.
장권은 특히 소림권, 포권, 화권, 사권의 여러가지 장점이 종합되었다.
장권은 중국 선수들이 가장 우수한 기량을 보이고 있는 종목이므로 비디오(VIDEO)를 상세히 관찰하여 각각의 세부 자세를 검토할 필요성이 있다. 아시아 여러나라의 대표 선수들의 시합내용이 수록되어 있어 우슈를 전문으로 수련할 수련지망생에게는 큰 도움이 될 것으로 확신한다. 장권을 수련하기 위한 기본공과 무기의 수련내용도 함께 수록하여 수련지망생의 이해를 돕게 하였다.
- 비디오테이프 ₩ 25,000
- 교본 ₩ 5,000

■ 우슈 당랑권
산동성을 중심으로 비밀리에 전승되어 온 실전 격투무술인 당랑권은 그 동작이 극히 민첩하고 강력하다. 우슈 당랑권은 산동의 당랑고수 임경산의 기법을 전해받은 우해가 표현하여 극찬을 받은 바 있다.
우해는 대도(大刀)에 능하며 이연걸과 함께 "소림사"영화시리즈에서 좋은 연기를 보여 주었다.
당랑권의 과격한 동작과 현대적 감각을 배합하여 새로 편성한 우슈 당랑권은 독특한 기법과 자세가 많이 포함되어 있어 시범용으로 선택하면 좋다.
- 비디오테이프 ₩ 25,000

■ 오식태극권
오파 태극권은 진우의 기법을 전승한 오감천이 독특한 품격으로 한 문파를 이룬 것이며 홍콩과 동남아에 널리 전승되고 있다.
양가 태극권과 비슷하게 유연한 동작을 하지만 기법이 간결하며 실전적 기술로 구성되어 있다.

태극권의 명가 오도남 등 유명한 노권사들의 활동으로 유럽 각지에서도 수련되고 있다.
특히 비데오의 편집이 초보자의 이해를 돕도록 되어 있다.
양가 태극권을 수련한 사람에게 추천하고 싶은 내용이다.
- 비디오테이프 ₩ 25,000

■ 동남아 무예경연대회
태국의 고유 무술인 차이야 복싱과 태국의 전통 무아이 타이복싱(킥복싱)의 시범, 영춘권의 전통고수 고대생 선생의 비전영춘투로의 표지와 무기시범, 당랑권의 정통 정무체육회 나광옥이 전한 매화수를 진신발 선생이 시범하고, 진수중, 이비표 선생이 후권, 구주권, 금나술을 시범. 대만의 정통 경기공 시범. 진금영 선생의 도파 나한권 시범. 한국의 당랑권, 도봉술, 회전무술 시범 등이 수록되었다.
- 비디오테이프 ₩ 25,000

■ 팔괘장
북경 무술대에서 세계 각지에 시범을 보인 팔괘장이며 중국전체의 팔괘장 시합에서 우승한 장광매가 시범을 보인 용형팔괘장을 재편성한 투로이며 북경무술대의 이준봉이 지도한 내용이다.

■ 정통 태극검
탄퇴문의 유명한 권사 왕자평의 딸 왕국용 교수가 직접 시범하고 지도하는 태극검의 정통 기법으로 많은 사람들의 애호를 받고 있으며 중공내에서는 각 체육대학에서 지도하고 있는 내용이다.
- 비디오테이프 ₩ 25,000

■ 중국무술 (Ⅰ)
장권, 남권, 태극권, 도, 검, 곤, 창 등의 여러 무기와 대련 등 각종의 기법을 망라하였으며 33종의 권법형과 시범을 보이고 있다. 일본어판, 영어판, 중국어판이 발행된 적이 있다.
신편무술 즉 우슈를 많이 수록하고 있다.
- 비디오테이프 ₩ 25,000

■ 중국무술 (Ⅱ)
기공을 비롯하여 철사장, 철두공, 철포삼 등의 비전 공법의 시범과 소림권, 당랑권, 후권, 응권, 소림구결, 사권 등 중국 각지에서 전해지는 전통무술을 소개하는 내용을 중국 각지에서 여러차례 우승한 유명 무술인이 시범을 보이고 있다.
- 비디오테이프 ₩ 25,000

■ 학상춘가공
학의 움직임과 기공의 개합, 승강, 춘공(椿功)을 조합하여 호흡수련과 신체단련을 적절하게 배합하였으며, 기를 빠르게 느낄 수 있는 체계로 정립하였다.
중국 전역에 알려진 기공의 일파
- 비디오테이프 ₩ 25,000

애독자 주문방법
본사로 직접 주문하실 분은 책값을 다음과 같은 방법으로 등기편지로 우송하여 주시면 책값을 받는 즉시 책을 댁으로 우송하여 드립니다.

- 우체국 소액환 등기우송
- 우체국 대체계좌 송금
  (계좌번호 010041-31-2827764)
- 은행지로입금(용자는 요청시 보내드림)
- 국민은행 온라인 구좌 송금
  (028-01-0279-051 신 종 호)
- 농협 온라인 구좌 송금
  (27-1-157072 신 종 호)

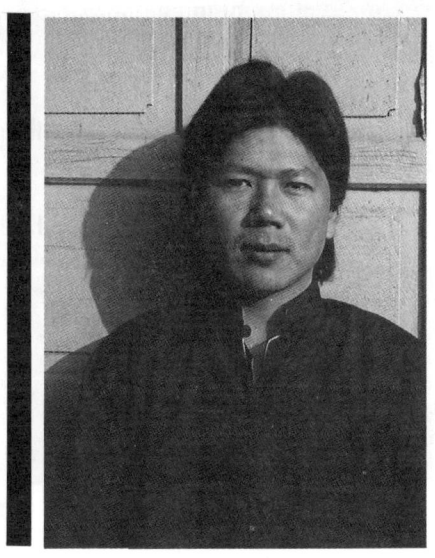

저자 소개

- 해외 여러 곳에서 유명 건축물을 설계한 건축가 겸 화가.
- 중의사(中醫師)
- 거합도(居合道), 유술(柔術), 아이끼도 등 일본 무술 수련.
- 태극(太極), 당랑(螳螂), 팔괘(八卦), 영춘(詠春) 등 수련.
- 동남아 각지에서 수십 차례의 경기공, 중국 무술 표연.
- 무술, 기공, 기타 분야에서 20여 권의 번역 및 저술.
- 고 송덕기옹과 함께 택견을 연구, 정리하여 그 체계를 세움.
- 현재 중의학, 동양문화사(文化史)연구 정리, 한국 무술사 연구, 정리 중.

저 서

- 쿵후 호신술, 흑호출동권(당랑권법), 소림 백학권, 선단식 조기법, 기공과 차력술, 택견(정리), 중국경기공, 우슈 태극권, 수험생의 건강 작전, 중국의료기공, 동양무예(다수), 실용단식건강법, 실용지압치료법, 최신만화작법, 양가태극권 외 다수 서술.
- 동남아 무예경연대회, 중국경기공, 우슈택극권, 우슈장권, 우슈남권 비디오 테이프 제작, 편집.

「중국 경기공」 VIDEO TAPE가 준비되어 있습니다. 생생한 표연(시범)과 함께 혼자서 배울 수 있도록 느린 동작이나 호흡법도 설명하고 있습니다.

　구입에 관한 문의는 (02) 762 - 2305로 전화하시기 바랍니다.
값 35,000원

最强의 氣功

중국 경기공　　　　값 15,000원

1판3쇄 2013년 11월 25일 인쇄
1판3쇄 2013년 11월 30일 발행

저　　자/ 박 종 관
편 집 자/ 정　　화

발 행 처/ 서림문화사
발 행 자/ 신 종 호
주　　소/ 경기도 파주시 광탄면 장지산로
　　　　　278번길 68
홈페이지/ http://www.kung-fu.co.kr
전　　화/ (02)763-1445, 742-7070
팩시밀리/ (02)745-4802

등　　록/ 제 406-3000000251001975000017호(1975.12.1)
특허청 상호등록/ 022307호

ⓒ박종관.,1992, Printed in Korea
ISBN 978-89-7186-198-1 13510